Kognitiv-verhaltenstherapeutisches Migränemanagement (MIMA)

Timo Klan
Eva Liesering-Latta

Kognitiv-verhaltenstherapeutisches Migränemanagement (MIMA)

Ein Behandlungsmanual zur Krankheitsbewältigung und Attackenprophylaxe bei Migräne

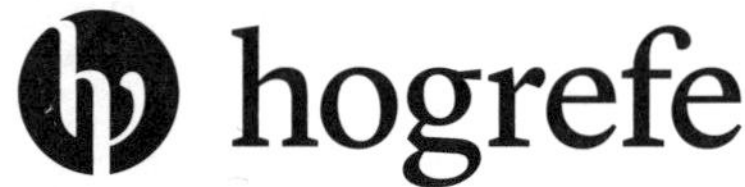

Dr. Timo Klan, geb. 1970. 1990–1997 Studium der Psychologie an der TU Darmstadt. 1999–2003 Ausbildung zum Psychologischen Psychotherapeuten/Verhaltenstherapie an der Johannes Gutenberg-Universität (JGU) Mainz. 2001–2012 Verhaltenstherapeut in der Klaus-Miehlke-Klinik Wiesbaden, Abt. Psychosomatik. Seit 2012 Leitung des Behandlungsschwerpunkts Chronische Schmerzen der Poliklinischen Institutsambulanz für Psychotherapie der JGU Mainz. Seit 2015 wissenschaftlicher Mitarbeiter an der JGU Mainz. 2016 Promotion.

Dipl.-Psych. Eva Liesering-Latta, geb. 1981. 2000–2007 Studium der Psychologie an der Johannes Gutenberg-Universität (JGU) Mainz. 2008–2013 Ausbildung zur Psychologischen Psychotherapeutin/Verhaltenstherapie an der JGU Mainz, in diesem Zeitraum u.a. psychotherapeutische Tätigkeit am DRK Schmerz-Zentrum Mainz. Seit 2014 Verhaltenstherapeutin mit Schwerpunkt Spezielle Schmerzpsychotherapie in der Migräne- und Kopfschmerzklinik Königstein, seit 2015 Leitende Psychologin. Zusätzlich in privater Praxis für Verhaltenstherapie tätig.

Bibliografische Information der Deutschen Nationalbibliothek
Die Deutsche Nationalbibliothek verzeichnet diese Publikation in der Deutschen Nationalbibliografie; detaillierte bibliografische Daten sind im Internet über http://dnb.dnb.de abrufbar.

Hogrefe Verlag GmbH & Co. KG
Merkelstraße 3
37085 Göttingen
Deutschland
Tel. +49 551 999 50 0
Fax +49 551 999 50 111
info@hogrefe.de
www.hogrefe.de

Illustrationen: Carolin Hüttich, Leipzig
Satz: Mediengestaltung Meike Cichos, Göttingen
Druck: mediaprint solutions GmbH, Paderborn
Printed in Germany
Auf säurefreiem Papier gedruckt

1. Auflage 2020

(E-Book-ISBN [PDF] 978-3-8409-2851-2; E-Book-ISBN [EPUB] 978-3-8444-2851-3)
ISBN 978-3-8017-2851-9
http://doi.org/10.1026/02851-000

Inhaltsverzeichnis

CD-ROM

Die CD-ROM enthält PDF-Dateien der Materialien, die für die Durchführung des Trainings verwendet werden können. Die PDF-Dateien können mit dem Programm Acrobat® Reader (eine kostenlose Version ist unter www.adobe.com/products/acrobat erhältlich) gelesen und ausgedruckt werden. Zudem liegen auch Dateien im Format Microsoft® Office PowerPoint® vor, die mit kompatiblen Programmen geöffnet werden können.

Geleitwort der Präsidentin der DMKG

Migräne hat viele Facetten – die Therapie der Migräne ebenfalls. Das vorliegende Manual zur verhaltenstherapeutischen Behandlung der Migräne ist ein wichtiges Instrument, das das Spektrum einer auf den ersten Blick scheinbar einfachen und bequemen pharmakologischen Akuttherapie und Prophylaxe der Migräne um die wichtigen verhaltenstherapeutischen Optionen ergänzt und damit wesentlich erweitert. Verhaltenstherapie ist zumindest bei der ganz überwiegenden Zahl mittelschwer bis schwer betroffener Patientinnen und Patienten unverzichtbarer Teil des therapeutischen Gesamtkonzeptes.

Auch wenn Migräne zum Teil leider noch immer zu Unrecht als primär psychische Erkrankung oder schlimmer noch manchmal sogar nur als billige Ausrede betrachtet wird, mehren sich die Personen, die die Schwere der Erkrankung mit all ihren Auswirkungen auf privates, berufliches und gesellschaftliches Leben erkennen und wissen, dass Migräne eine neurobiologische Erkrankung ist. Allerdings wird diese oft genetisch determinierte neurobiologische Erkrankung in ihrem Verlauf bei den Betroffenen individuell ganz unterschiedlich von diversen modifizierbaren Faktoren mitbestimmt. Auf dieser Erkenntnis gründen die verhaltenstherapeutischen Möglichkeiten bei der Migräne.

Das vorliegende Manual ist besonders hilfreich, als es einen fein abgerundeten Gesamtüberblick über das Krankheitsbild Migräne und dessen Therapieoptionen bietet und damit in seinen ersten Kapiteln bereits den Grundstock für das Verständnis der Verhaltenstherapie liefert. Der praktische Teil verdient den Namen „praktisch", weil die Autoren mit ihrer klinischen Erfahrung in der Behandlung von Kopfschmerzpatienten die verschiedenen Behandlungskonzepte in einen fein und gut strukturierten Therapieplan eingepasst haben und so das Rüstzeug geschaffen haben, alles direkt in der Praxis umzusetzen. Wer nicht selbst primär verhaltenstherapeutisch tätig ist, kann beim Studium des Manuals viel über die verschiedenen Therapiemöglichkeiten lernen und sich den einen oder anderen Kniff abschauen. Für Verhaltenstherapeuten, die bislang ihren Schwerpunkt noch nicht bei den Kopfschmerzpatienten gesehen haben, eröffnen sich durch das Manual hoffentlich neue Perspektiven und Interesse an einer neuen Patientenklientel.

München, 2019

PD Dr. med. Stefanie Förderreuther
Präsidentin der Deutschen Migräne- und
Kopfschmerzgesellschaft e. V. (DMKG)

Vorwort

„Gibt es eigentlich ein Therapiemanual für Migränepatienten?“ Diese von Ausbildungstherapeuten wie auch schon länger praktizierenden Kollegen wiederholt gestellte Frage hat uns inspiriert, ein solches Manual zu entwickeln. Dabei war der Anspruch, die bei Migränepatienten bewährten verhaltenstherapeutischen Therapieelemente (wie z. B. das Entspannungstraining) mit innovativen Ansätzen (wie z. B. dem Triggermanagement) zu einem migränespezifischen, kognitiv-verhaltenstherapeutischen Behandlungsprogramm in optimaler Weise zu kombinieren. Zudem sollte das Behandlungsprogramm möglichst kurz sein, um dem Zeitgeist und dem Bedürfnis nach einer möglichst kompakten Therapie zu entsprechen. Gleichzeitig war unser Bestreben, den praktizierenden Therapeuten ein möglichst umfassendes Spektrum an für Migränepatienten geeigneten Interventionen an die Hand zu geben. Letztendlich haben wir uns auf sieben – modulartig aufgebaute – Sitzungen festgelegt. Diese sind sowohl für das Einzel- als auch für das Gruppensetting geeignet. Dabei haben wir einen flexiblen Einsatz der beschriebenen Behandlungsbausteine vorgesehen. So ist es durchaus sinnvoll und gewünscht, den Schwerpunkt und Umfang der Sitzungen beziehungsweise den Einsatz der Materialien auf die Bedürfnisse der Patienten sowie das Behandlungssetting abzustimmen. Dementsprechend kann eine an unserem Therapiemanual orientierte verhaltenstherapeutische Migränebehandlung deutlich weniger, aber auch deutlich mehr als sieben Therapiesitzungen umfassen. Die im Grundlagenteil dargestellten Inhalte zum Störungsbild der Migräne und biopsychosozialen Krankheitsverständnis sollen dem Therapeuten Fachkompetenz und Sicherheit im Umgang mit Migränepatienten vermitteln.

Die Verhaltenstherapie gilt als evidenzbasierter Therapieansatz zur Migränebehandlung bzw. -prophylaxe. Durchschnittlich kann eine Reduktion der Kopfschmerzaktivität um 35 % bis 50 % sowie eine Reduktion der Funktionseinschränkung bei verbesserter Lebensqualität erwartet werden. Das heißt, dass einige Patienten mehr, einige aber auch weniger stark profitieren. Mit der gegenwärtig laufenden, als randomisiert kontrollierte Studie konzipierten „Migränestudie Mainz“ (Deutsches Register Klinischer Studien, DRKS-ID: DRKS00011111) untersuchen wir, in welchem Ausmaß eine Optimierung bisheriger Behandlungseffekte mit unserem Therapieprogramm erwartet werden kann. Die bisherigen Erfahrungen im Rahmen unserer Studie zeigen, dass das Behandlungsprogramm von den Patienten sehr gut angenommen wird. Die Praktikabilität der Durchführung konnte in einer Pilotstudie (Klan, Liesering-Latta, Gaul, Martin & Witthöft, 2019) bereits nachgewiesen werden.

Bedanken möchten wir uns an dieser Stelle bei Herrn Professor Paul R. Martin (The Australian National University, Canberra, Australien) für die stets produktive Kooperation und die Einblicke in das Triggermanagement, bei Herrn PD Dr. Charly Gaul (Migräne und Kopfschmerzklinik Königstein) für die fachliche Unterstützung bei der Erstellung von Kapitel 4 (Störungstheorien) und 5 (Behandlung), bei Frau Carolin Hüttich (Leipzig) für die professionellen Illustrationen und die Erschaffung der „Migränebohne“ sowie bei den zahlreichen Teilnehmern der Migränestudie Mainz für viele wertvolle Erfahrungen und Hinweise zur Optimierung unseres Migränemanuals.

Wir hoffen, dass wir mit unserem Behandlungsmanual die Versorgungslage von Migränepatienten nachhaltig verbessern und eine wichtige Ergänzung oder Alternative zu den vorhandenen medikamentösen Therapieoptionen liefern können.

Mainz und Königstein, 2019 *Timo Klan und Eva Liesering-Latta*

I Grundlagen

Kapitel 1
Einleitung

Bitte sehen Sie davon ab, Leuten mit Migräne ständig Ratschläge geben zu wollen. Sie haben keine Ahnung, wie mühsam das für uns ist. Sie haben, mit Verlaub, überhaupt keine Ahnung.
Ute Woltron (2016)
Journalistin, Autorin und Migränebetroffene

Die Migräne ist eine sehr häufige Erkrankung, die mit zum Teil erheblichen Beeinträchtigungen der Lebensqualität und hohen sozioökonomischen Kosten verbunden ist. Weltweit leidet mindestens jeder Zehnte[1] an Migräne, man geht derzeit von über einer Milliarde Erkrankten aus (Vos et al., 2017). Frauen sind dabei deutlich häufiger als Männer betroffen, das Verhältnis beträgt 2:1 bis 3:1 (Woldeamanuel & Cowan, 2017; Yoon et al., 2012). Die Prävalenzraten in den Schwellen- und-Entwicklungsländern sind ähnlich hoch wie in den Industrienationen (Woldeamanuel & Cowan, 2017), die Migräne ist also keineswegs eine „Luxuserkrankung".

Kennzeichen der Migräne sind wiederkehrende Attacken von meist einseitigen, mittleren bis starken Kopfschmerzen in Verbindung mit Begleitsymptomen wie z.B. Übelkeit, Erbrechen sowie Licht- und Geräuschempfindlichkeit. Die Attacken dauern Stunden bis mehrere Tage an. Während der Attacke sind die Betroffenen oft nicht in der Lage, Alltags- oder Freizeitaktivitäten wie gewohnt nachzugehen. Somit ist die Migräne weit mehr als nur eine „vorübergehende Befindlichkeitsstörung".

Mittlerweile ist sehr viel über die pathophysiologischen Abläufe der Migräneattacke bekannt. Während die Migräne im 19. Jahrhundert, aber auch später noch als psychosomatische bzw. neurotische Störung angesehen wurde, so ist diese inzwischen als neurobiologische Funktionsstörung anerkannt. Gleichwohl spielen neben biologischen auch psychosoziale Faktoren hinsichtlich Krankheitsschwere und -verlauf eine maßgebliche Rolle, sodass ein biopsychosoziales Störungsmodell zugrunde gelegt werden kann.

Migräneartige Kopfschmerzen wurden vermutlich schon von den alten Ägyptern beschrieben, so finden sich bereits in dem Papyrus Ebers (1550 v. Chr.) Hinweise auf einseitige Kopfschmerzen in Verbindung mit Erbrechen (Karenberg & Leitz, 2001). Konkrete Anzeichen einer Migräne einschließlich Symptomen einer Aura wurden erstmals von Hippokrates (ca. 400 v. Chr.) beschrieben (Rapoport & Edmeads, 2000). Der griechische Arzt Galen, der das von Hippokrates entwickelte Konzept des Ungleichgewichts von Körpersäften im 2. Jahrhundert n. Chr. fortführte, kann als Begründer des Begriffs „Migräne" angesehen werden. So bezeichnete Galen die entweder links- oder rechtsseitig lokalisierten Schmerzen als „hemikrania" (altgriechisch für „halber Schädel"), was dann später zu der Bezeichnung Migräne wurde (Rapoport & Edmeads, 2000).

Mit der gegenwärtigen *Internationalen Kopfschmerzklassifikation* (Headache Classification Committee of the International Headache Society [IHS], 2018) steht ein sehr differenziertes Klassifikationssystem zur Diagnostik von Kopfschmerzerkrankungen einschließlich der Migräne zur Verfügung. In der *Internationalen Klassifikation der Krankheiten* (ICD-10; Deutsches Institut für Medizinische Dokumentation und Information [DIMDI], 2019) ist die Migräne im Kapitel VI (Krankheiten des Nervensystems) unter der Ziffer G43.- verortet. Beim Vorliegen relevanter psychischer Faktoren, die zur Aufrechterhaltung oder Verstärkung der Migräne beitragen, besteht darüber hinaus die

1 Aus Gründen der besseren Lesbarkeit wird auf die parallele Verwendung von weiblichen und männlichen Formen verzichtet. Selbstverständlich sind Frauen und Männer immer gleichberechtigt gemeint.

Option, zusätzlich eine Diagnose aus dem Kapitel V (Psychische und Verhaltensstörungen) der ICD-10 zu stellen. Hierbei bieten sich die Diagnose „Chronische Schmerzstörung mit somatischen und psychischen Faktoren" (F45.41) oder „Psychische Faktoren oder Verhaltensfaktoren bei andernorts klassifizierten Krankheiten" (F54) an (Nilges & Rief, 2010). Aus den beiden genannten F-Diagnosen kann die Indikation einer interdisziplinären Behandlung, also letztendlich die Integration eines psychologischen Behandlungskonzeptes abgeleitet werden.

Das Spektrum der im Laufe der Menschheitsgeschichte eingesetzten Behandlungsverfahren bei Migräne ist sehr breit, es finden sich teilweise recht skurrile, aber auch brutale Therapiemethoden wie die unten beschriebene „Trepanation". Im alten Ägypten wurde als eine von zahlreichen Behandlungsmethoden bei Kopfschmerzen das Einreiben des Kopfes mit der zuvor in Öl gekochten Asche von Schädeln des Katzenfisches empfohlen (Karenberg & Leitz, 2001). Als eine andere Behandlungsmethode aus dem alten Ägypten ist das Anbinden eines geweihten, mit Kräutern gefüllten Tonkrokodils an den Kopf des Patienten überliefert (s. Abb. 1, Rapoport & Edmeads, 2000).

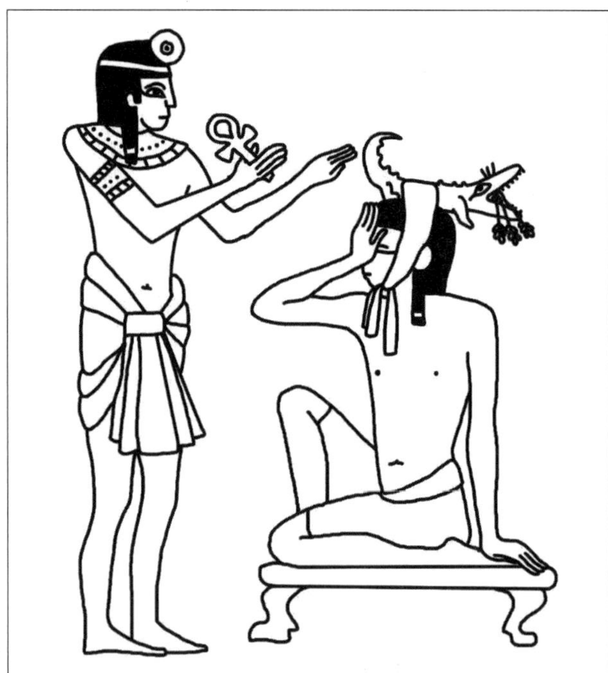

Abbildung 1: Behandlungsvariante der Migräne im alten Ägypten (Abbildung nach Ägyptischem Papyrus; in Anlehnung an Rapoport & Edmeads, 2000)

In der Steinzeit, also schon lange vor der Hochkultur der Ägypter, bestand eine praktizierte Behandlungsmethode darin, ein Loch in den Schädel des Patienten zu meißeln (sogenannte „Trepanation", s. Abb. 2), wahrscheinlich, um dadurch bösen Geistern ein Entweichen zu ermöglichen (Rapoport & Edmeads, 2000). Einige Funde von Schädeln mit Spuren einer Trepanation datieren auf ca. 7000 v. Chr. und Hinweise auf neues Knochenwachstum nach einer Trepanation deuten darauf hin, dass einige der Patienten diese Behandlung sogar überlebt haben (Lillie, 1998).

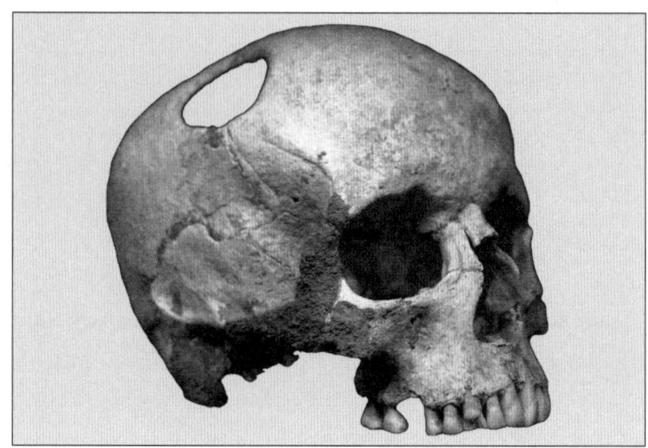

Abbildung 2: Trepanation (Photograph by Rama, Wikimedia Commons, Cc-by-sa-3.0-fr)

Es kann selbstverständlich nicht rekonstruiert werden, woran die mit dieser Operationsmethode behandelten Patienten aus der Steinzeit litten. Allerdings weiß man, dass die Trepanation bis Mitte des 17. Jahrhunderts tatsächlich auch zur Behandlung von Migränepatienten angewendet wurde (Rapoport & Edmeads, 2000). Hippokrates, der ein Ungleichgewicht von Körpersäften als Ursache vieler Erkrankungen, auch der Migräne ansah, empfahl als Behandlungsmethode das Vermeiden von Aktivitäten, die Kopfschmerzen auslösen (Rapoport & Edmeads, 2000) – ein Ansatz, der auch heute noch Relevanz hat und nicht selten empfohlen wird. Es erscheint zunächst sehr plausibel, kopfschmerzauslösende Aktivitäten zu vermeiden („Vermeide das, was dir nicht guttut."). Allerdings zeichnet sich in den letzten Jahren diesbezüglich ein Paradigmenwechsel ab (Dresler, Klan, Kraya & Kropp, 2019). Potentielle Kopfschmerzauslöser (sog. „Trigger") wie z. B. „Stress", „Wetterwechsel" oder das Einsetzen der Menstruation, können nicht immer vermieden werden. Außerdem kann der Versuch, Trigger stets zu vermeiden selbst zum Stressfaktor werden und den eigenen Handlungsspielraum auf Kosten der Lebensqualität einschränken. Hiervon ausgehend wird inzwischen statt genereller Vermeidung ein *Triggermanagement,* also ein individueller und differenzierter Umgang mit Triggern empfohlen (Martin & MacLeod, 2009; Martin et al., 2014). Neben dem Erlernen eines optimalen Umgangs mit Triggern können noch weitere sinnvolle verhaltenstherapeutische Behandlungsansätze bei Migräne genannt werden (Andrasik, 2007; Fritsche & Gaul, 2013): (1) Entspannungsverfahren (z. B. Progressive

Muskelrelaxation, Biofeedback) zur Induktion einer allgemeinen psychovegetativen Entspannung, (2) Biofeedback zur Kontrolle unmittelbar kopfschmerzrelevanter Parameter (z.B. Neurofeedback zur Verbesserung der kortikalen Habituation), (3) kognitive Verhaltenstherapie zur Verbesserung der Stressbewältigung (Stressmanagement), (4) Lebensstilberatung und (5) migränespezifische Techniken (z.B. Umgang mit Attackenangst). Grundsätzlich kann verhaltenstherapeutischen Ansätzen eine gute Evidenz in der Migräneprophylaxe attestiert werden (z.B. Penzien, Irby, Smitherman, Rains & Houle, 2015; Kropp et al., 2016). Jedoch ist noch nicht klar, welches der beschriebenen verhaltenstherapeutischen Verfahren bei welchem Patienten am besten wirkt bzw. zu welchem Patienten passt. Jedes der genannten Verfahren hat seine Vor- und Nachteile. Biofeedback hat sich als sehr wirksam erwiesen (Nestoriuc & Martin, 2007), erfordert jedoch eine gewisse Affinität für technisches Equipment - sowohl beim Patienten als auch beim Therapeuten. Auch das Triggermanagement hat sich als vielversprechender Ansatz erwiesen (Martin et al., 2014). Allerdings gibt es Patienten, die nur wenige oder keine Kopfschmerzauslöser benennen, und hier stellt sich die Frage, ob diese von einem umfassenden Triggermanagement profitieren. Für einige Patienten reicht die regelmäßige Anwendung eines Entspannungsverfahrens möglicherweise aus.

Der klinische Praktiker ist derzeit am besten beraten, seinen Migränepatienten verschiedene verhaltenstherapeutische Verfahren vorzuhalten und die für den Patienten geeigneten Verfahren vertieft anzuwenden bzw. - gemäß des Selbstmanagement-Ansatzes - anwenden zu lassen. Es existieren inzwischen durchaus differenzierte Beschreibungen spezifischer verhaltenstherapeutischer Behandlungstechniken bei Kopfschmerzen (z.B. bei Fritsche & Gaul, 2013). Spezifische, für den Praktiker verfügbare verhaltenstherapeutische Behandlungsmanuale für Kopfschmerzpatienten liegen nach unserem Wissen bislang jedoch nur für Kinder- und Jugendliche vor (z.B. Richter et al., 2018). Das Ziel des vorliegenden Manuals ist es daher, ein Behandlungsprogramm für die Anwendung bei erwachsenen Migränepatienten vorzustellen, welches sich in der psychotherapeutischen Praxis gut umsetzen lässt und die wesentlichen verhaltenstherapeutischen Elemente einer effektiven Migräneprophylaxe abdeckt.

Kapitel 2
Störungsbild und Diagnostik

2.1 Störungsbild

Die Migräne zeichnet sich durch periodisch auftretende Kopfschmerzattacken mit einer Dauer von 4 bis 72 Stunden aus, welche in der Regel von vegetativen Symptomen begleitet werden. Typische Merkmale der Kopfschmerzattacke sind

- die mittelschwere bis hohe Schmerzintensität,
- der pulsierende Schmerzcharakter,
- die überwiegend einseitige Lokalisation in der Schläfenregion,
- die Verstärkung der Kopfschmerzen durch körperliche Anstrengung und
- vegetative Begleitsymptome wie Übelkeit und/oder Erbrechen sowie Licht- und Geräuschempfindlichkeit, gelegentlich auch Geruchsempfindlichkeit.

Während der Kopfschmerzattacke besteht üblicherweise ein Ruhe- und Rückzugsbedürfnis. Die Begleitsymptome können z.T. sehr unterschiedlich ausgeprägt vorkommen, was erklärt, warum es Betroffenen manchmal schwerfällt, eine beginnende Migräneattacke von einem Kopfschmerz vom Spannungstyp abzugrenzen. Ein differentialdiagnostisches Kriterium stellt vor allem die Kopfschmerzzunahme durch körperliche Aktivität dar. Werden die Schmerzen z.B. beim schnellen Treppensteigen stärker, spricht das sehr für eine Migräneattacke. Zum schnellen Erkennen einer möglichen Migräne bietet sich für Betroffene der Kopfschmerz-Schnelltest nach Göbel (2014) mit drei Screening-Fragen zu (1) Kopfschmerzzunahme bei körperlicher Aktivität, (2) begleitender Übelkeit und (3) Beeinträchtigung bei Alltagstätigkeiten an.

Die Migräneattacke ist jedoch mehr als „nur" eine Kopfschmerzattacke mit vegetativen Begleitsymptomen. Insgesamt lassen sich vier Phasen beschreiben, die zeitlich aufeinander folgen (s. Abb. 3). Die *Prodromalphase* umfasst verschiedene körperliche und

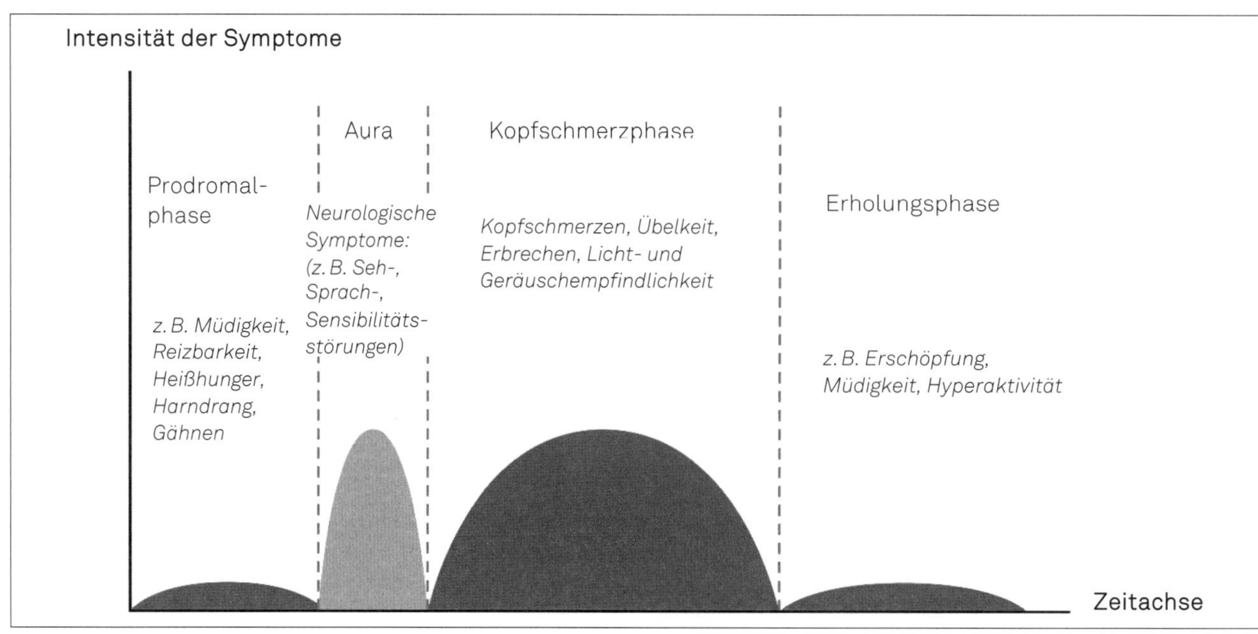

Abbildung 3: Typischer Verlauf einer Migräneattacke

psychische Symptome (sogenannte „Vorboten"), die Stunden oder bis zu zwei Tage vor der eigentlichen Kopfschmerzphase auftreten können. Angaben zur Prävalenz von Prodromalsyndromen bei Migränebetroffenen sind uneinheitlich und reichen von 7 bis 88 % (Rossi, Ambrosini & Buzzi, 2005). Berichtet werden Veränderungen der Stimmung und Vitalität wie Reizbarkeit, Depressivität und Müdigkeit, aber auch Euphorie und Hyperaktivität sowie Konzentrationsprobleme, sensorische Überempfindlichkeit, Nackenverspannungen, Heißhunger, Durst und vermehrtes Gähnen. Bei ca. 15 % der Migränebetroffenen tritt außerdem kurz vor der Kopfschmerzphase eine *Aura* auf (Fritsche & Gaul, 2017). Bei der Aura kommt es zu neurologischen Reiz- und Ausfallerscheinungen wie vor allem Sehstörungen (z. B. Einschränkung des Gesichtsfelds, Sehen von Zick-Zack-Linien), aber auch Sprachstörungen, körperlichen Missempfindungen oder Lähmungen. Diese Symptome entwickeln sich meist innerhalb von 5 bis 20 Minuten und klingen in der Regel innerhalb von 60 Minuten vollständig wieder ab. Die Kopfschmerzen können bereits während der Aura einsetzen, treten jedoch meistens im Anschluss auf. Selten können Auren auch ohne Kopfschmerzen auftreten (sogenannte „isolierte Aura"). Auf die eigentliche *Kopfschmerzphase* mit den typischen vegetativen Begleitsymptomen folgt die *Erholungsphase* (auch Postdromalphase), die bis zu zwei Tage anhalten kann. In einer Studie von Kelman (2006) berichteten 68 % der untersuchten Migränepatienten postdromale Symptome, die häufigsten waren Müdigkeit, leichterer Kopfschmerz, kognitive Defizite und „katerartige" Beschwerden. Die durchschnittliche Dauer der Erholungsphase lag bei 24 Stunden.

Die Erkrankungsschwere (Häufigkeit, Dauer, Intensität von Migräneattacken) ist interindividuell sehr variabel. Auch intraindividuell können sich Frequenz und Ausprägung der Migräneattacken im Laufe des Lebens stark verändern. Während sich die Migräne in den meisten Fällen mit abgrenzbaren Attacken *(Episodische Migräne)* manifestiert, kann es bei einigen Patienten zur Chronifizierung mit einer deutlichen Zunahme von Kopfschmerztagen *(Chronische Migräne)* kommen. Die Chronische Migräne ist hierbei u. a. durch mindestens 15 Kopfschmerztage pro Monat charakterisiert. Hierunter können sich neben migräneartigen Kopfschmerzen auch Kopfschmerzen vom Spannungstyp subsummieren. Die Betroffenen berichten meist von einer Zunahme der Kopfschmerzhäufigkeit über die Jahre bei gleichzeitiger Abnahme der migränetypischen Begleitsymptome. In ca. 50 % der Fälle geht die chronische Migräne mit einem Medikamentenübergebrauch einher (Schwedt, 2014) welcher dann als zusätzliche Diagnose kodiert wird. Als Risikofaktoren der Chronifizierung gelten u.a. Übergewicht, komorbide psychische Störungen, ein Medikamentenübergebrauch, stressbelastete Lebensereignisse und Schlafstörungen (Schwedt, 2014).

2.2 Diagnostik

2.2.1 Kopfschmerzklassifikation nach ICHD-3 und ICD-10

Die medizinische Diagnose von Kopfschmerzen orientiert sich an der *Internationalen Kopfschmerzklassifikation (ICHD)* der *Internationalen Kopfschmerzgesellschaft (IHS)*. Diese wurde Anfang 2018 in der dritten überarbeiteten Version veröffentlicht (Headache Classification Committee of the International Headache Society [IHS], 2018). Die Klassifikation ist hierarchisch aufgebaut mit Einteilung von Hauptgruppen, Subtypen sowie Unterformen und unterscheidet über 250 Kopfschmerzarten. Sie ist Maßstab für die bisher weniger ausdifferenzierte, aber im klinischen Alltag verwendete Internationale Krankheitsklassifikation ICD-10 der Weltgesundheitsorganisation (Deutsches Institut für Medizinische Dokumentation und Information [DIMDI], 2019).

Grundsätzlich unterscheidet die IHS-Klassifikation primäre von sekundären Kopfschmerzerkrankungen. Bei den primären Kopfschmerzen stellt der Kopfschmerz selbst die Erkrankung dar, es liegt keine strukturelle oder andere Erkrankung zugrunde. Die häufigsten Formen sind (1) *Migräne* und (2) der *Kopfschmerz vom Spannungstyp*. Als weitere Kategorien primärer Kopfschmerzen werden (3) die *Trigeminoautonomen Kopfschmerzerkrankungen* (zu denen auch der Clusterkopfschmerz zählt) und (4) *Andere primäre Kopfschmerzen* unterschieden. In der ICD-10 sind die primären Kopfschmerzen im Kapitel VI (Krankheiten des Nervensystems) verortet.

Bei den sekundären Kopfschmerzerkrankungen ist der Kopfschmerz Folge- bzw. Begleiterscheinung einer anderen Erkrankung. Nur etwa 8 % aller Kopfschmerzerkrankungen sind sekundär (Förderreuther & Straube, 2016). Das Spektrum der sekundären Kopfschmerzen ist weit und umfasst lebensbedrohliche Notfälle wie Hirnblutungen oder Infektionen, Kopfschmerzen im Rahmen einer Erkältung, Kopfschmerzen die auf eine Substanz oder deren Entzug zurückzuführen sind oder Kopfschmerzen, die einer psychischen Störung (z. B. Somatisierungsstörung) zugeordnet werden können.

Nachfolgend werden die operationalen Diagnosekriterien gemäß der *Internationalen Klassifikation von Kopfschmerzerkrankungen (ICHD-3)* für die drei prominentesten Migränetypen aufgeführt (s. Tab. 1).

Tabelle 1: Diagnostische Kriterien der Internationalen Kopfschmerzgesellschaft (IHS)[2]

Migränetyp	ICHD-3 Kode	ICD-10 Kode
Migräne ohne Aura	1.1	G43.0
A. Mindestens fünf Attacken[1], welche die Kriterien B bis D erfüllen B. Kopfschmerzattacken, die (unbehandelt oder erfolglos behandelt) 4 bis 72 Stunden anhalten C. Der Kopfschmerz weist mindestens zwei der folgenden vier Charakteristika auf: 1. einseitige Lokalisation 2. pulsierender Charakter 3. mittlere oder starke Schmerzintensität 4. Verstärkung durch körperliche Routineaktivitäten (z. B. Gehen oder Treppensteigen) oder deren Vermeidung C. Während des Kopfschmerzes besteht mindestens eins der folgenden Symptome: 1. Übelkeit und/oder Erbrechen 2. Licht- und Geräuschempfindlichkeit D. Die Symptomatik kann nicht besser durch eine andere ICHD-3-Diagnose erklärt werden.		
Migräne mit Aura	1.2	G43.1
A. Mindestens zwei Attacken, die die Kriterien B und C erfüllen B. Ein oder mehrere der folgenden vollständig reversiblen Aurasymptome: 1. visuell 2. sensorisch 3. Sprechen und/oder Sprache 4. motorisch 5. Hirnstamm 6. retinal C. Mindestens drei der folgenden sechs Merkmale sind erfüllt: 1. wenigstens ein Aurasymptom entwickelt sich allmählich über ≥ 5 Minuten hinweg 2. zwei oder mehr Aurasymptome treten nacheinander auf 3. jedes Aurasymptom hält 5 bis 60 Minuten an 4. mindestens ein Aurasymptom ist einseitig 5. mindestens ein Aurasymptom ist positiv[2] 6. Die Aura wird von Kopfschmerz begleitet oder dieser folgt ihr innerhalb von 60 Minuten D. Die Symptomatik kann nicht besser durch eine andere ICHD-3-Diagnose erklärt werden.		
Chronische Migräne	1.3	G43.3
A. Kopfschmerz (migräneartig oder vom Spannungstyp)[3] an ≥ 15 Tagen/Monat über > 3 Monate, welcher die Kriterien B und C erfüllt B. Auftreten bei einem Patienten, der mindestens fünf Attacken gehabt hat, welche die Kriterien B bis D für eine *1.1 Migräne ohne Aura* und/oder die Kriterien B und C für eine *1.2 Migräne mit Aura* erfüllten		

2 Abdruck der deutschen Übersetzung der Internationalen Klassifikation von Kopfschmerzerkrankungen in der 3. Auflage (ICHD-3) mit freundlicher Genehmigung von Sage Publications Ltd. Vollständige ICHD-3 in deutscher Sprache verfügbar unter https://www.ichd-3.org/ichd-3-translations/

Tabelle 1: Fortsetzung

Migränetyp	ICHD-3 Kode	ICD-10 Kode
C. An ≥8 Tagen/Monat über >3 Monate, wobei einer der folgenden Punkte erfüllt ist: 1. Kriterium C und D für eine *1.1 Migräne ohne Aura* 2. Kriterium B und C für eine *1.2 Migräne mit Aura* 3. Der Patient geht bei Kopfschmerzbeginn von einer Migräne aus und der Kopfschmerz lässt sich durch ein Triptan- oder Ergotaminderivat lindern D. Die Symptomatik kann nicht besser durch eine andere ICHD-3-Diagnose erklärt werden.		

Anmerkungen: [1]Bei Personen mit weniger als fünf Attacken sollte eine „Wahrscheinliche Migräne ohne Aura" (ICHD-3 1.5.1) kodiert werden. [2]Ein positives Aurasymptom bedeutet eine zusätzliche Wahrnehmung wie beispielsweise das Sehen von Zick-Zack-Linien (sog. Fortifikationen). Ein negatives Aurasymptom ist z. B. ein Gesichtsfeldausfall mit einem Verlust der Wahrnehmung von Strukturen. [3]Da sich Kopfschmerzen vom Spannungstyp unter dieser Diagnose subsummieren, kann nicht zusätzlich die Diagnose *2. Kopfschmerz vom Spannungstyp* gestellt werden.

2.2.2 Komplikationen der Migräne

Neben der *Chronischen Migräne,* die bereits als Komplikationsform der „normalen" Migräne gewertet werden kann, stellt der *Kopfschmerz durch Medikamentenübergebrauch* eine nicht seltene weitere Komplikationsform dar. Durch die häufige Einnahme von Schmerz- oder Migränemitteln kann ein vorbestehender primärer Kopfschmerz, insbesondere die Migräne, zunehmen und chronifizieren. Gemäß den Kriterien der IHS besteht ein *Kopfschmerz durch Medikamentenübergebrauch,* wenn ein Patient mit vorbestehender primärer Kopfschmerzerkrankung an mindestens 15 Tagen pro Monat unter Kopfschmerzen leidet und ein regelmäßiger Übergebrauch von einem oder mehreren Medikamenten zur Behandlung akuter Kopfschmerzepisoden über einen Zeitraum von über drei Monaten vorliegt. Übergebrauch ist definiert als entweder (a) die Einnahme an mindestens 10 Tagen pro Monat von Ergotaminen, Triptanen, Opioiden oder Kombinationsanalgetika oder (b) die Einnahme an mindestens 15 Tagen pro Monat von Monoanalgetika (Diener, Gaul & Kropp, 2018a). Dabei gilt, dass die Grenzwerte immer durch die Anzahl der Einnahmetage gezählt werden und nicht durch die Anzahl der eingenommenen Medikamente pro Tag. Der *Kopfschmerz durch Medikamentenübergebrauch* (ICHD-3-Kode: 8.2) zählt zu den sekundären Kopfschmerzen und kann zusätzlich zu der Diagnose eines primären Kopfschmerzes gestellt werden.

Eine weitere Komplikationsform ist u.a. der *Migränestatus („Status migraenosus"),* der als über 72 Stunden andauernde schwere Migräneattacke definiert wird. Hierbei sprechen die Betroffenen auf die übliche Migränemedikation meistens nicht oder kaum an (Totzeck & Diener, 2016).

2.2.3 Ärztliche Diagnosestellung

Die ärztliche Diagnose einer Kopfschmerzerkrankung erfolgt anhand einer an den ICHD-Kriterien orientierten Anamnese, ergänzt durch eine körperliche Untersuchung mit neurologischem Befund. Zur Unterstützung der Kopfschmerzanamnese eignet sich der Einsatz von *Kopfschmerztagebüchern,* welche in der Regel die Schmerzart (Stärke, Dauer, Qualität), den Schmerzort, mögliche Begleitsymptome, potenzielle Auslöser und die Medikamenteneinnahme und -wirkung erfassen (s. *Arbeitsblatt 1.3*). Die folgenden Warnsignale (sogenannte „Red Flags") geben Hinweis auf das Vorliegen eines sekundären Kopfschmerzes bei einer potenziell lebensbedrohlichen Erkrankung oder Verletzung (Holle & Obermann, 2013).

Warnsignale für das Vorliegen sekundärer Kopfschmerzen bei einer potenziell lebensbedrohlichen Erkrankung oder Verletzung (nach Holle & Obermann, 2013)

- Auffälligkeiten im neurologischen oder psychopathologischen Befund
- neu aufgetretener Kopfschmerz bei älteren Patienten
- Kopfschmerz „wie noch nie"
- Donnerschlagkopfschmerz (plötzlicher Beginn, max. Intensität)
- Kopfschmerzen mit Hinweis auf eine systemische Erkrankung (Fieber, Nackensteife, Ausschlag)
- Kopfschmerz mit ungewöhnlichen Begleitsymptomen (z. B. Koordinationsstörungen)
- Kopfschmerz nach körperlichem Trauma bzw. Kopfverletzung
- Kopfschmerzen bei Patienten mit einem Risiko für HIV oder einer Tumorerkrankung

Im Falle eines auffälligen neurologischen Befunds, unklarer Kopfschmerzen bzw. eines Verdachts auf sekundäre Kopfschmerzen kommen gezielte Zusatzuntersuchungen (z. B. bildgebende Verfahren) zum Einsatz.

2.2.4 Psychologische Kopfschmerzdiagnostik

Neben der im psychotherapeutischen Kontext üblichen Anamnese (z. B. Erfassung der aktuellen Lebenssituation, lebensgeschichtliche Entwicklung) gibt es im Rahmen der kopfschmerzspezifischen Diagnostik einige inhaltliche Besonderheiten, auf die nachfolgend eingegangen werden soll. Außerdem hat die psychologische Exploration neben der Erhebung diagnostischer Informationen eine wichtige Bedeutung für die Schaffung eines tragfähigen Arbeitsbündnisses zwischen Behandler und Patient. Besteht bei dem Betroffen bisher ein einseitig somatisches Krankheitsmodell oder erlebt er den Termin beim Psychologen gar als Infragestellen der Glaubwürdigkeit seines Schmerzerlebens, wird er sich verständlicherweise skeptisch zeigen. Um mögliche Sorgen vor einer Psychopathologisierung zu entkräften, das Vertrauen in die Behandlerkompetenz zu stärken und Aufgeschlossenheit für psychologische Behandlungsansätze zu schaffen, empfiehlt sich ein eigenes medizinisch-somatisches Krankheitswissen, Offenheit für das bisherige Krankheitskonzept des Patienten und die frühe Integration psychoedukativer Inhalte.

Zur Indikationsstellung und Planung einer psychologischen (Mit-)Behandlung werden Informationen zu folgenden fünf Bereichen benötigt:

- der Schmerzsymptomatik
- den kopfschmerzbedingten Beeinträchtigungen,
- dem Ausmaß psychischer Belastung
- der Art der Krankheitsverarbeitung und
- dem Vorhandensein relevanter Einflussfaktoren auf die Kopfschmerzerkrankung (z. B. Stressbelastung, Lebensstilfaktoren).

Im Folgenden werden Themenbereiche der psychologischen Kopfschmerzanamnese und unterstützende Fragebögen (Selbstbeurteilungsverfahren) vorgestellt (Übersicht s. Tab. 2). Einige ausgewählte kopfschmerzspezifische Verfahren finden sich im Anhang und auf der CD-ROM unter *Diagnostik – kopfschmerzspezifische Fragebögen*. Für eine ausführlichere Darstellung weiterer Verfahren in der psychologischen Schmerzdiagnostik wird auf entsprechende Kapitel in dem Band „Schmerzpsychotherapie" von Kröner-Herwig, Frettlöh, Klinger und Nilges (2017) verwiesen (Kapitel 11, 12, 13).

Schmerzsymptomatik

Auch die psychologische Anamnese sollte mit der Erfassung der *aktuellen Schmerzsymptomatik* (Schmerzlokalisation, -stärke, -qualität, -häufigkeit und -dauer) beginnen. Zur Unterstützung eignet sich ein Kopfschmerztagebuch (s. *Arbeitsblatt 1.3*). Neben dem diagnostischen Nutzen kann ein Kopfschmerztagebuch die Selbstbeobachtungsfähigkeit des Patienten fördern und bereits Basisinformationen zur Analyse auslösender und verstärkender Bedingungen liefern. Dabei sollte ein Kopfschmerztagebuch immer mit Zielsetzung „verordnet" werden (z. B. Erkennen von Einflussfaktoren, Überprüfung der Wirkung einer Intervention) und in den Sitzungen regelmäßig besprochen werden. Insbesondere wenn sich Hinweise auf die Entwicklung bzw. Verstärkung einer übermäßigen Krankheits- und Triggerfixierung durch das Führen eines Schmerztagebuches ergeben, sollten die Dauer des Einsatzes sowie die Ausführlichkeit der Dokumentation begrenzt werden.

Der Beginn der Kopfschmerzerkrankung und vor allem die Zunahme und Chronifizierung der Symptomatik können häufig mit Phasen erhöhter psychosozialer Belastung in Zusammenhang gebracht werden. Zur Veranschaulichung bietet sich die Erstellung einer *Zeitleiste* mit Lebensabschnitten und -ereignissen an, entlang derer die Kopfschmerzschwere wie auch ggf. der Medikamentenkonsum und die Ausprägung begleitender psychischer Beschwerden eingetragen werden kann. Hiervon ausgehend können gemeinsam mit dem Patienten Merkmale „guter" und „schlechter" Kopfschmerzphasen herausgearbeitet und gegebenenfalls therapeutische Ansatzpunkte abgeleitet werden (z. B. Verbesserung des Stressmanagements, Ressourcenaktivierung). Die Geschichte bisheriger Behandlungsversuche kann erste Hinweise auf das Krankheits- und Gesundheitskonzept des Patienten (z. B. externale Kontrollüberzeugung) liefern.

Kopfschmerzbedingte Beeinträchtigung

Neben der Linderung der Kopfschmerzsymptomatik stellt die Minderung der krankheitsbedingten funktionalen und affektiven Beeinträchtigung eine wichtige Zielvariable psychologischer Schmerztherapie dar. Zur Einschätzung der funktionalen Beeinträchtigung sollten alle Lebensbereiche des Betroffenen wie Arbeit/Schule, Haushalt, Familie, Partnerschaft, Sexualität, Freizeit und Freundschaften einbezogen werden.

Tabelle 2: Verfahren zur psychologischen Kopfschmerzdiagnostik

Bereich	Verfahren	Quellen
Schmerzsymptomatik	Kopfschmerztagebuch	s. Arbeitsblatt 1.3 auf der CD-ROM/im Anhang
Kopfschmerzbedingte Beeinträchtigung	MIDAS (Migraine Disability Assessment Scale)	Dt. Übersetzung der Migraine Disability Assessment Scale von Agosti, Chrubasik & Kohlmann (2008); dt. Fragebogen im Artikel abgedruckt
	IBK (Inventar zur Beeinträchtigung durch Kopfschmerzen)	s. IBK auf der CD-ROM/im Anhang
	HIT-6™ (Headache Impact Test)	Dt. Übersetzung von Gandek, Alacoque, Uzun, Andrew-Hobbs & Davis (2003)
Psychische Belastung	HADS-D (Hospital Anxiety and Depression Scale)	www.testzentrale.de
	DASS (Depressions-Angst-Stress-Skalen)	Bestandteil des DSF der DGSS (https://www.dgss.org/deutscher-schmerzfragebogen/)
Krankheitsverarbeitung	FESV (Fragebogen zur Erfassung der Schmerzverarbeitung)	www.testzentrale.de
	HTSAQ-G (Headache Triggers Sensitivity and Avoidance Questionnaire)	Dt. Version von Caroli et al. (2019); s. HTSAQ-G auf der CD-ROM/im Anhang
	HSME-G (Headache Management Self-Efficacy Scale) bzw. FKMS (Fragebogen zum Kopfschmerzmanagement und zur Selbstwirksamkeitserwartung)	s. FKMS auf der CD-ROM/im Anhang
Einflussfaktoren	Kopfschmerztagebuch	s. Arbeitsblatt 1.3 auf der CD-ROM/im Anhang
	Zeitleiste	individuell selbst erstellen

Zur psychometrischen Erfassung der funktionalen Beeinträchtigung steht spezifisch für Patienten mit Migräne der MIDAS-Fragebogen (deutsche Übersetzung der *Migraine Disability Assessment Scale;* Agosti, Chrubasik & Kohlmann, 2008) zur Verfügung. Er bezieht sich auf den Zeitraum der letzten 3 Monate und umfasst 5 Items zur migränebedingten Beeinträchtigung in den Bereichen Arbeit/Schule, Haushalt und Freizeit sowie 2 Zusatzfragen zu Häufigkeit und Intensität der Kopfschmerzen. Die Auswertung erlaubt eine Zuordnung der Beeinträchtigung in einen von vier Schweregraden.

Das ebenfalls speziell für Kopfschmerzbetroffene entwickelte *Headache Disability Inventory* (HDI; Jacobson, Ramadan, Aggarwal & Newman, 1994) wurde ins Deutsche übersetzt und evaluiert als *Inventar zur Beeinträchtigung durch Kopfschmerzen* (IBK; Bauer, Evers, Gralow & Husstedt, 1999; s. CD-ROM/Anhang). Das IBK bietet die Erfassung der kopfschmerzbedingten Beeinträchtigung alltäglicher Aktivität (Subskala „Funktion", 12 Items) sowie der emotionalen Beeinträchtigung (Subskala „Emotion", 13 Items) und kann zur Einschätzung von Therapieeffekten eingesetzt werden. Zusätzlich kann ein Gesamtscore aus beiden Skalen ermittelt werden.

International weit verbreitet ist der *Headache Impact Test* (HIT-6™), welcher mit sechs Fragen die kopfschmerzbedingte Einschränkung des Funktionsniveaus und Wohlbefindens erfasst (Kosinski et al., 2003; Gandek, Alacoque, Uzun, Andrew-Hobbs & Davis, 2003). Es kann ein Punktwert zwischen 36 und 78 erreicht werden, welcher die Zuteilung zu vier Graden der Beeinträchtigung von „nicht/gering" bis „sehr schwer" erlaubt.

Psychische Belastung

Ausgehend von der nicht selten vorhandenen psychischen Komorbidität und deren Bedeutung für Behandlungsindikation und -plan ist die Erfassung psychischer Beschwerden unerlässlicher Bestandteil der Anamnese. Um Schamgefühlen und Angst vor Stigmatisierung vorzubeugen, empfiehlt es sich, psychische Beschwerden als nachvollziehbare, häufige Reaktionen auf den Kopfschmerz und einhergehende Einschränkungen zu erläutern. Es stellt sich die diagnostische Herausforderung, häufige Begleitreaktionen von chronischen Kopfschmerzen (z.B. Schlafstörungen, Reizbarkeit, Erwartungsängste, sozialer Rückzug) von klinisch relevanten depressiven und Angst-Störungen zu differenzieren.

Die mögliche Überschätzung der psychischen Beeinträchtigung durch Konfundierung mit somatischen Items sollte auch beim Einsatz unterstützender psychometrischer Verfahren beachtet werden. Ein speziell für Patienten mit körperlichen Beschwerden entwickeltes, weit verbreitetes Selbstbeurteilungsverfahren zur Erfassung von Angst und Depressivität ist die ins Deutsche übersetzte *Hospital Anxiety and Depression Scale* (HADS-D; Herrmann-Lingen, Buss & Snaith, 2011).

Als alternatives ökonomisches und valides Verfahren eignen sich die *Depressions-Angst-Stress-Skalen* (DASS; Nilges & Essau, 2015). Diese sind Bestandteil des über die Deutsche Schmerzgesellschaft erhältlichen Deutschen Schmerzfragebogens DSF (https://www.dgss.org/deutscher-schmerzfragebogen/) und ermöglichen neben einem Screening für Angst und Depression auch ein Screening auf Stressbelastung.

Krankheitsverarbeitung

Aspekte der Krankheits- bzw. Schmerzverarbeitung umfassen kognitive, emotionale und Verhaltens-Reaktionen auf die Kopfschmerzen wie auch übergeordnete Einstellungen, Bewältigungsstrategien und mögliche operante Faktoren (z.B. Zielkonflikte, s.u.).

Der *Fragebogen zur Erfassung der Schmerzverarbeitung* (FESV; Geissner, 2001) erfasst zum einen das Bewältigungsrepertoire – unterteilt in kognitive und behaviorale Schmerzbewältigung (Fragebogen BW) – sowie zum anderen die in Zusammenhang mit Schmerzen stehenden psychischen Beeinträchtigungen mit den Subskalen „schmerzbedingte Hilflosigkeit und Depression“, „schmerzbedingte Angst“ und „schmerzbedingter Ärger“ (Fragebogen BE). Bei der Auswertung und Interpretation der Skala zur behavioralen Schmerzbewältigung sind jedoch migränespezifische Aspekte zu berücksichtigen. So sind niedrige Ausprägungen auf den Skalen „Mentale Ablenkung“ und vor allem „Gegensteuernde Aktivitäten“ bei Migränepatienten nicht gleichzusetzen mit einer geringen Bewältigungskompetenz, da sich ein „Aktivbleiben“ in der akuten Migräneattacke häufig als dysfunktional darstellt und stattdessen die Reizabschirmung empfohlen wird.

Im Zusammenhang mit dem speziell für Kopfschmerzpatienten entwickelten Behandlungsansatz des Triggermanagements (s. Kap. 5.2) wurde von Kubik und Martin (2017) das *Headache Triggers Sensitivity and Avoidance Questionnaire (HTSAQ)* entwickelt. In diesem werden 24 der in der Literatur am meisten beschriebenen Trigger für Kopfschmerzen genannt und zum einen die Empfindlichkeit gegenüber diesen sowie die diesbezügliche Vermeidung erfragt. Eine evaluierte deutsche Version des *HTSAQ* liegt vor (HTSAQ-G; Caroli et al., 2019). Der HTSAQ-G bietet sich zur differentiellen Therapieplanung sowie zur Evaluation von Behandlungseffekten an.

Im Weiteren können krankheitsbezogene Einstellungen wie die Krankheitsakzeptanz, Kontrollüberzeugungen und die eigene Selbstwirksamkeitserwartung eine hohe Bedeutung für die subjektive Beeinträchtigung und den Einsatz günstiger Coping-Strategien haben. Zur strukturierten Erfassung der krankheitsbezogenen Selbstwirksamkeit steht spezifisch für Kopfschmerzpatienten die deutschsprachige Adaptation der *Headache Management Self-Efficacy Scale* (HMSE; French et al., 2000) zur Verfügung. Die deutsche Version, der *Fragebogen zum Kopfschmerzmanagement und zur Selbstwirksamkeit* (HMSE-G bzw. FKMS; Graef, Rief, French, Nilges & Nestoriuc, 2015) liegt als Langform mit 25 Items und als Kurzform mit 6 Items vor (s. CD-ROM/Anhang). Das Konstrukt kopfschmerzspezifische Selbstwirksamkeitserwartung beschreibt das Vertrauen in die eigene Person, Handlungen ausführen zu können, die vor erneuten Kopfschmerzen schützen (Prävention) oder die den Umgang mit dem Kopfschmerz und damit einhergehenden Einschränkungen erleichtern können (Management). Chronische Kopfschmerzpatienten mit hoher Ausprägung von Selbstwirksamkeit berichten eine geringere Beeinträchtigung (Graef et al., 2015).

Nachfolgend werden beispielhaft Aspekte der Krankheitsverarbeitung bei Migräne vorgestellt, welche im klinischen Alltag häufig anzutreffen sind und in der Anamnese explizit erfragt werden sollten (s. Tab. 3). Dabei sollte darauf geachtet werden, dass die Anamnese nicht einseitig auf ungünstige Verarbeitungsstile fokussiert, sondern im Sinne eines ressourcen-

Tabelle 3: Übersicht zu geeigneten Fragen bezüglich der Schmerz- und Krankheitsverarbeitung

Formulierung	Zielbereiche/Merkmale
Was ist Ihr erster Gedanke, wenn sich Kopfschmerzen ankündigen/verstärken? Was denken und fühlen sie, wenn Sie (starke) Schmerzen haben? Grübeln Sie viel über ihre Kopfschmerzerkrankung? Worum drehen sich Ihre Gedanken?	• Erlebte Hilflosigkeit • Katastrophisieren • Durchhalteappell • Resignation • Suizidgedanken • Gedankliche Einengung • Erwartungsängste
Was machen Sie, wenn sich Kopfschmerzen ankündigen/verstärken? Was hilft Ihnen im Umgang mit akuten Kopfschmerzen? Was wirkt sich insgesamt günstig auf die Erkrankung aus?	• Rückzug/Schonung • Durchhalten • Medikamenteneinnahme • Vorhandene Bewältigungsstrategien: Differenzierung akut und prophylaktisch wirkender Strategien
Achten Sie auf bestimmte Körpersignale/Anzeichen für Kopfschmerzen?	• Körperbezogene Aufmerksamkeitsfokussierung • Verminderte Selbstwahrnehmung
Wie reagiert Ihr Umfeld, wenn Sie Kopfschmerzen haben? Was würde sich in Ihrem Leben ändern, wenn sie weniger/keine Kopfschmerzen hätten?	• Beschwerdeausdruck • Operante Faktoren • Zielkonflikte
Was denken Sie ist die Ursache für Ihren Kopfschmerz? Was müsste sich ändern, damit Sie weniger Kopfschmerzen haben? Können Sie selbst Einfluss nehmen auf ihre Kopfschmerzerkrankung?	• Subjektives Krankheitsmodell • Kontrollüberzeugungen • Selbstwirksamkeitserleben • Behandlungserwartungen

orientierten Vorgehens auch bereits bestehende, hilfreiche Bewältigungsstrategien (z. B. Einbau von Regenerationsphasen) herausgearbeitet und gewürdigt werden.

Viele Migränebetroffene kennen kopfschmerzbezogene *Erwartungsängste,* beispielsweise im Vorfeld eines wichtigen Ereignisses, bei dem man nicht ausfallen will, oder im Vorfeld einer Situation, die man mit dem Auftreten von Kopfschmerzen in Zusammenhang gebracht hat (z. B. körperliche Aktivität). Die gedankliche Beschäftigung mit „Worst-case-Szenarien" (z. B. „wenn ich wieder ausfalle, verliere ich noch meinen Arbeitsplatz") löst Angst und körperliche Stressreaktionen aus, was dann im Sinne einer „selbsterfüllenden Prophezeiung" tatsächlich zur Auslösung von Kopfschmerzen beitragen kann. Ein fortschreitendes *Vermeidungsverhalten* (siehe auch Kap. 4.6.4, Umgang mit Triggern) kann wiederum Handlungsspielraum und Lebensqualität deutlich einschränken, verhindert korrigierende Lernerfahrungen und verstärkt die wahrgenommene eigene Hilflosigkeit im Umgang mit der Kopfschmerzerkrankung.

Vor allem der Denkstil des *Katastrophisierens* im Sinne eines häufigen krankheitsbezogenen Grübelns, einer Überschätzung der bedrohlichen Aspekte und Unterschätzung der eigenen Bewältigungsfähigkeiten, wurde als Risikofaktor für eine Chronifzierung und erhöhte Einschränkung der Lebensqualität bzw. Funktionsfähigkeit bei Migränebetroffenen identifiziert (Holroyd, Drew, Cottrell, Romanek & Heh, 2007; Radat et al., 2009).

Im klinischen Alltag verdeutlicht sich im Weiteren häufig eine Dysbalance von *Durchhaltestrategien* im Pflichtbereich („im Beruf versuche ich trotz Schmerzen und Erschöpfung weiter zu funktionieren") und *Rückzugs- und Schonverhalten* im Freizeitbereich („für Verabredungen und Freizeitaktivitäten fehlt mir dann die Energie").

Auch die Reaktion des sozialen Umfelds auf die Kopfschmerzerkrankung ist von Interesse. Gemäß der operante Theorie von Fordyce (1976) wird Schmerzverhalten durch positive und negative Verstärkung (z. B. vermehrte Zuwendung, Entlastung von unangenehmen Aufgaben oder Konflikten) sowie durch mangelnde Verstärkung gesunder Verhaltensweisen aufrechterhalten. Weiterführende Forschungsergebnisse zeigen, dass neben dem Schmerzverhalten auch das subjektive Schmerzempfinden und physiologische Prozesse der Schmerzverarbeitung operant konditionierbar sind (Flor, 2017). Der früher in diesem Zusammenhang häufig verwendete Begriff „sekundärer Krankheitsgewinn" wird durch den Begriff „*Zielkonflikt*" abgelöst (Frettlöh, 2013). Dieser beschreibt deutlich treffender das Dilemma des Betroffenen, auf der einen Seite gesünder bzw. weniger schmerzgeplagt sein zu wollen, auf der anderen Seite bestimmte Ziele wie z.B. die Abgrenzung gegenüber Anforderungen jedoch nur durch die Krankheit sicherstellen zu können.

Kopfschmerzrelevante Einflussfaktoren

Viele Migränebetroffene können typische Kopfschmerz-Auslöser (Trigger) bzw. schmerzverstärkende Einflussfaktoren benennen. Am häufigsten wird „Stress" als Trigger angegeben (Pellegrino, Davis-Martin, Houle, Turner & Smitherman, 2017). Zur Differenzierung und Ableitung therapeutischer Ansatzpunkte sollte gezielt nach Art der *Stressoren* gefragt werden (z.B. Arbeitspensum, Alltagshektik, Konflikte, Gefühlszustände). Nicht selten beschreiben Betroffene, dass ihr Stresserleben v.a. durch ein „sich selbst Druck machen" entstehe. Tatsächlich weisen Studien auf eine geringere Bedeutung der Stressoren selbst im Vergleich zu ungünstigen Formen der Stressverarbeitung (z.B. übermäßige gedankliche Weiterbeschäftigung, Rückzug/Vermeidung, Resignation) hin (Holm, Lamberty, McSherry & Davis, 1997). Fragen zur *habituellen Stressverarbeitung* können sich u.a. auf die Fähigkeit zur Wahrnehmung eigener Stressreaktionen, physiologische Reaktionsstereotypien (z.B. Anspannung bestimmter Muskelgruppen), den Verarbeitungsstil (z.B. resignativ-rückzugsbetont, katastrophisierend, ärgerbetont), das Vorhandensein entspannungsfördernder oder sozial kompetenter Formen der Stressbewältigung sowie auf sogenannte „innere Stressantreiber" (z.B. Perfektionismus, Pflichtorientierung) beziehen. Die nicht selten bei Migränepatienten anzutreffende erhöhte Leistungs- bzw. Pflichtorientierung, Verantwortungsübernahme oder Kontrollambition lässt sich in der Regel anhand der biographischen Anamnese für den Patienten nachvollziehbar machen. Auch der *Umgang mit Gefühlen* kann sich als relevanter Einflussfaktor darstellen. So konnte in Studien gezeigt werden, dass Kopfschmerzpatienten tendenziell eine gehemmte emotionale Expressivität (z.B. „anger-in") aufweisen (Traue, Kessler & Rudisch, 2000). Neben möglichen ungünstigen Einflussfaktoren auf die Kopfschmerzen sollte auch gezielt nach *Linderungsfaktoren* gefragt werden (z.B. Hinlegen/Schonen, Kühlung, Medikamente, Entspannung, Ablenkung). Es können kurzfristig lindernde sowie mittel- und langfristig günstige Einflussfaktoren (z.B. positiver Einfluss von regelmäßiger Bewegung) unterschieden werden.

2.2.5 Psychotherapeutisch relevante Klassifikationssysteme

Multiaxiale Schmerzklassifikation

Eine empfehlenswerte Strukturierungshilfe in der psychologischen Schmerzdiagnostik stellt die psychosoziale Dimension der Multiaxialen Schmerzklassifikation (MASK-P) dar (Klinger, Hasenbring & Pfingsten, 2016). Schmerzrelevante psychosoziale Variablen werden auf 10 Beschreibungsachsen erfasst (z.B. „Kognitive Verarbeitung"). Die Verknüpfung dieser deskriptiven Merkmale im Sinne funktionaler Zusammenhänge erfolgt theoriegeleitet auf der Diagnoseachse 11. Diese psychologischen Schmerzdiagnosen (z.B. „bei Einfluss maladaptiver Stressverarbeitung") stellen Hypothesen zur Entstehung und/oder Aufrechterhaltung von Schmerzen dar, welche Annahmen aus verhaltenstheoretischer, tiefenpsychologischer und systemtheoretischer Sicht beinhalten. Hiervon ausgehend können differenzierte Therapieindikationen abgeleitet werden.

Psychologische Schmerzdiagnostik nach ICD-10 und DSM-5

Zur Abbildung des biopsychosozialen Charakters chronischer Schmerzen wurde im Jahr 2009 die Diagnose „Chronische Schmerzstörung mit somatischen und psychischen Faktoren" (F45.41) in die ICD-10 aufgenommen (Rief et al., 2009). Sie bezieht sich auf chronische Schmerzen, die ihren Ausgangspunkt in einem physiologischen Prozess oder einer körperlichen Störung haben (wie im Falle der neurologischen Erkrankung Migräne) und bei denen psychologischen Faktoren eine wesentliche Bedeutung hinsichtlich Schweregrad, Exazerbation und/oder Aufrechterhaltung beigemessen wird. So müssen zur Diagnosestellung mindestens zwei der nachfolgenden Merkmale als relevante schmerzverstärkende bzw. -aufrechterhaltende psychische Faktoren identifiziert werden (Arnold et al., 2017; Nilges & Rief, 2010):

- Stress und Belastungssituationen, ggf. in Verbindung mit ungünstigen psychischen Verarbeitungsprozessen, die zu einer Beeinflussung des Schmerzerlebens führen,

- ungünstige Verhaltensmuster, wie zunehmende Passivität oder Schonverhalten, oder auch dysfunktionale Durchhaltestrategien, die zur Aufrechterhaltung beitragen,
- maladaptive Kognitionen, wie gedankliche Einengung auf das Schmerzerleben, Katastrophisieren, Grübeln oder rigide Attribution auf organische Faktoren,
- ausgeprägte emotionale Belastungen (z.B. Verzweiflung, Demoralisierung),
- familiäre, soziale und existentielle Konsequenzen (z.B. Rollenveränderungen, sozialer Rückzug, zunehmende Probleme im Beruf).

Haben psychische Faktoren einen moderierenden Einfluss auf die Schmerzerkrankung (z.B. Kopfschmerzzunahme unter Stress), jedoch keine zentrale Stellung für die Chronifizierung, sollte stattdessen alternativ die Diagnose „Psychische oder Verhaltenseinflüsse bei andernorts klassifizierten Krankheiten" (ICD-10: F54) kodiert werden (Nilges & Rief, 2010). Gemäß der ICD-10 wird diese Kategorie verwendet, um psychische Faktoren und Verhaltenseinflüsse zu erfassen, die eine wesentliche Rolle in der Ätiologie körperlicher Krankheiten spielen, die in anderen Kapiteln der ICD-10 klassifiziert werden. Die sich hierbei ergebenden psychischen Störungen seien „meist leicht, oft lang anhaltend (wie Sorgen, emotionale Konflikte, ängstliche Erwartung u.a.) und rechtfertigen nicht die Zuordnung zu einer der anderen Kategorien des Kapitels V" (Dilling & Freyberger, 2014, S. 227).

Für beide der genannten Diagnosen findet sich in der aktuellen 5. Fassung des *Diagnostischen und Statistischen Manuals Psychischer Störungen* (DSM-5; American Psychiatric Association, 2018) ein Äquivalent (s. Tab. 4). Insbesondere für die Diagnose „Psychologische Faktoren, die eine Körperliche Krankheit beeinflussen", werden im DSM-5 spezifischere Kriterien formuliert.

Tabelle 4: Diagnostische Kriterien der chronischen Schmerzstörung für ICD-10 (Kapitel V) und DSM-5[3]

ICD-10	DSM-5
Chronische Schmerzstörung mit somatischen und psychischen Faktoren (F45.41)	**Somatische Belastungsstörung**
• Im Vordergrund des klinischen Bildes stehen seit mindestens 6 Monaten bestehende Schmerzen in einer oder mehreren anatomischen Regionen. • Ausgangspunkt der Schmerzen sind ein physiologischer Prozess oder eine körperliche Störung. • Psychischen Faktoren wird eine wichtige Rolle für Schweregrad, Exazerbation oder Aufrechterhaltung der Schmerzen beigemessen. • Der Schmerz verursacht in klinisch bedeutsamer Weise Leiden und Beeinträchtigungen in sozialen, beruflichen oder anderen wichtigen Funktionsbereichen. • Der Schmerz wird nicht absichtlich erzeugt oder vorgetäuscht und besteht nicht ausschließlich im Rahmen eine affektiven, Angst-, Somatisierungs- oder psychotischen Störung.	A. Eines oder mehrere somatische Symptome, die belastend sind oder zu erheblichen Einschränkungen in der alltäglichen Lebensführung führen. B. Exzessive Gedanken, Gefühle oder Verhaltensweisen bezüglich der somatischen Symptome oder damit einhergehender Gesundheitssorgen, die sich in mindestens einem der folgenden Merkmale ausdrücken: 1. Unangemessene und andauernde Gedanken bezüglich der Ernsthaftigkeit der vorliegenden Symptome. 2. Anhaltende stark ausgeprägte Ängste in Bezug auf die Gesundheit oder die Symptome. 3. Exzessiver Aufwand an Zeit und Energie, die für die Symptome oder Gesundheitssorgen aufgebracht werden. C. Obwohl keines der einzelnen somatischen Symptome durchgängig vorhanden sein muss, ist der Zustand der Symptombelastung persistierend (typischerweise länger als 6 Monate) *Bestimme, ob:* **Mit Überwiegendem Schmerz** (früher: „Schmerzstörung"): Diese Spezifikation ist für Personen bestimmt, bei denen die hauptsächlichen somatischen Symptome Schmerzen sind.

3 Abdruck erfolgt mit Genehmigung aus der deutschen Ausgabe des Diagnostic and Statistical Manual of Mental Disorders, Fifth Edition © 2013, Dt. Ausgabe: © 2018 (2. korr. Aufl.), American Psychiatric Association. Alle Rechte vorbehalten.

Tabelle 4: Fortsetzung

ICD-10	DSM-5
	Bestimme, ob: **Andauernd:** Ein chronischer Verlauf ist gekennzeichnet durch schwergradige Symptome, deutliche Beeinträchtigungen und eine lange Dauer (länger als 6 Monate). *Bestimme, ob:* **Leicht:** Nur eines der unter Kriterium B bezeichneten Symptome trifft zu. **Mittel:** Zwei oder mehr der unter Kriterium B bezeichneten Symptome treffen zu. **Schwer:** Zwei oder mehr der unter Kriterium B bezeichneten Symptome treffen zu; zusätzlich bestehen multiple somatische Beschwerden (oder ein sehr schwer ausgeprägtes somatisches Symptom).
Psychologische Faktoren und Verhaltensfaktoren bei andernorts klassifizierten Krankheiten (F54)	**Psychologische Faktoren, die eine Körperliche Krankheit beeinflussen**
• Psychische Faktoren und Verhaltenseinflüsse spielen eine wesentliche Rolle in der Ätiologie und im Verlauf körperlicher Erkrankungen, die in anderen Kapiteln der ICD-10 klassifiziert werden. • Die sich ergebenden psychischen Störungen sind meist leicht, oft langanhaltend (wie Sorgen, emotionale Konflikte, ängstliche Erwartung) und rechtfertigen nicht die Zuordnung zu einer der anderen Störungen des Kapitels V	A. Es liegt ein körperliches Symptom oder eine körperliche Krankheit vor (psychische Störungen werden hier nicht dazu gezählt). B. Psychologische oder Verhaltensfaktoren beeinflussen die körperliche Krankheit auf eine der folgenden Arten nachteilig: 1. Die Faktoren haben den Verlauf der körperlichen Krankheit beeinflusst, was sich durch einen engen zeitlichen Zusammenhang zwischen den psychologischen Faktoren und der Entwicklung, Exazerbation oder verzögerten Remission der körperlichen Krankheit zeigt. 2. Die Faktoren beeinträchtigen die Behandlung der körperlichen Krankheit (z. B. geringe Adhärenz). 3. Die Faktoren stellen zusätzliche anerkannte Gesundheitsrisiken für die Person dar. 4. Die Faktoren beeinflussen die zugrunde liegende Pathophysiologie, lösen Symptome aus oder verstärken sie oder erfordern medizinische Beachtung. C. Die psychologischen und Verhaltensfaktoren aus Kriterium B werden nicht besser durch eine andere psychische Störung (z. B. Panikstörung, Major Depression, Posttraumatische Belastungsstörung) erklärt. *Bestimme den aktuellen Schweregrad:* **Leicht:** Erhöht das medizinische Risiko (z. B. inkonsequente Adhärenz bei der Einnahme blutdrucksenkender Medikamente). **Mittel:** Verschlimmert die zugrunde liegende körperliche Krankheit (z. B. Angst verstärkt Asthma). **Schwer:** Führt zu medizinischer Krankenhaus- oder Notfallbehandlung. **Extrem:** Führt zu schwerem, lebensbedrohlichem Risiko (z. B. werden Symptome einer Herzattacke ignoriert).

Nach wir vor wird die Diagnose F45.41 kontrovers diskutiert (Häuser, 2018; Nilges et al., 2018). Außerdem kann kritisiert werden, dass beide Diagnosen letztendlich nicht trennscharf sind. In der klinischen Praxis dürfte der Übergang zwischen der Diagnose F45.41 und der Diagnose F54 fließend sein. Nichtsdestotrotz stellt die Option der Stellung einer F-Diagnose aus Kapitel V des ICD-10 eine Verbesserung der Versorgung von Migränebetroffenen im Sinne eines besseren Zugangs zu psychologischen bzw. psychotherapeutischen Interventionen dar.

Zusammenfassung

- Die Migräne ist eine zyklische Erkrankung, die durch wiederkehrende Kopfscherzattacken mit typischen Begleitsymptomen gekennzeichnet ist. Die Migräneattacke kann in vier Phasen eingeteilt werden: Prodromalphase, Auraphase, Kopfschmerzphase, Erholungsphase.
- Schwere und Verlauf der Erkrankung können inter- und intraindividuell stark variieren. Vor allem bei der chronischen Migräne (≥ 15 Kopfschmerztage pro Monat) besteht das Risiko eines zusätzlichen Kopfschmerzes durch Medikamentenübergebrauch.
- Die Migräne zählt zu den primären Kopfschmerzerkrankungen. Das differenzierteste Diagnostiksystem bietet die Kopfschmerzklassifikation (ICHD-3) der Internationalen Kopfschmerzgesellschaft (IHS).
- Versorgungsrelevant ist das Klassifikationssystem ICD-10, in welchem die Migräne unter den „Krankheiten des Nervensystems" (Kapitel VI) verortet ist. Ergänzend bieten sich die Diagnosen F45.41 oder F54 aus dem Kapitel V an, um den Einfluss psychischer Faktoren abzubilden.
- Die ärztliche Diagnosestellung erfordert u.a. den Ausschluss einer sekundären Kopfschmerzerkrankung.
- Die psychologische Diagnostik zielt u.a. auf eine Erfassung von Schmerzsymptomatik, kopfschmerzbedingter Beeinträchtigung, psychischer Belastung, Krankheitsverarbeitung und kopfschmerzrelevanten Einflussfaktoren ab. Es stehen mehrere spezifische Fragebögen zur Verfügung.

Kapitel 3
Epidemiologie

3.1 Prävalenzen

Zur Häufigkeit der Migräne liegen inzwischen zahlreiche epidemiologische Studien vor. Nach Schätzung einer aktuellen Metaanalyse sind weltweit 11,6 % der Menschen von Migräne betroffen (Woldeamanuel & Cowan, 2017). Auch in vorangegangenen Reviews finden sich ähnlich hohe weltweite Prävalenzraten, z.B. 11,5 % (Merikangas, 2013) und 11 % (Stovner et al., 2007). Woldeamanuel und Cowan (2017) beschreiben in ihrer Metaanalyse eine langfristig steigende Tendenz der Migränehäufigkeit seit dem Jahr 1930. Aktuell finden sich kaum signifikante Unterschiede in den Prävalenzraten zwischen den Kontinenten (Woldeamanuel & Cowan, 2017).

In Deutschland finden sich Prävalenzraten zwischen 13,4 % (Yoon et al., 2012) und 6,75 % (Pfaffenrath et al., 2009) bzw. unter zusätzlichem Einbezug der Diagnose „wahrscheinliche Migräne" zwischen 17,9 % (Yoon et al., 2012) und 11,15 % (Pfaffenrath et al., 2009). Es berichtet jedoch nur eine Minderheit (1,1 %), an chronischer Migräne zu leiden (Yoon et al., 2012).

3.2 Risikofaktoren

Als ein relativ konstanter Befund zeigt sich, dass erwachsene Frauen etwa zwei- bis dreimal so häufig betroffen sind wie erwachsene Männer (Merikangas, 2013; Stovner et al., 2007). In der Metaanalyse von Woldeamanuel und Cowan (2017) wird ein Verhältnis der weltweiten Prävalenzraten von 13,8 % (Frauen) zu 6,9 % (Männer) beschrieben. Auch in Deutschland sind Frauen häufiger betroffen, sowohl bei der Migräne insgesamt (19,1 % vs. 7,1 %) als auch bei der chronischen Migräne, wo sich ein Frauen-Männer-Verhältnis von 2,7:1 findet (Yoon et al., 2012). Die Vorstellung, dass Migräne eine reine „Frauenkrankheit" ist, kann bei Männern mit Migräne zu Stigmatisierungen führen und die Inanspruchnahme einer professionellen Behandlung verhindern.

Bei Kindern ist das Geschlechterverhältnis noch gleich. Es findet sich in einer Zusammenfassung neuerer Studien aus mehreren Ländern ein Anstieg der Prävalenzraten (12-Monats-Prävalenz) von insgesamt 6,1 % bei den unter 13-Jährigen bis hin zu 7,8 % bei den Jugendlichen (Merikangas, 2013). Bis zum mittleren Erwachsenenalter steigen die Prävalenzraten weiter an und fallen danach wieder deutlich ab (Merikangas, 2013; Yoon et al., 2012).

Weltweit tritt die Migräne in der Stadtbevölkerung (11,2 %) signifikant häufiger als in der Landbevölkerung (8,4 %) auf (Woldeamanuel & Cowan, 2017), ein Grund hierfür könnten eine höhere Reizdichte und/oder ein höheres Ausmaß an Stressoren im städtischen Kontext sein. Die Rolle des sozioökonomischen Status hingegen ist noch unklar: In einigen Studien finden sich Zusammenhänge zwischen sozioökonomischem Status und Migränehäufigkeit, in anderen Studien nicht (Merikangas, 2013). Ein niedriger sozioökonomischer Status und ein niedriges Bildungsniveau können auch die Folge der Migräneerkrankung sein.

Ein besonders relevanter Risikofaktor ist eine positive Familienanamnese: Bei 60 % der Jugendlichen mit Migräne findet sich eine Migräneerkrankung in der Familienanamnese (Merikangas, 2013).

3.3 Auswirkungen, Belastungen und Kosten

Es ist unbestritten, dass Migräne mit sowohl hohen psychosozialen Belastungen als auch mit gravierenden ökonomischen Kosten verbunden ist. In einer Studie an US-Amerikanern berichteten ca. 31 % der Migränepatienten eine Häufigkeit von drei oder mehr Migräneattacken pro Monat, die meisten (ca. 63 %)

gaben an, 1 bis 4 Kopfschmerztage im Monat zu haben (Lipton et al., 2007). Etwa 54 % berichteten, dass die Migräneattacke eine schwere Beeinträchtigung darstellt bzw. Bettruhe erforderlich ist (Lipton et al., 2007).

In einer prospektiven Längsschnittstudie konnte gezeigt werden, dass junge Erwachsene mit einer Kopfschmerzerkrankung durchschnittlich 27,4 Tage (Migräne mit Aura) bzw. 33,7 Tage (Migräne ohne Aura) im Jahr an Kopfschmerzen leiden (Merikangas et al., 2011). Es ist naheliegend, dass ein Kopfschmerzanteil von ca. einem Monat pro Jahr in einer Lebensphase, in der die Weichen für das Berufs- und Privatleben gestellt werden, auch massive psychosoziale Auswirkungen haben kann. In einer Studie von Leonardi (2014) finden sich Hinweise darauf, dass die psychosozialen Beeinträchtigungen von Migränepatienten sogar höher als die von Patienten mit Epilepsie, Multipler Sklerose oder einer Parkinson-Erkrankung sein können.

Eine systematische Einschätzung der weltweiten Auswirkungen von Krankheiten liefern die seit dem Jahr 1990 regelmäßig durchgeführten *Global Burden of Disease (GBD)*-Studien. Hierbei werden verschiedene Kennwerte berechnet. Für die Einschätzung der Auswirkungen von chronischen, nicht tödlichen Erkrankungen ist vor allem der Kennwert *Years Lived with Disability (YLD)* von Relevanz. Bei der Ermittlung des YLD-Kennwerts wird die Prävalenz (Anzahl der Erkrankten) mit der Dauer der Erkrankung und einem Gewichtungsfaktor der Beeinträchtigung (sogenanntes *„disability weight"*) multipliziert. Im globalen Ranking der krankheitsbedingten Ursachen für Beeinträchtigung (YLD) lag die Migräne im Jahr 2016 auf Platz 2, hinter den Kreuzschmerzen („Low Back Pain") auf Platz 1 (Vos et al., 2017). Damit befindet sich die Migräne noch vor altersbedingter Hörminderung (Platz 3), Eisenmangelanämie (Platz 4), Major Depression (Platz 5) und Diabetes (Platz 8). In Deutschland liegt die Migräne auf Platz 3 der Ursachen für Beeinträchtigung, hinter Kreuzschmerz und Hörminderung auf den Plätzen 1 und 2 sowie vor den Angststörungen, Depressionen und Diabetes auf den Plätzen 5, 6 und 8 (Vos et al., 2017).

Neben psychosozialen Belastungen und einem Verlust von Lebensqualität ist die Migräne auch mit hohen finanziellen Kosten für die Gesundheitssysteme assoziiert. In einer großangelegten Studie zu den finanziellen Kosten von Kopfschmerzen in Europa ergaben sich jährliche Durchschnittsbeträge pro Person von 1.222,- Euro bei Migräne (Linde et al., 2012). Die jährlichen Gesamtkosten in der EU für Erwachsene mit Kopfschmerzen wurden auf 173 Mrd. Euro geschätzt, davon entfielen 111 Mrd. Euro auf Migräne, 21 Mrd. Euro auf Spannungskopfschmerz und 37 Mrd. auf Medikamentenübergebrauchskopfschmerz (Linde et al., 2012). In diese Schätzungen gingen sowohl direkte Kosten (z. B. Behandlungskosten) als auch indirekte Kosten (z. B. durch Produktivitätsverlust/Fehlzeiten) ein.

Insgesamt bestätigen die geschilderten Befunde, dass die Migräne alles andere als eine „leichte Befindlichkeitsstörung", sondern mit zum Teil erheblichen Beeinträchtigungen der Lebensqualität und hohen finanziellen Kosten verbunden ist.

3.4 Komorbiditäten

Es gibt starke Evidenz, dass Migräne mit verschiedenen anderen körperlichen und psychischen Erkrankungen assoziiert ist (Merikangas, 2013). So finden sich u. a. Zusammenhänge zwischen Migräne und kardiovaskulären Erkrankungen, Erkrankungen des Bewegungsapparates, Allergien und Epilepsie. Migräne – v. a. Migräne mit Aura – geht mit einem erhöhten Risiko für das Auftreten von Schlaganfällen einher (Lipton & Bigal, 2007; Scher & Launer, 2010). Die häufigsten Komorbiditäten der Migräne sind jedoch depressive und Angststörungen (Lipton & Bigal, 2007; Merikangas & Stevens, 1997; Victor et al., 2010). In einer prospektiven Längsschnittstudie konnte gezeigt werden, dass Kinder mit Migräne ein erhöhtes Risiko haben, später eine Depression zu entwickeln. Der Zusammenhang in die andere Richtung war deutlich geringer ausgeprägt (Modgill, Jette, Wang, Becker & Patten, 2012). Nichtsdestotrotz gehen Angststörungen auch mit einem erhöhten Risiko für das Auftreten einer Migräneerkrankung einher (Merikangas, 2013). Es kann in diesem Fall vermutet werden, dass eine erhöhte vegetative Reaktionsbereitschaft eine gemeinsame Prädisposition darstellt. Außerdem wurden depressive Erkrankungen als relevante Risikofaktoren der Chronifizierung und Entwicklung eines Medikamentenübergebrauchskopfschmerzes identifiziert (Deligianni, Vikelis & Mitsikostas, 2012; Radat et al., 2005), was die Bedeutsamkeit einer frühzeitigen Diagnostik und Behandlung unterstreicht. Häufig kann von einer wechselseitigen Verstärkung von Kopfschmerzerkrankung und psychischer Störung ausgegangen werden. So zeigte sich in einer deutschen Studie eine positive Korrelation zwischen Kopfschmerztagen sowie Angst und Depression bei Patienten mit episodischer Migräne und ein Deckeneffekt mit durchgehend hohen Angst- und Depressionswerten bei chronischer Migräne (Ruscheweyh, Müller, Blum & Straube, 2014). Letztendlich sind die genauen

Mechanismen der Zusammenhänge noch unklar. Merikangas (2013) geht davon aus, dass komorbide Erkrankungen einen hohen Beitrag zu migräneassoziierten Beeinträchtigungen liefern.

3.5 Versorgung

Obwohl es wirksame Behandlungsmöglichkeiten gibt, besteht immer noch eine eklatante Unterversorgung. Die Migräne ist weltweit unterdiagnostiziert und unterbehandelt (z.B. Lipton & Bigal, 2007; Steiner, 2004; Weltgesundheitsorganisation [WHO], 2011). Es wird geschätzt, dass weltweit (unabhängig von den jeweiligen Gesundheitssystemen) nur etwa 50% der von einer beeinträchtigenden Migräne Betroffenen auch professionelle Behandlung in Anspruch nehmen (Merikangas, 2013; WHO, 2011). Nur eine Minderheit dieser Personen trifft dabei auf Behandler mit einer entsprechenden Expertise. In einer epidemiologischen Studie an US-amerikanischen Bürgern zeigte sich, dass 38,8% für eine medikamentöse Migräneprophylaxe in Frage kommen, jedoch nur 12,4% eine solche erhalten (Lipton et al., 2007). In einer jüngeren US-amerikanischen Studie wurde gezeigt, dass die Mehrheit (52,8%) der Betroffenen einen Allgemeinarzt konsultiert, jedoch nur 23,2% einen Spezialisten, z.B. einen Neurologen (Burch, Loder, Loder & Smitherman, 2015). In Einrichtungen der Notfallaufnahme wurde bei Patienten mit Migräne in 35% der Fälle ein Opioid verordnet und lediglich in 1,5% der Fälle ein Triptan (Burch et al., 2015). In einer Befragung von Jugendlichen in Deutschland gaben lediglich 24,4% der Migränebetroffenen an, einen Arzt konsultiert zu haben, 50,8% berichteten, Analgetika einzunehmen (Albers et al., 2015). Es kann also davon ausgegangen werden, dass auch in Deutschland noch zu wenig ärztliche Behandlung in Anspruch genommen wird. Zur Häufigkeit der Behandlung von Migräne mit verhaltenstherapeutischen Verfahren sind uns keine Daten bekannt. Es kann davon ausgegangen werden, dass die Behandlungsquoten hier noch deutlich niedriger liegen. Auch liegen uns keine Daten zur Qualität der durchgeführten verhaltenstherapeutischen Migränebehandlungen vor. Es kann angenommen werden, dass in den meisten Fällen eine eher unspezifische verhaltenstherapeutische Behandlung stattfindet.

Zusammenfassung

- Ca. 11,6% der Weltbevölkerung leiden an Migräne, d.h. mindestens einer von zehn Menschen ist betroffen.
- Besonders häufig ist die Migräne bei Frauen im gebärfähigen Alter. Die Prävalenzraten sind bei Frauen zwei- bis dreimal so hoch wie bei Männern.
- Die Mehrheit der an Migräne Erkrankten hat episodische Attacken, eine Minderheit leidet an chronischer Migräne.
- Die Migräne ist mit zum Teil erheblichen Beeinträchtigungen der Lebensqualität und hohen finanziellen Kosten verbunden. Weltweit ist die Migräne unter den Top Ten der Ursachen für krankheitsbedingte Beeinträchtigung.
- Es besteht eine erhöhte Komorbidät der Migräne mit Angst- und depressiven Störungen, wobei von einem bidirektionalen Geschehen ausgegangen wird.
- Die Migräne ist weltweit unterdiagnostiziert und unterbehandelt.

Kapitel 4
Störungstheorien

In den letzten Jahrzehnten sind, auch dank bildgebender Verfahren, erhebliche Fortschritte in der Kenntnis über die pathophysiologischen Grundlagen der Migräne gemacht worden. Gegenwärtig kann die Migräne als multifaktoriell bedingte, neurologische Funktionsstörung angesehen werden. Es spielen sowohl physiologische als auch psychologische Faktoren eine Rolle bei der Entstehung und Aufrechterhaltung der Migräne, sodass ein biopsychosoziales Störungsmodell zugrunde gelegt werden kann. Allerdings sind etliche Abläufe und Kausalzusammenhänge noch unklar. Nachfolgend sollen relevante Faktoren dargestellt bzw. verschiedene Störungstheorien skizziert werden. Daraus wird ein integratives, somatopsychisches Entstehungsmodell der Migräne abgeleitet.

4.1 Genetische Faktoren

Genetische Faktoren spielen bei der Migräneerkrankung eine gesicherte Rolle. Der erbliche Anteil (sogenannte „Heritabilität") wird hierbei auf 34–57 % geschätzt (Mulder et al., 2003). Es kann davon ausgegangen werden, dass mehrere Gene an der Entstehung beteiligt sind bzw. die Grundlage für eine erhöhte Vulnerabilität bilden (Gormley et al., 2016). Weitgehend unklar ist bislang jedoch, welche Gene in welcher Form zur Migräneentstehung beitragen. Lediglich bei der „familiären hemiplegischen Migräne" (FHM; einer eher seltenen Migräneform, die unter anderem durch eine Aura mit ausgeprägten motorischen Störungen gekennzeichnet ist), konnten drei konkrete Gene identifiziert werden, die direkt zur Entstehung der Erkrankung beitragen (Russell & Ducros, 2011).

4.2 Vaskuläre Migränetheorien

Zu den frühen Migränetheorien zählt die Annahme, dass eine Erweiterung der Arterien (unter anderem sichtbar an der A. temporalis) kausal an der Kopfschmerzentstehung beteiligt ist. Es wurde die Hypothese aufgestellt, dass eine Vasodilatation extra- und intrakranieller Gefäße zu einer mechanischen Reizung der dortigen Nervenzellen führt, die dann Schmerzimpulse an das zentrale Nervensystem weiterleiten (Ray & Wolff, 1940). So konnte mittels Dopplersonografie gezeigt werden, dass während der Migräneattacke in der mittleren Gehirnschlagader (A. cerebri media) eine reduzierte Blutflussgeschwindigkeit herrscht, was auf eine Vasodilatation hinweist (Friberg, Sperling, Olesen & Iversen, 1991). Weitere Befunde legen jedoch nahe, dass die beobachtete Vasodilatation eher ein Epiphänomen ist und nicht direkt zum Migräneschmerz führt. So bemerkten Olesen und Kollegen (1990) unter anderem, dass migräneassoziierte Kopfschmerzen bereits vor einer Vasodilatation auftreten können. Auch die Tatsache, dass Medikamente ohne vasokonstriktive Wirkung bei der Migräneattacke schmerzlindernd wirken, spricht eher gegen die vaskuläre Migränetheorie (Petersen et al., 2005). Insgesamt wird davon ausgegangen, dass die Aktivierung bestimmter Rezeptoren, jedoch nicht die Vasodilatation an sich, den Kopfschmerz hervorruft (Meßlinger & Neeb, 2016).

4.3 Konzept der neurogenen Entzündung

Ein weiterer Ansatz, der periphere Mechanismen als entscheidend für die Migräneentstehung ansieht, ist das Konzept einer sterilen neurogenen Entzündung der Hirnhaut (Waeber & Moskowitz, 2005). Hier wird davon ausgegangen, dass eine Aktivierung von Nervenzellen in der Hirnhaut (Dura mater) zur Freisetzung verschiedener Neurotransmitter und somit zur Entzündungsreaktion führt. Als relevante Neurotransmitter werden vor allem Neurokinin A, Substanz P und das Calcitonin gene-related peptide (CGRP) genannt. Die Ausschüttung dieser Neurotransmitter ist mit einer Aktivierung und Sensibilisierung von Nozizeptoren assoziiert, die daraufhin Schmerzimpulse an das zentrale Nervensystem weiterleiten. Weitere Phänomene der neurogenen Entzündung in der Hirnhaut sind eine arterielle Vasodilatation, eine venöse Plasmaextravasation und eine Degranulation von Mastzellen.

Inzwischen wird dem Neurotransmitter CGRP eine zentrale Rolle bei der Entstehung der Migräneattacke zugestanden (Meßlinger & Neeb, 2016). Es konnte nachgewiesen werden, dass der CGRP-Spiegel während einer Migräneattacke sogar im Speichel erhöht ist (Cady, Vause, Ho, Bigal & Durham, 2009). In einer Studie von Lassen und Kollegen (2002) konnte bei einigen Migränepatienten durch eine CGRP-Infusion eine Migräneattacke ausgelöst werden, was ein klarer Hinweis auf die hohe Bedeutung des CGRP bei der Migräneentstehung ist. Triptane (Migränemittel) hemmen die Ausschüttung von CGRP, was die Bedeutung der frühzeitigen Einnahme in der Migräneattacke erklären kann. Auch die Tatsache, dass die medikamentöse Gabe von CGRP-Antikörpern einen prophylaktischen Effekt in der Migränetherapie hat, spricht für die hohe Bedeutung des CGRP (Meßlinger & Neeb, 2016).

4.4 Zentralnervöse Prozesse

Bereits früh wurde vermutet, dass bei der Migräne zentralnervöse Abläufe beteiligt sind (Milner, 1958). Es konnte gezeigt werden, dass sich Aurasymptome mit einer sogenannten *cortical spreading depression* (CSD) erklären lassen (Hadjikhani et al., 2001). Die CSD ist eine langsam voranschreitende Welle zellulärer Erregung im zerebralen Kortex, gefolgt von einer anschließenden längeren Phase der neuronalen Inaktivität. Es ist bislang allerdings noch unklar, inwieweit der Migräneschmerz und die CSD zusammenhängen (Meßlinger & Neeb, 2016).

Von der Arbeitsgruppe um Diener konnte in den 90er Jahren erstmalig nachgewiesen werden, dass während einer Migräneattacke eine erhöhte Aktivität im Hirnstamm im Sinne einer dort lokalisierten erhöhten Durchblutung auftritt (Weiller et al., 1995), was zu der Bezeichnung dieser Hirnregion als *Migränegenerator* führte (Diener, 2006). Allerdings ist nicht klar, inwieweit diese Hirnregion kausal an der Entstehung der Migräneattacke beteiligt ist (Soyka, 1999). Neue Arbeiten weisen auf eine Rolle des Hypothalamus in der Prodromalphase noch vor Aktivierung der trigeminalen Kerne im Hirnstamm hin (Schulte & May, 2016).

Fest steht, dass die Aktivierung des *trigeminovaskulären Systems* eine wichtige Rolle bei der Entstehung der Migräneattacke spielt (Pietrobon & Striessnig, 2003). Unklar ist, was letztendlich genau zu einer Aktivierung des trigeminovaskulären Systems führt. Es wird vermutet, dass neben den bereits beschriebenen Entzündungsprozessen in der Hirnhaut auch zentralnervöse Vorgänge beteiligt sind. Vermutlich befinden sich in dem im Hirnstamm lokalisierten spinalen Trigeminuskern wichtige Steuermechanismen für die Schmerzweiterleitung. Ein Ungleichgewicht der dort eingehenden erregenden und hemmenden neuronalen Impulse könnte zur Auslösung einer Migräneattacke führen (Noseda & Burstein, 2013).

Aurora und Wilkinson (2007) beschreiben in einer Übersichtsarbeit, das eine generelle *kortikale Übererregbarkeit* (sogenannte „kortikale Hyperexzitabilität") vermutlich als zentrale Grundlage der Migräne angesehen werden kann. Hierbei wird davon ausgegangen, dass bei Migränebetroffenen auch zwischen den Attacken eine erhöhte Ansprechbarkeit auf sensorische Reize besteht. Die erhöhte Reizempfindlichkeit des Gehirns kann im Umkehrschluss auch als „verminderte inhibitorische Kapazität" bezeichnet werden und scheint vor allem bei Patienten mit chronischer Migräne vorzuliegen (Aurora, Barrodale, Chronicle & Mulleners, 2005). Bereits in dem von Gerber, Kropp, Schoenen und Siniatchkin (1996) beschriebenen „Zwei-Prozeß-Modell" der Migräne wird von einer kortikalen Hypersensitivität ausgegangen. Hierbei wird angenommen, dass eine genetisch bedingte Überaktivität des zentralen monoaminergen katecholaminergen Systems durch lernpsychologische Vorgänge beeinflusst und somit ein Chronifizierungsprozess angestoßen werden kann. Auch die Studie von Kropp et al. (2015) kann als Beleg für eine kortikale Übererregbarkeit bei Migränebetroffenen gewertet werden. In dieser Studie konnte im experimentellen Setting gezeigt werden, dass Migränebetroffene ein kortikales Habituationsdefizit haben und bei akustischen Reizen mit einer signifikant erhöhten Gehirnaktivität reagieren.

In einer Übersichtsarbeit von Tommaso und Kollegen (2014) wird eine genetisch determinierte *Dysfunktion des thalamokortikalen Oszillationsnetzwerks* (sogenannte Thalamokortikale Dysrhythmie) als mitverantwortlich für die neurophysiologischen Fehlfunktionen während und zwischen den Migräneattacken genannt. Dadurch könnten zyklische Veränderungen in der Attackenbereitschaft erklärt werden. In einer Bildgebungsstudie (fMRI) konnte gezeigt werden, dass bei Migränepatienten (Episodische Migräne) interiktal (d.h. in der Zeit zwischen den Kopfschmerzattacken) eine erhöhte funktionelle Konnektivität des Hypothalamus besteht (Moulton, Becerra, Johnson, Burstein & Borsook, 2014). Die verschiedenen neurophysiologischen Befunde werden von Tommaso und Kollegen (2014) zu einem komplexen neurophysiologischen Störungsmodell integriert, welches im nachfolgenden Kapitel beschrieben werden soll.

4.5 Integratives neurophysiologisches Störungsmodell

Es steht fest, dass ein komplexes Zusammenspiel mehrerer neurophysiologischer Faktoren an der Entstehung der Migräneattacke beteiligt ist. Die Kausalitäten sind teilweise noch völlig unklar. Von Relevanz sind nicht nur Prozesse während der eigentlichen Attacke („iktal"), sondern insbesondere auch Veränderungen im attackenfreien Intervall („interiktal"). Tommaso und Kollegen (2014) beschreiben in ihrem Review u.a. folgende neurophysiologische Befunde bei Migränebetroffenen:

- *Erhöhtes Ansprechen auf visuelle Stimuli:* Interiktal zeigt sich im Elektroenzephalogramm (EEG) in mehreren Studien ein erhöhtes Ansprechen auf visuelle Stimuli.
- *Dishabituation bei neutralen Reizen:* Untersuchungen zu evozierten Potentialen weisen auf eine interiktal beeinträchtigte Habituation bei wiederholten Stimuli hin. Das Habituationsdefizit kann für verschiedene Sinnesmodalitäten festgestellt werden (visuell, auditiv, somatosensorisch). Die Habituationsdefizite sind fluktuierend und klingen in der Attacke ab.
- *Erhöhte Empfindlichkeit bei Schmerzreizen:* In der Migräneattacke ist die Schmerzempfindlichkeit erhöht. Eine hohe Attackenfrequenz kann zu einer Zunahme der Schmerzempfindlichkeit im Sinne einer „Sensitivierung" beitragen.

Die Befunde sind allerdings nicht konsistent. Nicht in allen Studien konnten Hinweise auf Habituationsdefizite bei Migränebetroffenen gefunden werden. Auch gibt es wesentliche Unterschiede in den neurophysiologischen Fehlfunktionen bei episodischer und chronischer Migräne. Beispielsweise findet sich bei chronischer Migräne ein deutlich geringeres Habituationsdefizit als bei episodischer Migräne, was als Hinweis auf eine „andauernde Attacke" bei der chronischen Migräne interpretiert werden kann („patients with chronic migraine are locked in an ictal-like state", Tommaso et al., 2014, S. 147).

In dem neurophysiologischen Modell der Migräneentstehung (s. Abb. 4) wird eine funktionelle Störung des thalamokortikalen Netzwerkes als zentrale Grundlage der Migräneentstehung angesehen (Tommaso et al., 2014). Der Thalamus als Teil des Zwischenhirns und die Großhirnrinde (Kortex) sind komplex miteinander vernetzt. Die Funktion des Thalamus ist es, sensorische Informationen zum Kortex weiterzuleiten und zu synchronisieren. Bei der Migräne scheint die Funktion des Thalamus als „Taktgeber" gestört zu sein (sogenannte „Thalamokortikale Dysrhythmie"). Die Ursache dieser Störung wird wiederum in einer genetisch bedingten unzureichenden Kontrolle des thalamokortikalen Netzwerks von im Hirnstamm lokalisierten monoaminergen Zellkernen vermutet. Die bei Migränebetroffenen persistierende thalamokortikale Dysrhythmie führt wiederum zu einer erhöhten Empfindlichkeit des sensorischen Kortex im Sinne einer Hyperreaktivität. Kennzeichen dieser Hyperreaktivität sind eine reduzierte Habituation von sensorischen Reizen (sogenannte „Dishabituation"), ein erhöhtes Ansprechen auf visuelle Reize sowie Veränderungen in der funktionellen Konnektivität von Gehirnregionen. Die kortikale Hyperreaktivität hat einen andauernd erhöhten Energieverbrauch im Gehirnstoffwechsel zur Folge. Bei fehlenden Energiereserven kann es zur Entstehung einer CSD sowie zu einer Aktivierung des Trigeminovaskulären Systems kommen, die dann letztendlich mit der sterilen neurogenen Entzündung assoziiert sind und eine Migräneattacke auslösen. Parallel bewirkt das Trigeminovaskuläre System eine zentralnervöse Sensitivierung der Schmerzverarbeitung, die im Sinne eines Teufelskreises zu weiteren Funktionsdefiziten im Hirnstamm führen und somit zur Chronifizierung der Migräne beitragen kann.

4.6 Psychologische Konzepte

4.6.1 Die Migränepersönlichkeit

Bereits in den 1930er Jahren wurden bei Migränepatienten anzutreffende Persönlichkeitsstile und Eigenschaften wie z.B. Gewissenhaftigkeit, Perfektionismus, Ehrgeiz, Intoleranz und Kleinlichkeit beschrieben (Touraine & Draper, 1934; Wolff, 1937) und es wurde auf das Vorliegen einer speziellen Persönlichkeitsstruktur bei diesen Patienten geschlossen. In einer umfassenden Theorie zu seelischen Einflüssen wird von Peters, Schäfer und Philipp (1981) die Persönlichkeitsstruktur des Migränebetroffenen,

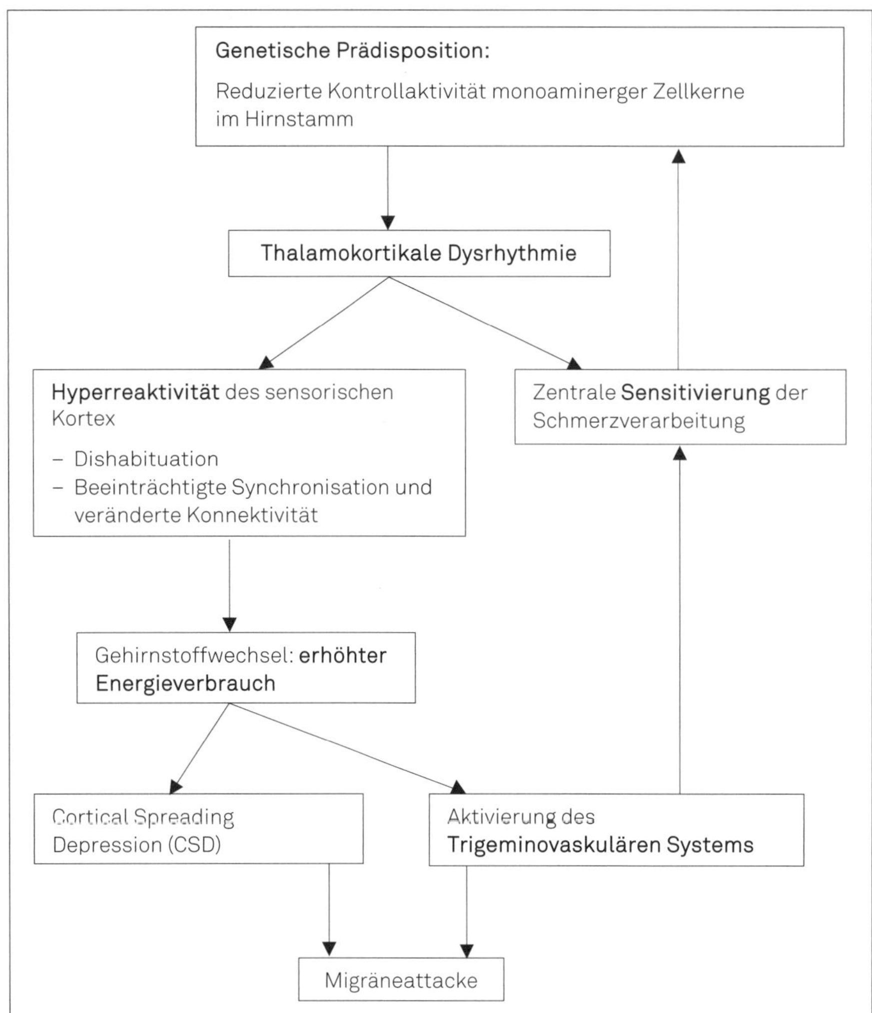

Abbildung 4: Neurophysiologisches Modell der Migräneentstehung (in Anlehnung an Tommaso et al., 2014)

der sogenannte „Typus migraenicus", als psychologische Grundlage dieser Erkrankung skizziert. Hierbei wird davon ausgegangen, dass diese Persönlichkeitsstruktur „... in deren Kern eine Reihe existentieller Ängste, darunter insbesondere Todes- und Trennungsängste, angelegt sind, ..." durch Charakterzüge wie „... Ordentlichkeit, Anhänglichkeit, Nachgiebigkeit, Hilfsbereitschaft, daraus resultierend dann auch Unselbstständigkeit und emotionale Entfaltungshemmung" gekennzeichnet ist (Peters et al., 1981, S. 339.). Tatsächlich konnten in mehreren Studien Hinweise auf dysfunktionale Persönlichkeitsstile bei Migränebetroffenen gefunden werden, wie z. B. signifikant erhöhte Neurotizismuswerte in einer großangelegten Befragung von Brandt, Celentano, Stewart, Linet und Folstein (1990). Die Befundlage ist insgesamt jedoch heterogen und etliche Studien zu Persönlichkeitsmerkmalen von Migränebetroffenen haben methodische Schwächen, wie Silberstein, Lipton und Breslau (1995) in einem Review feststellen. Auch ist nach wie vor unklar, inwieweit beobachtete Psychopathologien bzw. komorbide psychische Störungen und Migräne kausal zusammenhängen (Silberstein et al., 1995). Persönlichkeitsakzentuierungen wie z. B. eine erhöhte Gewissenhaftigkeit oder Leistungsbereitschaft könnten auch als Folge der Migräneerkrankung im Sinne einer funktionalen Bewältigungsstrategie auftreten. So kann es in einem gewissen Rahmen durchaus sinnvoll sein, attackenbedingte Ausfälle in den kopfschmerzfreien Phasen durch ein erhöhtes Maß an Leistungbereitschaft zu kompensieren. Soyka (1999) stellt in seiner Zusammenfassung außerdem fest, dass es auch Migränepatienten ohne die Merkmale des „Typus migraenicus" gibt und umgekehrt Menschen mit diesen Persönlichkeitsmerkmalen ohne Migräne. Zusammengefasst gibt es derzeit für das Konzept der „Migränepersönlichkeit" im Sinne einer die Migräne prädisponierenden Persönlichkeitsstruktur keine ausreichende Evidenz. Nichtsdestotrotz können psychische Faktoren wie z. B. eine erhöhte emotionale Belastung eine relevante Rolle bei der Auslösung von Migräneattacken spielen. Darauf wird im nächsten Abschnitt eingegangen.

4.6.2 Das funktionale Bedingungsmodell chronischer Kopfschmerzen

In dem funktionalen Bedingungsmodell chronischer Kopfschmerzen von Martin (1993) werden prädisponierende, auslösende und aufrechterhaltende Faktoren der Kopfschmerzsymptomatik differenziert. Das Modell bezieht sich generell auf primäre Kopfschmerzen, unterscheidet also nicht zwischen Migräne und Kopfschmerz vom Spannungstyp. Als eine Grundlage dieses Modells kann das Konzept der Verhaltensdiagnostik von Kanfer und Saslow (1965) angesehen werden. In dem Modell von Martin (1993) werden drei Abschnitte beschrieben: (I) *Antezedenzbedingungen* als die den Kopfschmerzen vorausgehenden Faktoren, (II) die *Kopfschmerzsymptomatik* und (III) die *Konsequenzen* der Kopfschmerzen (s. Abb. 5).

Bei den *Antezedenzbedingungen* werden wiederum prädisponierende Faktoren (z.B. ungünstige Persönlichkeitsstile, Erbanlage), auslösende Faktoren (kritische Lebensereignisse, die dem Ausbruch oder der Verschlimmerung der Kopfschmerzerkrankung vorausgingen), die aktuelle Lebenssituation (aktuelle Belastungsfaktoren sowie aktueller Lebensstil) sowie die

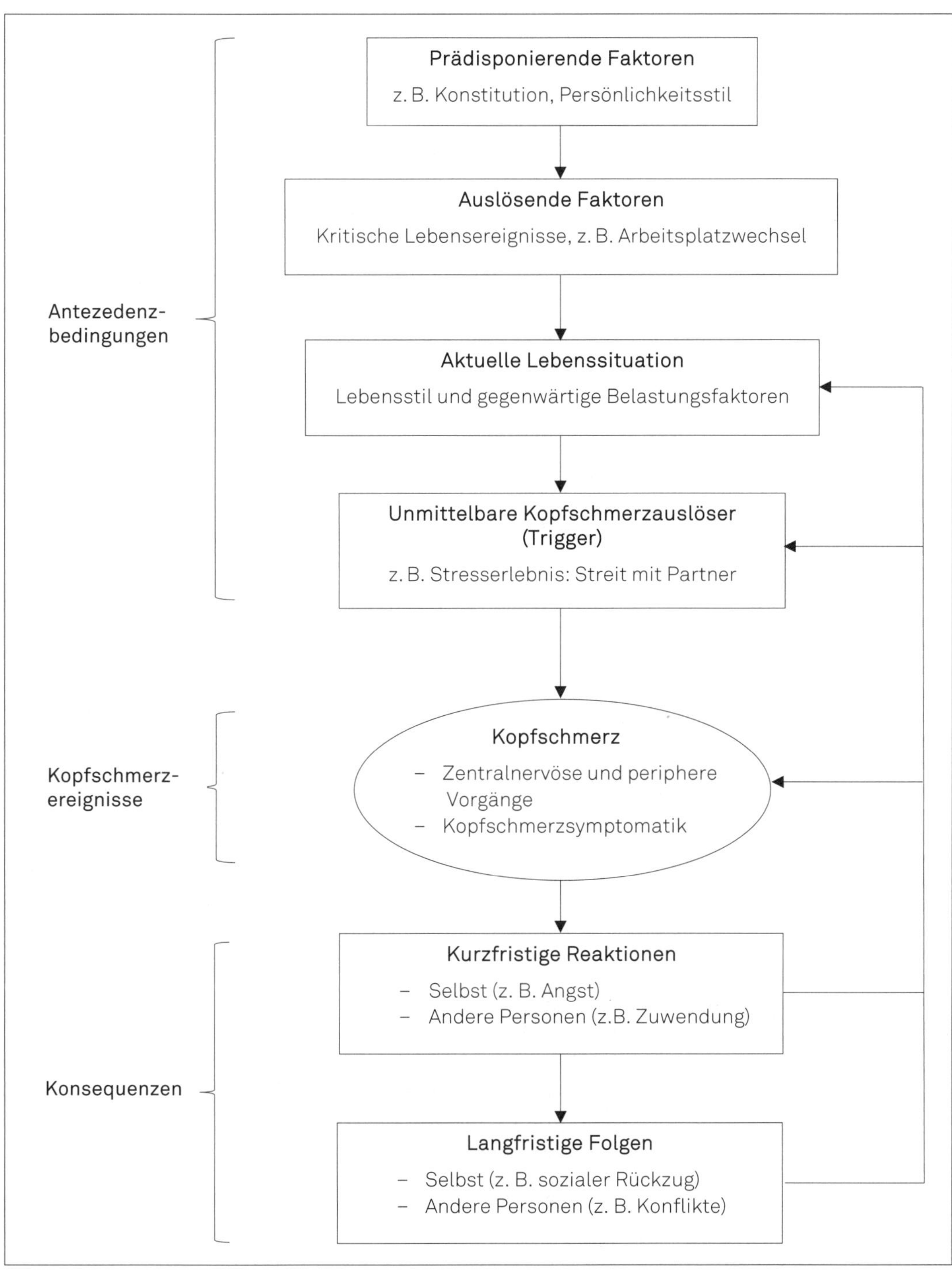

Abbildung 5: Das funktionale Modell chronischer Kopfschmerzen (in Anlehnung an Martin, 1993)

unmittelbaren Auslöser von Kopfschmerzen (die sogenannten „Trigger") unterschieden. Als potenzielle Trigger werden vor allem Stress und negative Emotionen (Angst, Ärger), sensorische Reize (z.B. flimmerndes oder grelles Licht, Lärm, Gerüche), Nahrungsmittel, Schlaf- und Flüssigkeitsmangel, körperliche Aktivität, Wetteränderungen sowie hormonelle Schwankungen (bei Frauen) genannt.

Als *Konsequenzen* unterscheidet Martin (1993) *kurz-* und *langfristige Folgen* sowie *eigene Reaktionen* und die *Reaktionen anderer Personen*. Die nach Kopfschmerzen auftretenden Konsequenzen können im Sinne von Konditionierungsprozessen zur Aufrechterhaltung der Kopfschmerzsymptomatik beitragen. Eine *kurzfristige eigene Reaktion* auf Kopfschmerzen könnte z.B. Angst oder Verärgerung sein. Eine *kurzfristige Reaktion anderer Personen* könnten eine übermäßige Aufmerksamkeitszuwendung (was einer positiven Verstärkung der Kopfschmerzen im Sinne des operanten Konditionierens entspräche) oder die Übernahme einer unangenehmen Tätigkeit (was einer negativen Verstärkung der Kopfschmerzen im Sinne des operanten Konditionierens entspräche) sein. Als *langfristige,* zur Aufrechterhaltung der Kopfschmerzsymptomatik beitragende Folgen könnten zunehmende Partnerschaftskonflikte oder ein zunehmender sozialer Rückzug auftreten.

In einer faktoranalytischen Untersuchung an $N=199$ Patienten mit chronischen Kopfschmerzen konnte das funktionale Bedingungsmodell weitgehend bestätigt werden (Martin, Milech & Nathan, 1993).

4.6.3 Kopfschmerztrigger und die Migräneschwelle

Auch wenn inzwischen zahllose Befunde zu neurophysiologischen Abläufen in der Attacke und zwischen den Attacken vorliegen, so ist immer noch unklar, wodurch genau letztendlich eine Migräneattacke ausgelöst wird. In vielen Studien wurde daher das Auslösepotential verschiedener Faktoren, sogenannter „Kopfschmerztrigger" untersucht. Kopfschmerztrigger[4] sind Faktoren, die entweder alleine oder in Kombination bei entsprechend anfälligen Personen eine Kopfschmerzattacke auslösen können (Zagami & Bahra, 2006). Die wissenschaftlich exakte Erfassung von potenziellen Triggern und die Bestimmung ihres jeweiligen Auslösepotentials ist alles andere als trivial. Die Befunde zu einzelnen Triggern sind teilweise inkonsistent und weisen auf große inter- und intraindividuelle Unterschiede hin (z.B. Pellegrino et al., 2017). Letztendlich gibt es nicht „den einen Kopfschmerztrigger", der zuverlässig eine Migräneattacke auslöst.

In einer retrospektiven Studie von Kelman (2007) gaben 76% der befragten Migränepatienten an, generell Kopfschmerztrigger zu haben. Bei der konkreten Abfrage von einzelnen Triggern stieg der Anteil der Patienten, die Auslöser benennen konnten, auf insgesamt 95%. Als häufigster Trigger wurde Stress (80%) genannt, gefolgt von hormoneller Schwankung (65%, nur bei Frauen), Auslassen von Mahlzeiten (57%) und Schlafstörungen (50%). Inzwischen gibt es zahlreiche Studien, in denen eine retrospektive Einschätzung zu Kopfschmerztriggern vorgenommen wurde. Pellegrino et al. (2017) identifizierten in einer Metaanalyse Stress sowie mit Schlaf assoziierte Faktoren (u.a. Schlafstörungen, zu viel Schlaf, zu wenig Schlaf) als die am häufigsten genannten Kopfschmerzauslöser. Problematisch bei retrospektiven Befragungen ist allerdings, dass die nachträgliche Nennung von Kopfschmerzauslösern immer subjektiv ist und es zu Fehleinschätzungen kommen kann (Lipton, Pavlovic, Haut, Grosberg & Buse, 2014). Auch ist nicht klar, ob die von Patienten genannten Trigger möglicherweise eher als Prodromalsymptome zu werten sind und somit kein eigentliches Auslösepotential haben wie z.B. Lichtempfindlichkeit oder Nackenverspannungen (Pavlovic, Buse, Sollars, Haut & Lipton, 2014). In einer prospektiven Tagebuchstudie von Wöber und Kollegen (2007) konnte gezeigt werden, dass die Menstruation der mit Abstand stärkste Kopfschmerztrigger ist. So stieg die Wahrscheinlichkeit für das Auftreten einer Migräneattacke in bzw. vor der Menstruation auf bis zu 96%. Weniger relevante Faktoren waren u.a. „muskuläre Verspannung im Nacken", „psychische Anspannung" und „Müdigkeit", hier konnte ein erhöhtes Risiko für das Auftreten einer Migräneattacke von bis zu 35% festgestellt werden. Allerdings ist auch in dieser Studie eine klare Trennung der gefundenen Auslösefaktoren in „echte Trigger" und Prodromalsymptome nicht möglich. Wöber und Kollegen (2007) identifizierten in ihrer Studie auch Faktoren, die die Auftretenswahrscheinlichkeit einer Migräneattacke senken, es fanden sich u.a. „Urlaub", „eine geschiedene Ehe", der „Konsum von Bier" sowie die „hormonelle Verhütung mit einem Monopräparat".

In einer prospektiven Tagebuchstudie von Peris, Donoghue, Torres, Mian und Wöber (2017) konnte bei 87% von insgesamt $N=326$ untersuchten Migränepatienten ein Triggerprofil identifiziert werden. Bei

4 Als Synonym zum Begriff „Kopfschmerztrigger" wird von uns auch der kürzere Begriff „Trigger" verwendet. Dabei ist der Begriff „Trigger" nicht mit den myofaszialen Triggerpunkten im Kontext von Physiotherapie zu verwechseln.

diesen 87 % wurden durchschnittlich vier Trigger pro Person festgestellt. Als bemerkenswertes Ergebnis stellen Peris und Kollegen (2017) außerdem fest, dass die Mehrheit (85 % der Patienten mit Triggerprofil) ein individuelles, d. h. ein einzigartiges Triggerprofil aufwies. Dieser Befund bestätigt, dass das Auslösepotential von Triggern eine hohe interindividuelle Unterschiedlichkeit besitzt. Beispielsweise können Gerüche bei bestimmten Patienten zur Auslösung einer Migräneattacke beitragen, bei anderen Patienten hingegen ohne Relevanz sein. Die Autoren werten ihre Ergebnisse außerdem als Hinweis auf das Vorliegen einer *Migräneschwelle*. Das bereits von Rasmussen (1993) beschriebene Konzept der Migräneschwelle besagt, dass es erst durch die Kombination verschiedener relevanter Belastungsfaktoren bzw. Trigger zur Überschreitung einer kritischen Reizschwelle und somit zur Auslösung der Migräneattacke kommt. Rasmussen (1993), die in einer epidemiologischen Studie „Stress und psychische Anspannung“ als wesentlichste Auslösefaktoren identifizierte, stellt fest, dass das Auslösepotential eines Triggers auch innerhalb einer Person je nach Zustand unterschiedlich stark sein kann. Beispielsweise könnte der Konsum eines Glas Rotweins während der Menstruation zur Auslösung einer Migräneattacke führen, wohingegen der Konsum von Rotwein außerhalb der Menstruation nicht zwangsläufig zu einer Migräneattacke führen muss.

4.6.4 Das Triggervermeidungsmodell

Die „Avoidance Theory of Headaches“ bzw. das daraus abgeleitete Triggervermeidungsmodell (Martin, 2001; Martin, 2010) stellt eine Weiterentwicklung des funktionalen Bedingungsmodells chronischer Kopfschmerzen (Martin, 1993) dar. Das Triggervermeidungsmodell erklärt, wie sich das übermäßige Vermeiden von potenziellen Kopfschmerzauslösern ungünstig auf den Krankheitsverlauf auswirken kann. So führt die Angst, Kopfschmerzen zu erleben, dazu, dass potenzielle Trigger (z. B. körperliche Aktivität, Geräusche, grelles Licht) entweder vollständig vermieden werden oder eine Konfrontation möglichst kurz gehalten wird. Dies bewirkt eine erhöhte Empfindlichkeit respektive eine reduzierte Toleranz für diesen Trigger. Aufgrund der erhöhten Empfindlichkeit bzw. reduzierten Toleranz können diese Trigger dann tatsächlich mit erhöhter Wahrscheinlichkeit Kopfschmerzen auslösen, was dann in einer Art Teufelskreis zu einer weiteren Vermeidung des Triggers und einer weiter zunehmenden Reizempfindlichkeit führen kann. Im Gegensatz dazu kann eine verlängerte Konfrontation mit dem jeweiligen Trigger zu einer abnehmenden Empfindlichkeit respektive einer wieder erhöhten Toleranz führen, was wiederum eine verringerte Kopfschmerzwahrscheinlichkeit zur Folge hat (Martin, 2001; Martin, 2010; Martin & MacLeod, 2009). In mehreren experimentellen Studien zu verschiedenen Triggern finden sich Belege für dieses Modell (Martin, 2001; Martin, Lae & Reece, 2007; Martin, Reece & Forsyth, 2006). Das Triggervermeidungsmodell kann in Analogie zu anderen Angstvermeidungsmodellen bei chronischen Schmerzstörungen gesehen werden (Asmundson, Norton & Vlaeyen, 2007). Außerdem steht dieses Modell im Einklang mit den oben beschriebenen neurophysiologischen Konzepten, die eine kortikale Übererregbarkeit als wichtigen Aspekt der Migräneentstehung beschreiben. Mit dem Triggervermeidungsmodell wird deutlich, dass eine erhöhte Reaktivität des Gehirns nicht nur angeboren ist, sondern auch durch dysfunktionales Verhalten erworben bzw. verstärkt werden kann.

4.7 Diathese-Stress-Modell

Im Diathese-Stress-Modell wird das Auftreten einer Störung als Resultat der Interaktion von Vulnerabilitäten (der Diathese) und Stressoren angesehen (Wittchen & Hoyer, 2011). Vulnerabilitäten können dabei sowohl biologische (z. B. eine kortikale Übererregbarkeit) als auch psychologische Faktoren (z. B. ein überhöhtes Leistungsmotiv) sein. Diese Faktoren können sowohl angeboren als auch erworben sein. Erst beim Auftreten von relevanten Stressfaktoren, die beispielsweise im Rahmen von kritischen Lebensereignissen oder einer andauernden Belastungssituation entstehen können, kommt es gemäß des Diathese-Stress-Modells zum Ausbruch der Erkrankung. Das Diathese-Stress-Modell kann auch auf die Migräneentstehung angewendet werden (z. B. Cinciripini, Williamson & Epstein, 1981; Knapp, 1983; Lorenzen, 2006). Beispielsweise geht Lorenzen (2006) davon aus, dass die durch eine genetische Disposition bedingte erhöhte Reaktionsbereitschaft des Gehirns in Verbindung mit Triggerfaktoren wie Stress oder Änderungen im Schlaf-Wach-Rhythmus einen „Migränemotor“ in Gang setzt, der dann wiederkehrende Migräneattacken bedingt.

4.8 Integratives somatopsychisches Entstehungsmodell

Angesichts der Fülle verschiedener Erklärungsmodelle – die sich keineswegs gegenseitig widersprechen – stellt sich die Frage, auf welches Störungsmodell im Rahmen einer Patientenedukation idealerweise zurückgegriffen werden kann. Aus unserer Sicht sollte ein zur Psychoedukation geeignetes Modell bisherige Erklärungsansätze zur Migräneentstehung in angemessener Form integrieren und sowohl für die betroffenen Patienten als auch für die behandelnden Therapeuten gut nachvollziehbar sein. Wir möchten daher an dieser Stelle ein integratives somatopsychisches[5] Störungsmodell vorstellen, welches die bisherigen Befunde in didaktisch verständlicher Weise zu einem ausreichend differenzierten Gesamtmodell zusammenfügt (s. Abb. 6).

In Analogie zum Diathese-Stress-Modell kann davon ausgegangen werden, dass die Kombination von *Vulnerabilitäten* in Verbindung mit konkreten *Stressoren* zur Manifestation der Migräne bzw. der Migräneattacke führt. Den grundlegenden Vulnerabilitätsfaktor stellt eine angeborene erhöhte kortikale Reaktivität (das heißt eine sogenannte „Hyperreaktivität" oder „Hyperexzitabilität" des Gehirns) dar. Unter dieser subsummieren wir eine gesteigerte Reizempfindlichkeit (d.h. eine erhöhte neuronale Reaktionsbereitschaft) sowie die *Dishabituation* (d.h. eine mangelnde Gewöhnung an wiederholte Reize). Auch wenn davon ausgegangen werden kann, dass sowohl die gesteigerte Reizempfindlichkeit als auch die Dishabituation flexible Prozesse sind, die sich im Sinne des Triggervermeidungsmodells durch diverse Lernerfahrungen modifizieren lassen (z.B. Martin & MacLeod, 2009), so halten wir die primäre Verortung dieser Prozesse als „angeboren" für didaktisch und therapeutisch sinnvoll. Ein Einstieg in die Psychoedukation mit der Darstellung, dass beispielsweise übermäßiges Vermeidungsverhalten zu einer gesteigerten Reizempfindlichkeit beitragen kann, könnte von Patienten ungünstig aufgefasst werden und zu Missverständnissen sowie Reaktanz führen (z.B. „Der Therapeut hat gesagt, dass ich selbst daran Schuld bin, dass mein Gehirn so empfindlich ist."). Nichtsdestotrotz sollte im Therapieverlauf sowie bei differenzierter Nachfrage darauf hingewiesen werden, dass eine gesteigerte Reizempfindlichkeit und die Dishabituation keineswegs *ausschließlich* angeboren sind.

5 Mit dem Begriff „somatopsychisch" soll das gegenwärtige Verständnis der Migräne als neurologische Funktionsstörung gewürdigt werden.

Als einen weiteren Vulnerabilitätsfaktor sehen wir einen ungünstigen *Stressverarbeitungsstil* im Sinne einer ausbaufähigen Wahrnehmungsfähigkeit von eigenen Stressreaktionen sowie im Sinne von stressverschärfenden Einstellungen (z.B. hohe Leistungsorientierung) und dysfunktionalen Verhaltensweisen (z.B. übermäßiges Durchhalten). Dabei hat der Stressverarbeitungsstil einen moderierenden Einfluss auf vorhandene Stressoren und kann dementsprechend psychovegetative Belastungsreaktionen verstärken oder abschwächen. Bei der Vermittlung des Entstehungsmodells sollte daher beachtet werden, den Stressverarbeitungsstil als die Attackenfrequenz und -stärke durchaus beeinflussend, aber nicht als kausal für die Migräneerkrankung darzustellen.

Erst in Kombination mit relevanten *Stressoren* kann die Vulnerabilität für eine Migräne zum Tragen kommen. Unter Stressoren subsummieren wir kritische Lebensereignisse, aktuelle Belastungsfaktoren und unmittelbare Kopfschmerzauslöser (die Trigger). Diese drei auch im funktionalen Modell chronischer Kopfschmerzen (Martin, 1993) genannten Antezedenzbedingungen werden von uns somit im Sinne einer didaktischen Vereinfachung zusammengefasst.

Auf der Grundlage einer bestehenden erhöhten kortikalen Reaktivität führen auftretende Stressoren – insbesondere bei ungünstiger Stressverarbeitung – zu einer signifikanten psychovegetativen Stressreaktion, die mit einem *gesteigerten neuronalen Energiebedarf* einhergeht. Den Aspekt der metabolischen Belastung des Energiehaushaltes im Gehirn thematisieren auch – wie bereits beschrieben – Tommaso und Kollegen (2014) in ihrem integrativen neurophysiologischen Modell. Aus unserer klinischen Erfahrung ist das Konzept eines „übermäßigen Energieverbrauchs als Resultat einer erhöhten Reaktionsbereitschaft in Verbindung mit relevanten Stressbelastungen" für Patienten sehr gut nachvollziehbar. In Anlehnung an das bereits bestehende Konstrukt der *Migräneschwelle* (z.B. Rasmussen, 1993) gehen auch wir davon aus, dass bei einer Kumulierung von entsprechenden Stressbelastungen (und verhinderter Option zur neuronalen Regeneration) eine hypothetische Migräneschwelle überschritten wird. Dies führt dann im Sinne eines Überlastungsschutzes zu einer Art „Notabschaltung" und zu den bereits beschriebenen *neurophysiologischen Vorgängen* wie Aktivierung des trigeminovaskulären Systems, Ausschüttung von Neurotransmittern (z.B. CGRP) und neurogene Entzündung der Hirnhaut mit einer Vasodilatation extra- und intrakranieller Gefäße. Die neurogene Entzündungsreaktion kann die Symptome einer auftretenden Migräneattacke gut erklären. Auch das Rückzugsbedürfnis des Migränepatienten während einer Attacke im Sinne des Aufsuchens einer reizarmen Umgebung fügt sich plausibel in das Modell ein. Es ist aus dem Modell unmittelbar nachvollziehbar, dass das Verhalten in der Attacke idealerweise auf Schonung ausgerichtet sein sollte, um somit eine optimale Regeneration des Gehirnstoffwechsels zu ermöglichen.

Insgesamt liefert das somatopsychische Modell der Migräneentstehung eine Integration bisheriger psychologischer und neurophysiologischer Befunde. Aus diesem Modell lassen sich zudem die verschiedenen verhaltenstherapeutischen Interventionen unseres Therapieprogramms gut ableiten. Selbstverständlich stellt das vorgestellte Modell eine didaktische Vereinfachung der sehr komplexen Realität des bislang noch keineswegs vollständig erforschten Geschehens der Migräne dar und hat somit einen vorläufigen Charakter.

Zusammenfassung

- Die Migräne ist eine multifaktoriell bedingte neurologische Funktionsstörung. Dieser können ein *biopsychosoziales Störungsmodell* sowie das *Diathese-Stress-Modell* zugrunde gelegt werden.
- Auf der physiologischen Ebene spielen sowohl periphere als auch zentralnervöse Abläufe eine Rolle. Relevant sind u.a. eine genetisch determinierte Hyperreaktivität des Kortex (die zu einer Erschöpfung der Energiereserven im Gehirn führen kann), der Neurotransmitter CGRP, eine

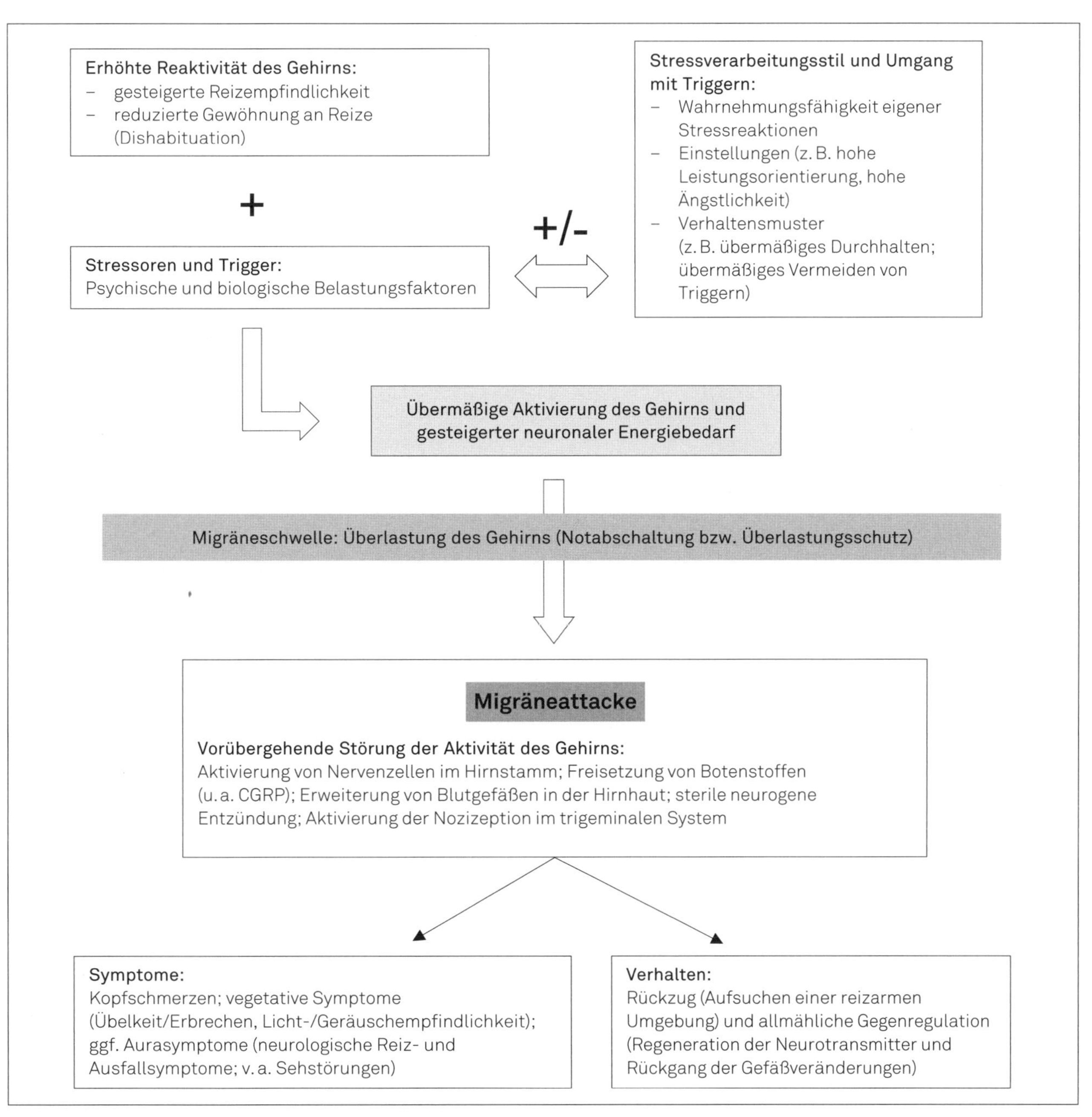

Abbildung 6: Integratives somatopsychisches Entstehungsmodell der Migräne

neurogene Entzündung der Hirnhaut und eine Aktivierung des trigeminovaskulären Systems.

- Auf der psychologischen Ebene kann das verhaltenstherapeutisch orientierte *funktionale Bedingungsmodell* eine gute Erklärung der auslösenden und aufrechterhaltenden Faktoren der Migräne liefern. Für das Konzept der *Migränepersönlichkeit* gibt es keine ausreichende Evidenz.
- Kopfschmerzauslöser (Trigger) sind inter- und intraindividuell sehr verschieden und wirken oft erst in Kombination. Die übermäßige Vermeidung von Triggern kann zu einer erhöhten Triggerempfindlichkeit führen. Als häufigste Trigger werden „Stress" sowie mit Schlaf assoziierte Faktoren genannt.
- Das *somatopsychische Entstehungsmodell* des vorliegenden Therapiemanuals integriert die bisherigen Befunde in ein nachvollziehbares Schema und stellt somit eine didaktische Vereinfachung dar.

Kapitel 5
Behandlung

Grundsätzlich ist in der Migränebehandlung zwischen der *Akuttherapie,* d.h. der Behandlung der Attacke (Schmerz und Begleitsymptome), sowie Maßnahmen zur *Prophylaxe* zu unterscheiden. Während die Akuttherapie auf eine Linderung der Symptome in der laufenden Attacke abzielt, soll mit der Migräneprophylaxe längerfristig eine Reduktion von Attackenfrequenz, -intensität und -dauer erreicht werden. Daneben zielt die Migräneprophylaxe auch auf eine langfristige Verbesserung der Lebensqualität und die Verhinderung eines Medikamentenübergebrauchs ab. Des Weiteren kann zwischen *medikamentösen* und *nichtmedikamentösen* Therapieformen unterschieden werden.

5.1 Akuttherapie

5.1.1 Nichtmedikamentöse Akuttherapie

Grundsätzlich sollte im Falle einer Migräneattacke wenn irgend möglich eine *Auszeit* genommen werden mit Rückzugsmöglichkeit in eine *reizarme Umgebung.* Nicht selten wird das „Überschlafen" der Migräneattacke als hilfreich beschrieben. Ebenfalls nicht systematisch untersucht, aber von vielen Betroffenen als hilfreich beschrieben wird das *Kühlen* von Stirn und/oder Nacken. Insbesondere können *Eisabreibungen* zur Akutbehandlung wie auch als Prophylaxe eingesetzt werden. Durch den Kältereiz kommt es reflektorisch zu einer Mehrdurchblutung des Gewebes und im Verlauf zu muskulärer Entspannung (Schäfer & Resch, 2016). Zudem werden schmerzleitende Nervenfasern irritiert, wodurch eine Schmerzlinderung oder ggf. -unterbrechung resultieren kann (Durchführungsbeschreibung der Eisabreibung s. *Informationsblatt 4.2*).

Verhaltenstherapeutische Verfahren zur Behandlung der akuten Migräneattacke stellen *Schmerzbewältigungstrainings* und das als spezielles Biofeedbackverfahren bei Migränepatienten angewandte *Vasokonstriktionstraining* dar. In Schmerzbewältigungstrainings werden zunächst im schmerzfreien Intervall kognitive Strategien (z.B. in Form von Imaginationsübungen) eingeübt, um diese dann in der akuten Migräneattacke zur Schmerzdistanzierung anzuwenden. Hintergrund des Vasokonstriktionstrainings ist die Annahme, dass eine Tonisierung der in der Migräneattacke geweiteten Gefäße zu einer Reduktion der Migräneschmerzen führen kann. Die Patienten lernen über das Feedback der Gefäßdurchblutung (Blutvolumenpuls-Feedback) im schmerzfreien Intervall eine willentliche Verengung der Temporalis-Arterie, um dies dann zur Kupierung der Attacke einzusetzen. Das Vasokonstriktionstraining gilt als eines der effektivsten Biofeedbackverfahren bei Migräne (Nestoriuc, Martin, Rief & Andrasik, 2008). Zudem berichten Betroffene in der klinischen Praxis nicht selten, durch den gezielten Einsatz einer Entspannungstechnik eine sich andeutende Migräneattacke noch „abfangen" bzw. abschwächen zu können.

5.1.2 Medikamentöse Akuttherapie

Bei der *medikamentösen Akuttherapie* von Migräneattacken können Analgetika bzw. nichtsteroidale Antirheumatika (NSAR), Triptane (spezifische Migränemittel) und Mittel gegen Übelkeit und Erbrechen (Antiemetika) unterschieden werden. Die Wahl und Kombination von Akutmedikamenten muss individualisiert sein bezogen auf die Schwere der Attacke und die Begleitsymptome sowie auf unerwünschte Nebenwirkungen und Kontraindikationen. Medikamente zur Akuttherapie der Migräne wirken umso besser, je früher sie zu Beginn der Attacke eingenommen werden. Dies erklärt sich insbesondere bei Triptanen aus dem Wirkmechanismus mit einer Hemmung der CGRP-Freisetzung. Sofern Betroffene Kopfschmerzen als Migräne identifizieren können und kein Risiko für einen Medikamentenübergebrauch besteht, gilt deshalb die Empfehlung einer frühzeitigen Einnahme in ausreichend hoher Dosierung. Um einen besseren Überblick über die Medikamenteneinnahmehäufigkeit zu behalten, empfiehlt sich für Patienten mit hochfrequenter (8–14 Kopfschmerztage/Monat) oder chronischer Migräne (15 und mehr Kopfschmerztage/Monat) das Führen eines Kopfschmerztagebuchs.

Im Folgenden werden die verschiedenen Medikamentengruppen kurz vorgestellt. Zur weiterführenden Information wird auf die online zur Verfügung stehende aktuelle Leitlinie zur Behandlung der Migräne verwiesen (Diener, Gaul & Kropp, 2018b).

Analgetika

Leichte bis mittelschwere Migräneattacken können mit einfachen Schmerzmitteln (Analgetika) bzw. nichtsteroidalen Antirheumatika (NSAR) behandelt werden. Sie wirken auch bei einem Teil der Patienten mit schweren Migräneattacken. Am besten belegt ist die Wirkung für Acetylsalicylsäure (1.000 mg), Ibuprofen (200–600 mg) und die Kombination von ASS, Paracetamol und Coffein (Diener, Gaul & Kropp, 2018b). Eine regelmäßige Einnahme von Schmerzmitteln sollte aufgrund des erhöhten Risikos für Nebenwirkungen (z. B. Schädigung der Magenschleimhaut, Leber- oder Nierenschäden) und zur Vorbeugung eines Kopfschmerzes durch Analgetikaübergebrauch vermieden werden. Opioid-Analgetika sollen aufgrund der begrenzten Wirksamkeit, Nebenwirkungen und dem hohen Suchtpotential in der Therapie akuter Migräneattacken nicht verwendet werden (Totzeck & Gaul, 2014).

Triptane

Die Serotonin-5-$HT_{1B/1D/1F}$-Rezeptoragonisten (sogenannte Triptane) werden bei mittelschweren und schweren Migräneattacken empfohlen, die nicht oder nicht ausreichend auf eine Therapie mit Analgetika oder NSAR ansprechen. Triptane sind Medikamente, die speziell für die Migränebehandlung entwickelt wurden. Neben einer verminderten Schmerzweiterleitung im Gehirn wirken sie dadurch, dass sie die CGRP-Freisetzung hemmen sowie die in der Migräneattacke erweiterten Gefäße des Gehirns und der Hirnhaut wieder verengen. Gegenanzeigen für die Verwendung von Triptanen sind kardiovaskuläre Erkrankungen oder zerebrovaskuläre Ereignisse in der Vorgeschichte. Die einzelnen Triptane unterscheiden sich in ihrer Anwendungsform (z. B. als Tablette, Nasenspray, Injektion in die Haut), in ihrer Wirkstärke, der Schnelligkeit des Wirkungseintritts, der Wirkungsdauer und des Auftretens von Nebenwirkungen. Welches Triptan im individuellen Fall am besten geeignet ist, kann letztlich nur durch eine vergleichende Einnahme herausgefunden werden. Bei Wiederkehren des Kopfschmerzes sollte ein weiteres Tripan frühestens nach 2 Stunden eingenommen werden (Diener, Gaul & Kropp, 2018b). Eine weitere Strategie bei Wiederkehrkopfschmerzen kann die Kombination eines Triptans mit einem lang wirksamen Analgetikum (z. B. Naproxen) sein.

Die vor der Einführung der Triptane weit verbreiteten Ergotamine werden angesichts der schlechteren Wirkung und vermehrten Nebenwirkungen mit Ausnahme weniger Einzelfälle nicht mehr empfohlen.

Antiemetika

Viele Migränepatienten leiden während einer Attacke unter Übelkeit und Erbrechen. Durch Antiemetika wie Domperidon und Metoclopramid werden diese typischen Begleitsymptome gebessert. Zudem können sie zu einer verbesserten Aufnahme der Schmerz- und Migränemittel beitragen, indem sie die zu Beginn der Migräneattacke beeinträchtigte Magentätigkeit wieder anregen. Metoclopramid sollte nicht bei Kindern und Jugendlichen verwendet werden, da der Wirkstoff vorübergehende Bewegungsstörungen auslösen kann und dies bei Kindern deutlich häufiger auftritt als bei Erwachsenen (Diener, Gaul & Kropp, 2018b).

5.2 Prophylaxe

Zu den evidenzbasierten vorbeugenden Maßnahmen zählen sowohl nichtmedikamentöse als auch medikamentöse Behandlungen. Dabei sollte eine medikamentöse Behandlung gemäß Leitlinienempfehlung (Diener, Gaul & Kropp, 2018b) immer mit nicht medikamentösen Verfahren der Verhaltenstherapie (z. B. Entspannungsverfahren) kombiniert werden. Die Indikation für eine Prophylaxe (nicht medikamentös sowie medikamentös) ergibt sich aus dem besonderen Leidensdruck der Betroffenen (z. B. infolge häufiger und/oder schwerer Attacken), der krankheitsbedingten Beeinträchtigung der Lebensqualität und dem Risiko einer Chronifizierung bzw. eines Medikamentenübergebrauchs.

5.2.1 Nichtmedikamentöse Prophylaxe

Bei der nichtmedikamentösen Prophylaxe spielen psychologische Maßnahmen eine tragende Rolle. Die Einbeziehung psychologischer Behandlungsansätze in die Migränetherapie ergibt sich aus dem bio-psycho-sozialen Krankheitsverständnis, welches im integrativen somatopsychischen Entstehungsmodell (s. Kap. 4.8) spezifiziert wird. Verhaltenstherapeutische Ansätze zur Behandlung der Migräne sind in ihrer Wirksamkeit als selbstständige Verfahren und in Kombination mit pharmakologischen Behandlungsansätzen wissenschaftlich belegt. Eine Übersicht zur Evidenzlage findet sich in der aktuellen Leitlinie *Entspannungsverfahren und Verhaltenstherapeutische Interventionen zur Behandlung der Migräne* der Deutschen Migräne- und Kopfschmerzgesellschaft e. V. (DMKG) (Kropp et al., 2016) sowie bei Penzien und Kollegen (2015). Allerdings kommen Sharpe et al. (2019) in einem Cochrane Review zur Wirksamkeit psychologischer Interventionen bei Migräne zu einer deutlich konservativeren Einschätzung. So stellen die Autoren dieses Reviews fest, dass die methodische Qualität bisheriger Wirksamkeitsstudien noch ausbaufähig ist, weswegen die Evidenzlage aktuell noch als schwach einzustufen sei.

Neben einer signifikanten Linderung der kopfschmerzbezogenen psychischen Beeinträchtigung erzielen verhaltenstherapeutische Ansätze eine Reduktion der Kopfschmerzaktivität um durchschnittlich 35 bis 50 % (Penzien et al., 2015). Damit sind die Erfolge in der verhaltenstherapeutischen Prophylaxe der Migräne vergleichbar mit denen pharmakologischer Behandlungen. Die Verbesserungen erweisen sich als zeitstabil und sind noch nach mehreren Jahren nachweisbar (Andrasik, 2007). Allerdings profitiert nicht jeder Patient in gleichem Ausmaß, hier sind zum Teil deutliche Unterschiede möglich (z. B. Wallasch & Kropp, 2012). Die Kombination von pharmakologischen und verhaltenstherapeutischen Behandlungen, wie sie in multimodalen Therapiekonzepten umgesetzt wird, ist sehr effektiv und kann den Gesamteffekt verbessern (Holroyd et al., 2010).

Die Indikation für eine psychologische (Mit-)Behandlung orientiert sich an folgenden Kriterien:

- hoher krankheitsbedingter Leidensdruck und relevante Funktionseinbußen,
- Präferenz des Betroffenen für nicht medikamentöse Behandlungsansätze,
- Kontraindikationen oder unzureichende Wirkung pharmakologischer Behandlungen,
- hoher Gebrauch von Schmerz- oder Migränemitteln,
- relevante Einflüsse psychischer und Verhaltensfaktoren auf das Kopfschmerzgeschehen (z. B. hohe Stressbelastung, maladaptives Bewältigungsverhalten) und
- psychische Komorbidität.

Insgesamt lassen sich verhaltenstherapeutische Verfahren zur Migräneprophylaxe in fünf Kategorien einteilen (Klan, Liesering-Latta, Gaul, Martin & Witthöft, 2019):

1) allgemeine Entspannungsverfahren (z. B. Progressive Muskelrelaxation; Handerwärmungstraining durch Temperatur-Biofeedback),
2) Verfahren, die eine direkte Kontrolle psychophysiologischer, migränerelevanter Parameter ermöglichen (z. B. Neurofeedback zur Verbesserung der kortikalen Habituation),
3) kognitive Verhaltenstherapie zur Verbesserung der Stressbewältigung,
4) Triggermanagement (Erlernen eines flexiblen Umgangs mit Kopfschmerzauslösern) und
5) migränespezifische Interventionen (z. B. Erwerb von Strategien im Umgang mit Attackenangst; Durchführung migränespezifischer Basismaßnahmen zur Förderung eines ausbalancierten Lebensstils).

Es ist bislang unklar, welcher Patient von welchem Verfahren am besten profitiert oder ob eine Kombination verschiedener verhaltenstherapeutischer Verfahren überlegen ist.

In der praktisch-psychotherapeutischen Kopfschmerzbehandlung werden oft auch Elemente anderer Therapierichtungen integriert wie achtsamkeitsbasierte Verfahren oder hypnotherapeutische Techniken (Liesering-Latta & Lüking, 2016). Eine zunehmende Bedeutsamkeit in der Schmerzpsychotherapie erhält der störungsübergreifende Ansatz der *Akzeptanz- und Commitment-Therapie* (ACT; Hayes, Wilson & Strosahl, 2014), welcher zur sogenannten dritten Welle der Verhaltenstherapie gehört. Betroffene lernen hierbei eine achtsame, akzeptierende Wahrnehmung von körperlichen Vorgängen. Entgegen dem einseitigen Ziel einer Schmerzkontrolle zielt die ACT auf eine Aufgabe dysfunktionaler Kontrollversuche und den Abbau angstmotivierten Vermeidungsverhaltens ab. Im Fokus steht eine Verbesserung der Lebensqualität durch den Aufbau werteorientierten Handelns. Eine ausführliche Darstellung der ACT im schmerzpsychotherapeutischen Kontext liefern Diezemann und Korb (2017). Der Ansatz der ACT findet sich im vorliegenden Therapieprogramm in *Sitzung 5: Triggermanagement* wieder. Hier werden die Teilnehmer zu einem flexiblen Umgang mit potenziellen Kopfschmerztriggern ermutigt, bei dem nicht ausschließlich das Ziel der Schmerzvermeidung sondern auch die Kosten von Vermeidungsstrategien bzw. der Gewinn von Annährungsstrategien (z. B. Rückgewinnung von Handlungsspielräumen) herausgearbeitet werden.

Psychoedukation

Die ursprünglich zur Unterstützung der Behandlung von Störungen aus dem schizophrenen Formenkreis entwickelte *Psychoedukation* wird inzwischen in zahlreichen Leitlinien zur evidenzbasierten Behandlung sowohl somatischer als auch psychischer Erkrankungen empfohlen (Wachter & Hendrischke, 2016). Auch bei Migränepatienten kommt der Psychoedukation ein hoher Stellenwert zu, da das Wissen über die eigene Erkrankung die Einordnung von Symptomen erleichtert, mögliche Ängste reduziert (z. B. Angst vor Schlaganfall im Falle von Aurasymptomen) und das eigene Krankheitsmanagement verbessern kann (z. B. Wahl des richtigen Medikaments, Einhaltung von Regenerationszeiten). Sowohl die Information über das Störungsbild und die Vermittlung eines adäquaten Entstehungsmodells als auch die Beratung zu günstigen Verhaltensweisen können unter dem Begriff Psychoedukation verortet werden. In einer Metaanalyse (Kindelan-Calvo et al., 2014) konnte gezeigt werden, dass mit psychoedukativen Maßnahmen bei Migränepatienten beachtliche Therapieeffekte (Reduktion der Kopfschmerzhäufigkeit und Senkung der kopfschmerzbedingten Funktionsbeeinträchtigung) erzielt werden können. Auch Kropp und Kollegen (2016) stellen in Ihrer Übersichtsarbeit zur Migränebehandlung fest, dass bereits Beratung alleine zu relevanten Effekten im Sinne einer Symptomreduktion führen kann. In dem vorliegenden Behandlungsprogramm erfolgt eine Psychoedukation zur Entstehung der Migräne als Schwerpunkt der ersten Sitzung. Außerdem ist den Interventionen in den folgenden Sitzungen jeweils eine kurze Psychoedukation vorgeschaltet (s. Kap. 7.2, „Die Sitzungsphasen"). Dadurch sollen die migränespezifische Selbstwirksamkeitserwartung sowie die Motivation zur Verhaltensänderung gefördert werden.

Entspannungsverfahren

Entspannungsverfahren zielen auf eine Reduzierung des autonomen Erregungsniveaus ab. Sie bewirken eine Aktivierung des Parasympathikus und wirken somit antagonistisch zur physiologischen Stressreaktion (Rauschel, Straube, Süß & Ruscheweyh, 2015). Im Weiteren soll eine zentrale Dämpfung der Informationsverarbeitung erreicht werden (Andrasik, 2004). Migränepatienten können hierdurch ihrem Habituationsdefizit entgegenwirken (Meyer, Keller, Müller, Wöhlbier & Kropp, 2018). Entspannungsverfahren mit Schwerpunkt auf der Selbstwahrnehmung steigern im Weiteren die Fähigkeit des Betroffenen, schmerzförderliche Zustände wie die muskuläre Anspannung oder andere innere Stresssignale wahrzunehmen. Auf dieser Basis können Stresssituationen und ungünstige Verhaltensmuster frühzeitig erkannt und Aufschaukelungsprozesse unterbrochen werden.

Entspannungsverfahren gehören zu den bewährtesten Strategien der nichtmedikamentösen Prophylaxe primärer Kopfschmerzen. Sie haben sich in Bezug auf die Frequenz und Intensität der Migräneattacken, den Medikamentenbedarf und auf vermittelnde psychologische Parameter (z. B. Selbstwirksamkeit, begleitende Ängstlichkeit und Depressivität) als wirksam erwiesen (Kropp et al., 2016; Lüking & Martin, 2017). Das am besten evaluierte und im klinischen Alltag am häufigsten angewandte Entspannungsverfahren ist die Progressive Muskelrelaxation nach Jacobson (PMR; Bernstein & Borkovec, 1973; Bernstein & Borkovec, 2013). Bislang gibt es noch keine eindeutige Evidenz für die Überlegenheit eines bestimmten Entspannungsverfahrens (Campbell, Penzien & Wall, 2000), der Vorteil der PMR liegt jedoch in ihrer schnellen Erlernbarkeit. Um nachhaltige Erfolge zu erzielen, ist es wichtig, das Entspannungsverfahren über einen längeren Zeitraum möglichst täglich zu üben und einen langfristigen Transfer in den Alltag sicherzustellen (Meyer et al., 2018).

Biofeedback

Bei der Biofeedback-Behandlung werden körperliche Prozesse, die ansonsten nicht oder nur ungenau wahrgenommen werden, über ein Messsystem erfasst und kontinuierlich als ein akustisches oder visuelles Signal an den Patienten rückgemeldet. Durch die bewusste Wahrnehmung kann eine willentliche Steuerung erlernt werden. Einige Formen des Biofeedback (BFB) zielen unmittelbar auf die Förderung von Entspannung ab und können somit unter den Entspannungsverfahren subsummiert werden (z. B. Handerwärmungstraining durch Temperatur-Feedback). Andere BFB-Varianten sollen die direkte Kontrolle von mit Kopfschmerz assoziierten physiologischen Vorgängen ermöglichen, wie z. B. das Vasokonstriktionstraining durch Blutvolumenpuls-Feedback oder ein Training der kortikalen Habituation durch Neurofeedback (Andrasik, 2007).

Als Wirkmechanismen werden die Kontrolle physiologischer Funktionen und die Überzeugung einer Symptomkontrolle diskutiert (Kropp et al., 2016). Zu den wichtigsten Biofeedbackverfahren bei Migräne zählen das Vasokonstriktionstraining (Blutvolumenpuls-Feedback zum Training einer willentlichen Verengung der Temporalisarterie, s.o.), das Handerwärmungstraining (Temperatur-Feedback), das Hautleitwert-Biofeedback und das elektromyographische (EMG-)Feedback zur Muskelspannung (insbesondere des Musculus frontalis oder der Musculi deltoidei). Bei dem noch überwiegend in der Forschung eingesetzten Neurofeedback erfolgt durch die Rückmeldung von spezifischen EEG-Signalen (Contingente Negative Variation, CNV) ein Training der kortikalen Habituation (Kropp et al., 2016; Siniatchkin et al., 2000). Die Wirksamkeit des BFB ist gut belegt, wie in einem Review von Nestoriuc und Kollegen (2008) dokumentiert wird. Erreicht werden mittlere bis große Effektstärken, besonders gut schneidet hierbei das Vasokonstriktionstraining ab. Eine signifikante Überlegenheit gegenüber Entspannungsverfahren konnte jedoch nicht belegt werden.

Das BFB erfordert eine gewisse technische Affinität des Therapeuten. Praktische Limitationen ergeben sich u.a. aus der geringen Verfügbarkeit entsprechender Therapieplätze respektive der eingeschränkten Einsetzbarkeit im Gruppensetting.

Kognitive Verhaltenstherapie

Über die Modifikation von Verhaltensweisen sowie Gedanken bzw. Einstellungen fokussieren kognitiv-verhaltenstherapeutische Behandlungen eine Stärkung der Bewältigungskompetenzen und Selbstwirksamkeitserwartung im Umgang mit der Kopfschmerzerkrankung und relevanten Einflussfaktoren (z.B. Stress, Lebensstil). Sie lassen sich sehr gut in multimodale Behandlungsprogramme (interdisziplinäre Therapie mit Kombination medikamentöser und nichtmedikamentöser Ansätze) integrieren.

Inhaltlich umfassen kognitiv-verhaltenstherapeutische Programme mehrere Bausteine, wie z.B. Psychoedukation, Verbesserung der Selbstwahrnehmung, Entspannungstraining, Modifikation ungünstiger Einstellungen, Schmerz- und Stressbewältigung sowie Optimierung des Medikamenteneinnahmeverhaltens. Von Relevanz ist außerdem die Motivation des Patienten zum Führen eines ausbalancierten Lebensstils (geregelter Schlaf-Wach-Rythmus, regelmäßige Nahrungsaufnahme, Einbauen von Erholungsphasen, etc.), allerdings ist die Evidenzlage hier noch ausbaufähig (Goadsby & Sprenger, 2010). Zudem können emotionsorientierte Interventionen oder die Modifikation operanter Aspekte der Schmerzaufrechterhaltung relevant sein.

Kognitiv-verhaltenstherapeutische Behandlungen scheinen sich insbesondere für Kopfschmerzbetroffene zu eignen, die hohen Alltagsbelastungen ausgesetzt sind, unter depressiven Symptomen leiden und ein ungünstiges Bewältigungsverhalten aufweisen (Fritsche, Kröner-Herwig, Kropp, Niederberger & Haag, 2013). Studien zu potenziellen Wirkmechanismen weisen auf die Bedeutsamkeit der Steigerung der kopfschmerzbezogenen Selbstwirksamkeit und internalen Kontrollüberzeugung sowie der Reduktion schmerzbezogener Katastrophisierung hin (Seng & Holroyd, 2010; Seng & Holroyd, 2014). Ausgehend von der hohen Komorbidität und dem ungünstigen Einfluss auf den Krankheits- und Behandlungsverlauf kommt zudem der Reduktion von Depressivität und Angst mittels kognitiv-verhaltenstherapeutischer Interventionen ein hoher Stellenwert zu (Deligianni et al., 2012; Smitherman, Penzien & Maizels, 2008).

Für das mit diesem Manual vorliegende kognitiv-verhaltenstherapeutische Therapieprogramm können noch keine spezifischen Angaben zur Effektivität gemacht werden. In einer Pilotstudie konnte für dieses Therapieprogramm eine sehr gute Durchführbarkeit bei hoher Patientenakzeptanz und -zufriedenheit nachgewiesen werden (Klan et al., 2019). Gegenwärtig läuft eine randomisiert-kontrollierte Studie zur differenzierten Beurteilung der Effektivität (Deutsches Register Klinischer Studien, DRKS-ID: DRKS00011111).

Triggermanagement

Der Behandlungsansatz des Triggermanagments leitet sich aus dem in Kapitel 4.6.4 beschriebenen Triggervermeidungsmodell für primäre Kopfschmerzen (Martin, 2010) sowie den beschriebenen Forschungsergebnissen zur inter- und intraindividuellen Varianz bzw. „Unzuverlässigkeit" vermeintlicher Kopfschmerzauslöser ab. Hiervon ausgehend wird ein Wechsel weg von der allgemeinen Empfehlung einer Triggervermeidung hin zu einem differenzierten Umgang mit Triggern propagiert. Martin und Timmings (2017) beschreiben hierzu den sogenannten „EASE-Ansatz" mit vier möglichen Strategien im Umgang mit Triggern:

1) Überprüfung des tatsächlichen Auslösepotentials mit einem Verhaltens*experiment* (E=Experiment),
2) *Vermeidung* des Triggers (A=Avoidance),
3) Aufbau von *Stress*bewältigungsstrategien (S=Stress) und
4) graduierte *Exposition* (E=Exposition) mit dem Ziel einer Desensibilisierung respektive Toleranzsteigerung (siehe auch Martin, 2018).

Verhaltensexperimente bieten sich z.B. bei Nahrungsmitteln an. Bei bestimmten, tatsächlich ungünstigen bzw. gesundheitsschädlichen Faktoren (z.B. Schlafmangel, Dehydration) ist nach wie vor die Vermeidung zu favorisieren. Stressbewältigung eignet sich z.B. bei sozialen Aktivitäten, bei denen eine übermäßige Vermeidung nicht möglich oder nicht sinnvoll ist. Eine graduierte Exposition kann bei bestimmten sensorischen Reizen (z.B. Licht, Geräusche) sowie geistiger und körperlicher Belastung (z.B. Bildschirmarbeit, Sport) angezeigt sein und soll zur Steigerung der Belastbarkeit beitragen. In einer randomisiert kontrollierten Studie zeigte sich eine Überlegenheit des Triggermanagements im Vergleich zu einem ausschließlichen Vermeidungstraining mit einer signifikanten Verbesserung hinsichtlich Kopfschmerzaktivität und Medikamentengebrauch (Martin et al., 2014). Im vorliegenden Manual wird der EASE-Ansatz um die Strategie der „Akzeptanz" in Anlehnung an das Konzept der Akzeptanz- und Commitment-Therapie ergänzt. Diese Strategie bietet sich bei Triggern an, die sich nicht oder kaum vermeiden lassen oder bei denen eine Vermeidung mit hohen Einschränkungen bzw. Verlusten der Lebensqualität einhergehen würde (sogenanntes „Vermeidungsleid").

Sonstige nichtmedikamentöse Prophylaxeverfahren

Regelmäßiger aerober *Ausdauersport* wird nach den vorliegenden Daten zur Migräneprophylaxe empfohlen (Varkey, Cider, Carlsson & Linde, 2011; Kropp et al., 2016). Die Wirkmechanismen sind bisher noch nicht abschließend geklärt. Diskutiert werden spezifische Effekte wie Veränderungen der Informationsverarbeitung und Verbesserungen zerebrovaskulärer und neuroinflammatorischer Prozesse sowie unspezifische Effekte wie Erwartungshaltungen und Selbstwirksamkeitserleben (Overath et al., 2014; Irby et al., 2016). Empfohlen wird eine regelmäßige Durchführung (ca. dreimal wöchentlich jeweils 45 Minuten Training). Bei der Auswahl des Ausdauersports (Nordic Walking, Schwimmen, Fahrradergometer etc.) spielen die individuellen Präferenzen und die Praktikabilität eine Rolle.

Die aktuelle Studienlage bestätigt außerdem die Wirksamkeit von *Akupunktur* in der Prophylaxe der Migräne (Linde et al., 2016). Die Überlegenheit einer klassischen Akupunktur nach den Prinzipien der Traditionellen Chinesischen Medizin (TCM) gegenüber einer Scheinakupunktur (Akupunktur an nicht klassischen Akupunkturpunkten bzw. nur oberflächliche Nadelung) ist jedoch nur minimal. Erwartungen und Überzeugungen scheinen eine wichtige Rolle zu spielen.

Eine neuere Entwicklung stellen nichtinvasive *Elektrostimulationsverfahren* wie die Nervus Vagus- oder Nervus Supraorbitalis-Stimulation dar. Hierbei werden von außen (transkutan) schwache Stromimpulse mittels speziell entwickelter Geräte appliziert (z.B. Vagus-Stimulation am Hals oder in der Ohrmuschel, Supraorbitalis-Stimulation an der Stirn). Erste Studien weisen auf eine Wirksamkeit in der Prophylaxe und zum Teil auch in der Akutbehandlung der Migräne hin (Miller, Sinclair, Davies & Matharu, 2016). Ein Vorteil liegt in der guten Verträglichkeit im Vergleich zur medikamentösen Prophylaxe. Aufgrund der noch unzureichenden Studiendaten ist jedoch noch keine abschließende Beurteilung möglich. Die Kosten werden in der Regel bisher nicht von den Krankenkassen übernommen.

Für u.a. die folgenden nichtmedikamentösen Therapieverfahren liegen keine Hinweise auf Wirksamkeit vor: Zervikale Manipulation, chiropraktische Therapie, Fußreflexzonenmassage, Magnetfeldbehandlung, Gebisskorrektur, Diäten, Corrugatorchirugie und Hysterektomie (Fritsche & Gaul, 2017).

5.2.2 Medikamentöse Prophylaxe

Medikamente zur Prophylaxe stammen aus unterschiedlichen Bereichen, wie z.B. der Therapie von Bluthochdruck, der Therapie von Anfallsleiden, der Schwindelbehandlung oder der Depressionsbehandlung. Dabei reichen in der Kopfschmerzprophylaxe meist geringere Dosierungen aus, als sie in der Behandlung für den ursprünglichen Verwendungszweck vorgesehen sind. Die Wirksamkeit, definiert als eine Reduktion der Migränetage um mindestens 50%, kann ca. zwei Monate nach Erreichen der tolerierten Höchstdosis evaluiert werden. Eine erfolgreiche Migräneprophylaxe sollte nach sechs bis zwölf Monaten durch Reduktion der Dosis und ggf. Absetzen der Medikation auf ihre Notwendigkeit überprüft werden. Die Wahl einer medikamentösen Prophylaxe orientiert sich an der wissenschaftlichen Evidenz, den antizipierten Nebenwirkungen sowie an den bestehenden Komorbiditäten. Aktuell liegen die besten Wirksamkeitsnachweise für die Betablocker Propranolol und Metoprolol, den Kalziumantagonisten Flunarizin sowie die Antikonvulsiva Valproinsäure und Topiramat und das Antidepressivum Amitriptylin vor (Diener, Gaul & Kropp, 2018b). Valproinsäure darf, wegen ihrer teratogenen Eigenschaften bei Frauen im gebärfähigen Alter, nur nach Aufklärung über eine sichere Verhütung verordnet werden. Für Substanzen der zweiten Wahl liegen weniger kontrollierte Studien vor oder die Wirksamkeit ist nicht so ausgeprägt. Sie werden dann eingesetzt, wenn die Mittel der ersten Wahl nicht wirksam gewesen sind oder hierfür Kontraindikationen vorliegen. Für eine umfassende Darstellung wird auf die aktuelle Leitlinie der deutschen Gesellschaft für Neurologie zur Therapie der Migräne (Diener, Gaul & Kropp, 2018b) verwiesen. Im Falle der chronischen Migräne haben sich Topiramat und OnabotulinumtoxinA als wirksam erwiesen (Frampton & Silberstein, 2018). Die Injektion von Botulinumtoxin erfolgt an definierten Stellen im Kopf- und Nackenbereich in einem zeitlichen Abstand von ca. drei Monaten.

Eine neue Medikamentengruppe in der Prophylaxe der Migräne stellen die monoklonalen Antikörper gegen die CGRP oder CGRP-Rezeptoren dar (siehe auch Kapitel 4 zur Rolle von CGRP in der Migränepathophysiologie). Die Gabe erfolgt intravenös oder subkutan im Abstand von ein oder drei Monaten. Nach bisherigen ersten Studienergebnissen sind die monoklonalen Antikörper ähnlich gut wirksam wie bisherige Migräneprophylaktika, zeigen jedoch eine deutlich bessere Verträglichkeit bzw. geringere Nebenwirkungsrate (Goadsby et al., 2017; Tepper et al., 2017). Zur abschließenden Beurteilung sind weitere Studien mit weniger selektierten Patientenstichproben und längeren Beobachtungszeiträumen notwendig.

Zusammenfassung

- Wirksame Medikamente in der Akutbehandlung der Migräneattacke sind Analgetika sowie Triptane.
- Zur nichtmedikamentösen akuten Behandlung der Migräneattacke kann das Vasokonstriktionstraining (Blutvolumenpuls-Biofeedback) angewandt werden.
- Zur Migräneprophylaxe sind sowohl medikamentöse als auch nichtmedikamentöse Verfahren wirksam.
- Bei den nichtmedikamentösen Verfahren zur Migräneprophylaxe haben sich die verhaltenstherapeutischen Ansätze Entspannungstraining, Biofeedback und kognitive Verhaltenstherapie als wirksam erwiesen. Hier kann eine Reduktion der Kopfschmerzaktivität von durchschnittlich 35 bis 50 % erwartet werden.
- Durch eine Kombination von medikamentöser und nichtmedikamentöser Behandlung kann eine noch höhere Effektivität erzielt werden.

II Behandlungsmanual

Kapitel 6
Indikationen und Ziele des Behandlungsprogramms

Wie im vorherigen Kapitel beschrieben gilt die Verhaltenstherapie als evidenzbasierter Therapieansatz zur Attackenprophylaxe und zur Verbesserung der Krankheitsbewältigung bei Migräne. Unter dem Label „Verhaltenstherapie" subsummiert sich in diesem Rahmen allerdings ein ganzes Spektrum an Maßnahmen und Techniken. Neben „altbewährten", transdiagnostisch einsetzbaren Interventionen (z.B. Entspannungstechniken, Stressbewältigung) bietet die Verhaltenstherapie auch eine Reihe von störungsspezifischen Interventionen, die speziell auf Migräne zugeschnitten sind (z.B. Training der Reizabschirmung, Aufbau migränespezifischer günstiger Lebensstilfaktoren). Diese speziellen, migränespezifischen Maßnahmen wurden in den letzten Jahren um einige neue Interventionsansätze ergänzt, die zum Teil zu früheren Behandlungsstrategien konträr sind. So wurde in früheren Konzepten die Unterstützung des Patienten in der Vermeidung von potenziellen Migräneauslösern favorisiert, während ein neuerer, effektiver Behandlungsansatz („Triggermanagement") einen flexiblen Umgang mit potenziellen Migränetriggern postuliert.

Mit dem vorliegenden Manual soll dem behandelnden Psychotherapeuten ein konkreter Behandlungsleitfaden an die Hand gegeben werden, der transdiagnostische verhaltenstherapeutische Techniken (z.B. Verhaltensanalyse, Problemlöseschema, Stressbewältigung) mit neueren migränespezifischen Interventionen (z.B. Anleitung zum Triggermanagement, Umgang mit Attackenangst) in optimaler Form kombiniert.

Indikationen

Erfreulicherweise sind zahlreiche Migränebetroffene in ihrem Alltag durch die Krankheit relativ wenig beeinträchtigt. Dies kann auf eine geringe Attackenfrequenz bzw. -schwere oder auf eine gute Krankheitsbewältigung mit nur wenigen Einschränkungen in der Lebensführung zurückgeführt werden. Nichtsdestotrotz gibt es eine nicht unerhebliche Anzahl von Migränebetroffenen, die einen deutlichen Leidensdruck haben und eine hohe krankheitsbedingte Beeinträchtigung aufweisen. An diese Personen richtet sich das Programm. Zusammengefasst können folgende Indikationen für ein kognitiv-verhaltenstherapeutisches Migränemanagement formuliert werden:

- Vorhandensein einer relevanten krankheitsbedingten Beeinträchtigung bzw. eines erhöhten psychischen Leidensdrucks,
- relevanter Einfluss psychischer und Verhaltens-Faktoren auf das Kopfschmerzgeschehen (z.B. hohe psychosoziale Belastungen, unzureichende Stressbewältigungsfähigkeiten, maladaptives Bewältigungsverhalten) – entsprechend der ICD-10 Diagnosen F54 oder F45.1,
- bestehendes Risiko eines Medikamentenübergebrauchs.

Ziele

Die Ziele des vorliegenden Behandlungsprogramms sind:

- die Reduktion der Kopfschmerzhäufigkeit und -schwere,
- die Verbesserung der Krankheits-/Schmerzbewältigung mit Steigerung der migränespezifischen Selbstwirksamkeitserwartung,
- die Reduktion bzw. Optimierung des Schmerzmittelgebrauchs und
- die Reduktion kopfschmerzbedingter Beeinträchtigungen im Sinne einer Verbesserung der Lebensqualität und des Funktionsniveaus.

Nach gegenwärtiger Studienlage ist eine Reduktion der Kopfschmerztage um durchschnittlich 35 bis 50 % ein realistisches Ziel (Penzien et al., 2015). Je nach individueller Voraussetzung des Patienten (z.B. Komorbiditäten, Vulnerabilitäten, Resilienz) können höhere oder niedrigere Therapieeffekte erwartet werden. In dem vorliegenden Behandlungsprogramm wird ein breites Spektrum verhaltenstherapeutischer Interventionen beschrieben, wodurch wir uns einen möglichst hohen Wirkungsgrad versprechen.

Kapitel 7
Behandlungskonzept

Das Behandlungsprogramm umfasst sieben Sitzungen. Diese können sowohl im Einzel- als auch im Gruppensetting durchgeführt werden. Die sieben Sitzungen haben *Modulcharakter,* d.h. das Programm kann ohne Weiteres gekürzt oder alternativ auf mehr als sieben Sitzungen ausgedehnt werden. Wird z. B. deutlich, dass ein bestimmter Problembereich im individuellen Behandlungsfall gar nicht relevant ist (z. B. nicht vorhandene Attackenangst), kann das entsprechende Modul (in diesem Fall Sitzung 3) entfallen. Alternativ empfiehlt es sich, bestimmte Sitzungsinhalte bei entsprechender Indikation (z. B. ausgeprägte Triggervermeidung, hohes Optimierungspotential bezüglich Stressbewältigung) in weiteren Sitzungen zu vertiefen.

Bei der Beschreibung des Programms bzw. der einzelnen Sitzungen wird jeweils vom *Gruppensetting* und einer Sitzungsdauer von 90 Minuten ausgegangen. Das Einzelsetting betreffende Besonderheiten werden bei der Beschreibung der jeweiligen Sitzungen angemerkt. Die Entscheidung, ob das Programm im Gruppen- oder Einzelsetting durchgeführt wird, hängt natürlich auch von den institutionellen Rahmenbedingungen der Behandlung ab. Beide Behandlungssettings haben bekanntermaßen ihre Vor- und Nachteile. So können bestimmte Methoden wie z. B. „Kleingruppenarbeit" oder „Diskussion im Plenum" im einzeltherapeutischen Setting nicht angewendet werden und auch der für viele Patienten sehr wertvolle Austausch mit Leidensgenossen kann nicht stattfinden. Dafür bietet die Anwendung des Therapieprogramms im Einzelsetting die Möglichkeit, die Inhalte, den Umfang und das Tempo der Interventionen individueller auf den Patienten abzustimmen.

7.1 Zeitmanagement in den Sitzungen

Die Inhalte des Programms sind pro Sitzung sehr umfangreich und kompakt gestaltet. Zudem zeigt die Erfahrung, dass Feedbackrunden im Plenum, aber auch Kleingruppenarbeit zwar oft sehr hilfreich sind, aber auch viel Zeit kosten können. Insbesondere bei einer größeren Teilnehmerzahl und dem Anspruch, individuell auf jeden Teilnehmer einzugehen, ist somit die Gefahr gegeben, sich zeitlich „zu verzetteln". Es soll an dieser Stelle daher ausdrücklich darauf hingewiesen werden, dass die vorgeschlagenen Inhalte und Arbeitsblätter als eine Auswahl anzusehen sind, die mehr oder weniger vertieft behandelt werden können. Neben der Option, die Sitzungsinhalte – auch im Gruppensetting – auf mehrere Sitzungen zu verteilen, besteht die Möglichkeit, einzelne Arbeitsblätter als therapeutische Hausaufgabe zwischen den Sitzungen vom Patienten bearbeiten zu lassen, da diese insgesamt gut nachvollziehbar sind und in der Regel auch selbstständig vom Patienten ausgefüllt werden können. Somit besteht eine Möglichkeit, flexibel unterschiedliche Zeitanforderungen zu berücksichtigen.

7.2 Die Sitzungsphasen

Die einzelnen Sitzungen laufen grundsätzlich nach dem gleichen Muster ab und können in jeweils fünf Phasen eingeteilt werden. Diese werden nachfolgend beschrieben.

Erste Phase: Erfahrungsaustausch – Feedbackrunde

In einer *Feedbackrunde* sollten die Patienten die Möglichkeit haben, Ihre Erfahrungen mit der Intervention der vorangegangenen Sitzung zu berichten.

Erfolge oder Misserfolge im Zusammenhang mit Übungen bzw. geplanten Verhaltensänderungen können mitgeteilt werden. Es ist sinnvoll, dass der Therapeut Rückmeldung zu den Erfahrungen der Patienten gibt und ggf. Korrekturhinweise sowie verbale positive Verstärkung äußert. Der Therapeut achtet darauf, dass die Schilderungen der Patienten im zielführenden Bereich bleiben und zeitlich angemessen sind. In Sitzung 1 fällt die Feedbackrunde zur geplanten Verhaltensänderung selbstverständlich weg.

Kurz: Der Therapeut gibt Feedback, verstärkt, strukturiert.

Zweite Phase: Einführung in die aktuelle Intervention – Psychoedukation

Der Therapeut gibt zunächst einen Überblick über die Inhalte der aktuellen Sitzung. Es folgt die *Psychoedukation* zum Ziel und Zweck der geplanten Intervention. Es wird somit ein Therapierational für die kommende Intervention vermittelt.

Kurz: Der Therapeut informiert.

Dritte Phase: Verhaltensanalyse im Hinblick auf die geplante Intervention

Das spezifische Verhalten des Patienten in dem relevanten Problembereich wird analysiert und dokumentiert. Je nach Setting kann die *individuelle Verhaltensanalyse* in Stillarbeit, in einer Partnerübung, in der Kleingruppe, im Plenum (gesamte Gruppe) oder im Dialog mit dem Therapeuten erfolgen. Alternativ oder ergänzend kann die Durchführung der individuellen Analyse als therapeutische Hausaufgabe gegeben werden. Als Ergebnis der Analyse sollten neben dysfunktionalen Verhaltensweisen möglichst auch bisherige günstige Bewältigungsstrategien herausgearbeitet und als bestehende Ressource gewürdigt werden.

Kurz: Der Therapeut analysiert oder leitet zur Analyse an.

Vierte Phase: Formulierung eines Veränderungsziels und Transfer in den Alltag

Unmittelbar aus der individuellen Analyse des spezifischen Problembereichs wird dem Patienten ermöglicht, ein individuelles *Veränderungsziel* zu formulieren. In Analogie zur dritten Phase sind hier je nach Setting verschiedene Übungsformen möglich: Stillarbeit, Partnerübung, Kleingruppenarbeit, Diskussion im Plenum, Dialog mit dem Therapeuten. Es ist sinnvoll, dass der Therapeut ein Feedback zu den Veränderungszielen des Patienten im Hinblick auf die Angemessenheit und Realisierbarkeit gibt. Am Ende jeder Sitzung ist außerdem ein Ausblick auf die folgende Sitzung sinnvoll.

Kurz: Der Therapeut motiviert, gibt Feedback, strukturiert.

Fünfte Phase: Entspannung

Die Verbesserung der Entspannungsfähigkeit ist ein wichtiger Aspekt des Migränemanagements. Im Rahmen dieses Behandlungsprogramms ist dem Thema „Entspannung" keine eigene Sitzung gewidmet, stattdessen ist es vorgesehen, in *jeder* Sitzung eine kurze Entspannungsübung durchzuführen. Es bietet sich an, die Entspannungsübung entweder innerhalb der Pausengestaltung oder zum Stundenausklang anzuwenden.

Kurz: Der Therapeut leitet eine Entspannungsübung an.

7.3 Übungsformen zur Bearbeitung von Arbeitsblättern

Wie bereits beschrieben, bieten sich zur Bearbeitung von bestimmten Aufgaben respektive Arbeitsblättern verschiedene Übungsformen an. Im *Einzelsetting* wird der Therapeut üblicherweise gemeinsam mit dem Patienten das jeweilige Arbeitsblatt durchgehen und z. B. eine spezifische Verhaltensanalyse erstellen. Sinnvoll kann es sein, die Inhalte eines Arbeitsblattes mit dem Patienten in der Sitzung zu besprechen und die vollständige Bearbeitung als selbstständige Hausaufgabe zwischen den Therapiesitzungen durchführen zu lassen. In der anschließenden Einzelsitzung kann dann die weitere gemeinsame Bearbeitung erfolgen. Im *Gruppensetting* können darüber hinaus folgende Organisationsformen zur Bearbeitung von Arbeitsblättern eingesetzt werden:

- *Stillarbeit (Einzelarbeit):* Jeder Patient füllt für sich das jeweilige Arbeitsblatt aus. Stillarbeit stellt eine sehr effektive Arbeitsmethode dar, wird jedoch im therapeutischen Gruppensetting vermutlich eher selten eingesetzt und unterschätzt. Insbesondere bei Patienten mit Migräne ist es vor dem Hintergrund der bestehenden Vulnerabilität (erhöhte kortikale Reaktivität) ratsam, im Ablauf der Gruppensitzung auch Phasen mit geringen Außenreizen und niedrigen Interaktionsanforderungen einzubauen.

- *Partnerübung:* Die Aufgabe wird zu zweit bearbeitet. Dies ermöglicht einen diskreten Erfahrungsaustausch. Eine Variante der Partnerübung ist die Übernahme der Therapeutenrolle durch einen der beiden Patienten. Der „Therapeut" kann entsprechende Fragen stellen und Feedback geben. Nach einer angemessenen Zeit sollten die Rollen getauscht werden.
- *Kleingruppenarbeit:* Es bieten sich Gruppen mit drei oder vier Teilnehmern an. Zusätzlich zu der o.g. Rollenverteilung kann noch ein Co-Therapeut oder Zuhörer bestimmt werden. Nach einer angemessenen Zeit sollten auch hier die Rollen getauscht werden. Auch hier steht der Therapeut als Ansprechpartner zur Verfügung.
- *Arbeit in der gesamten Gruppe (Plenum):* Der Therapeut kann mit einem freiwilligen und geeigneten Gruppenteilnehmer modellhaft ein Thema (z.B. Analyse von Attackenangst) bearbeiten, hier bietet sich eine Dokumentation am Flipchart an.

7.4 Entspannung

Die Fähigkeit, sich entspannen zu können, ist generell ein wichtiger Resilienzfaktor. Ausgehend von der nachgewiesenen Wirksamkeit von Entspannung in der Behandlung der Migräne (s. Kap. 5) stellt die Förderung der Entspannungsfähigkeit einen essenziellen Bestandteil dar. Es können folgende Hauptgruppen unterschieden werden: Progressive Muskelrelaxation (PMR), Autogenes Training (AT), Meditation, imaginative Verfahren, Hypnose und Biofeedback-Verfahren (Ruhl, Hach & Wittchen, 2011). Es ist bislang unklar, welches Entspannungsverfahren bei welchem Patienten zu favorisieren ist. Für die Praxis wird häufig die PMR empfohlen, da dieses Verfahren relativ schnell erlernt werden kann. Allerdings gibt es Patienten, die von anderen Entspannungsverfahren besser profitieren. Das vorliegende Behandlungsprogramm sieht daher vor, den Teilnehmern im Laufe der Sitzungen ein breites Spektrum an Entspannungsübungen vorzustellen. Hierbei wurden sowohl eher passive als auch eher aktive Entspannungsverfahren berücksichtigt. Ganz im Sinne des Selbstmanagement-Ansatzes sollte jeder Teilnehmer im Laufe der Behandlung dann für sich selbst entscheiden, welches Verfahren ihm am besten zusagt und in welcher Form er dieses dann weiterführen will. Zur Vertiefung bzw. Sicherung des Transfers kann es sinnvoll sein, einen entsprechenden Kurs, Workshop o.Ä. zu besuchen. Den Teilnehmern sollte vermittelt werden, dass das Ziel *nicht* darin besteht, nun regelmäßig *jede* der eingesetzten Entspannungsübungen durchzuführen. Um nachhaltige Erfolge zur erzielen, sollte ein Entspannungsverfahren über einen längeren Zeitraum mehrmals die Woche geübt werden (Meyer et al., 2018).

Infolge der Umschaltung von ergotroper auf trophotroper Reaktionslage während einer Entspannungsübung können Begleiterscheinungen wie Kribbelgefühle, Muskelzuckungen, Herzklopfen oder leichte Schwindelgefühle auftreten, was Patienten verunsichern kann. Generell kann die verstärkte Wahrnehmung körperlicher Phänomene wie auch das Auftreten störender Gedanken als unangenehm erlebt werden. Diese Erfahrungen sollten vom Therapeuten aufgriffen werden durch die Einordnung bzw. Normalisierung von Begleiterscheinungen oder Anpassung des Verfahrens (z.B. Defokussierung von Körperempfindungen). Kontraindikationen für Entspannungsverfahren sind relativ und es sollte im Einzelfall entschieden werden, ob das Entspannungsverfahren eingesetzt werden kann.

Nachfolgend werden sieben Entspannungsübungen aus unterschiedlichen Bereichen, teilweise mit Literaturhinweisen zur Vertiefung beschrieben. Jeder Sitzung des Therapieprogramms wurde gezielt eine bestimmte Übung zugeteilt, hierbei wurde auf einen gewissen Wechsel von eher aktiven und eher passiven Übungen Wert gelegt. Selbstverständlich kann der Therapeut auch nach seiner eigenen Präferenz Entspannungsübungen auswählen. Wichtig ist es, dass der Therapeut die jeweilige Übung selbst beherrscht und sich eine Vermittlung dieser zutraut.

Der Therapeut sollte jedes Entspannungsverfahren vor der Durchführung vorstellen, indem er kurz auf Inhalt und Ablauf der Übung eingeht. Es ist sinnvoll, die Teilnehmer im Vorfeld der Übung darauf hinzuweisen, dass bei Unwohlsein oder einem Hustenanfall die Teilnahme an der Übung abgebrochen und der Therapieraum ggf. verlassen werden sollte. Grundsätzlich ist es günstig, eine ruhige, ungestörte und angenehme Umgebung zu schaffen (Mobiltelefone aus oder lautlos, Brille ggf. absetzen, Kleidung lockern, Licht ggf. abdunkeln, warme Raumtemperatur, Schild „Bitte nicht stören" an der Tür anbringen). Nach Beendigung der Übung sollte vom Therapeuten ein kurzes Feedback eingeholt werden (z.B.: „Wie hat die Übung geklappt? Gab es Schwierigkeiten?"). Die Beschreibungen der Entspannungsübungen im Anhang bzw. auf der CD-ROM sind so konzipiert, dass diese dem Patienten auch direkt ausgehändigt werden können.

7.4.1 Achtsames Atmen – Die Atemmeditation

Bereits seit Jahrhunderten wird der Atem als Instrument in der Meditation angewendet. Die Fokussierung auf die Atmung bei einer Meditationsübung bietet mehrere Vorteile: Die Atmung findet in der Gegenwart statt, ist immer vorhanden und geschieht quasi „von selbst", also ohne besondere Anstrengung. Mit der achtsamen Konzentration auf den Vorgang des Atmens kann daher relativ unkompliziert ein Entspannungszustand erreicht werden, sodass sich die Atemmeditation gut als Einstiegsübung für weitere Entspannungstechniken eignet.

Die zur Entspannung eingesetzten Meditationsverfahren sind eng mit dem Konzept der Achtsamkeit – der Konzentration auf das „Hier und Jetzt" verbunden. Die achtsame Hinwendung zu körperlichen Vorgängen stellt eine gute Grundlage für weitere Entspannungsübungen dar.

Praktische Hinweise

- Sinnvoll ist ein Einsatz in *Sitzung 1: Psychoedukation.*
- Es sollte im Vorfeld der Übung kurz auf Grundprinzipien der Achtsamkeitsmeditation eingegangen werden: Bei der Übung geht es darum, die Atmung zu beobachten, ohne diese zu beeinflussen oder zu bewerten. Das Ziel ist es dabei nicht, *jeden* Atemzug zu spüren. Wenn die Gedanken abschweifen (was normalerweise der Fall ist), sollte das vom Übenden wohlwollend zur Kenntnis genommen werden. Dann sollte der Übende versuchen, seine Aufmerksamkeit wieder zurück zur Atmung zu bringen.
- Die *Übung 1: Achtsames Atmen – Atemmeditation* (s. Anhang/CD-ROM) wurde in Anlehnung an die Meditationsübungen „Atemraum" von Segal, Williams und Teasdale (2008) sowie „Achtsamkeit für den Körper – Atmen" von Potreck-Rose und Jacob (2006) konzipiert.

Quellen zur Vertiefung:

- Höfler, H. (2015). *Atem-Entspannung. Soforthilfe bei inneren und äußeren Spannungen. Über 70 einfache Übungen zum Lockerwerden* (2. Aufl.). Stuttgart: TRIAS.
- Michalak, J., Heidenreich, T. & Williams, J. M. G. (2012). *Achtsamkeit* (Fortschritte der Psychotherapie, Bd. 48). Göttingen: Hogrefe.
- Die Techniker Krankenkasse bietet auf Ihrer Homepage eine „Anleitung zur Atementspannung – zum kostenlosen Download" im MP3-Format an: https://www.tk.de/techniker/gesund-leben/life-balance/aktiv-entspannen/atementspannung-zum-download-2007126

7.4.2 Progressive Muskelrelaxation – Kurzform mit sieben Muskelgruppen

Die PMR wurde in den 1930er-Jahren von dem amerikanischen Arzt und Physiologen Edmund Jacobson entwickelt und später von anderen Autoren in der Technik vereinfacht bzw. weiterentwickelt. Es gibt zahlreiche Studien, die eine Wirksamkeit der PMR bei Migräne belegen (Kropp et al., 2016). Ein Vorteil dieses Verfahrens ist, dass es relativ schnell erlernt werden kann. Zudem schult es die Selbstwahrnehmung von Muskelanspannung, sodass Patienten, die z. B. oft die Zähne aufeinanderpressen, die Schultern hochziehen oder die Stirn runzeln, über das Erlernen der PMR frühzeitiger auf diese dysfunktionale Muskelaktivität aufmerksam werden und gezielt gegensteuern können. Empfohlen wird eine regelmäßige, tägliche Durchführung dieser Entspannungsübung. Erfahrungsgemäß bringen nicht wenige Teilnehmer bereits Vorerfahrungen mit dem Entspannungsverfahren PMR mit. Diese Vorerfahrungen können sowohl positiver als auch negativer Art sein. Nichtsdestotrotz ist es sinnvoll, innerhalb von Sitzung 2, in welcher die regelmäßige Anwendung von Entspannungsübungen zur Förderung eines ausbalancierten Lebensstils anempfohlen wird, die PMR als bewährte Standardvariante zur Erreichung von Entspannung durchzuführen. Diskrepanzen mit bereits gemachten negativen Erfahrungen können im Anschluss an eine erfolgreiche Übung diskutiert werden und dazu führen, dass Teilnehmer sich entschließen, dieses Verfahren (wieder) in ihr Repertoire aufzunehmen.

Praktische Hinweise

- Sinnvoll ist ein Einsatz in *Sitzung 2: Ausbalancierter Lebensstil.* Zu diesem Zeitpunkt sollten die Teilnehmer ein bewährtes Entspannungsverfahren kennenlernen.
- Es ist sinnvoll, das Prinzip der PMR (Förderung von Entspannung durch vorhergehende leichte muskuläre Anspannung) vor der Übungsdurchführung kurz zu erklären. Es empfiehlt sich außerdem, die Übungen vor dem eigentlichen Beginn einmal „trocken" vorzumachen bzw. durchzugehen.
- Die Anspannung der jeweiligen Muskeln sollte nur leicht bis mäßig sein, gerade so, dass man den Unterschied wahrnehmen kann.

- Der Instruktionstext zur *Übung 2: Progressive Muskelrelaxation - Kurzform* (s. Anhang/CD-ROM) soll eher der Orientierung dienen, ein genaues Ablesen ist nicht unbedingt sinnvoll.

Quellen zur Vertiefung:

- Bernstein, D. A. & Borkovec, T. D. (2013). *Entspannungstraining: Handbuch der Progressiven Muskelentspannung nach Jacobson* (13. Aufl.). Stuttgart: Klett-Cotta.
- Krampen, G. (2012). *Progressive Relaxation. Ein alltagsnahes Übungsprogramm.* Göttingen: Hogrefe.
- Im Internet existiert eine Vielzahl von frei verfügbaren Audiodateien, die ein regelmäßiges, freies Üben unterstützen sollen. Die Qualität dieser Dateien ist sehr unterschiedlich. Wir empfehlen den Link der Techniker Krankenkasse, die mit „Wirksam entspannen: Progressive Muskelentspannung zum Download" eine qualitativ gute und kostenfreie Anleitung anbietet (diese wurde in Zusammenarbeit mit Prof. Dr. Heinz Dieter Basler und Hans-Peter Rehfisch erstellt): https://www.tk.de/techniker/gesund-leben/life-balance/aktiv-entspannen/progressive-muskelentspannung-zum-download-2021142

7.4.3 Halswirbelsäulengymnastik zur Reduktion der Muskelspannung

Patienten mit Migräne geben häufig zusätzliche Nackenschmerzen an. Diese werden als Begleitsymptom der Migräne eingeordnet und treten meist entweder kurz vor der Migräneattacke, währenddessen oder danach auf. Erklären lässt sich der Zusammenhang zwischen Kopf- und Nackenschmerzen durch Verbindungen zwischen dem Trigeminusnerv, der für die Wahrnehmung von Schmerzen im Gesicht und dem vorderen Teil des Kopfes zuständig ist, und dem Hinterhauptnerv, der für den Hinterkopf und den Nacken zuständig ist. Fasern beider Nerven treffen im Gehirn aufeinander, sodass eine durch Migräneattacken bedingte vermehrte Aktivität des Trigeminusnervs zu Schmerzen im Nacken und Hinterkopf führen kann.

Einige Studien weisen auf eine wechselseitige Beeinflussung von Strukturen der Halswirbelsäule und der Migräne hin. Es wird diskutiert, ob Nackenschmerzen einen Risikofaktor für die Chronifizierung der Migräne darstellen (Ashina et al., 2015).

Praktische Hinweise

- Die *Übung 3: Halswirbelsäulengymnastik zur Reduktion der Muskelspannung* (s. Anhang/CD-ROM) sollte als angenehm erlebt werden, die Schmerzgrenze sollte nicht überschritten werden.
- Zur gezielten, individuellen Behandlung von Funktionsstörungen im Bereich der Halswirbelsäule kann eine physiotherapeutische Behandlung angebracht sein.

Quelle zur Vertiefung:

- Schäfer, B. (2017). *Kopfschmerzen und Migräne - das Übungsbuch: Vorbeugen, entspannen, Schmerzen lindern.* Stuttgart: TRIAS.

7.4.4 Qigong – Bewegungsmeditation

Qigong ist eine chinesische Meditationsform, in welcher Atemübungen mit Körper- und Bewegungsübungen kombiniert werden. Die Ursprünge des Qigong lassen sich in China über mehrere Jahrtausende zurückverfolgen. Das Qigong kann in der chinesischen Medizin verortet werden, es gibt Einflüsse aus der Kampfkunst sowie spirituell-religiöse Aspekte. Seit einigen Jahrzehnten wird Qigong auch in der westlichen Welt praktiziert.

Es gibt mehrere Gründe, warum Migränepatienten das Qigong als potenzielle (Entspannungs-)Übung kennenlernen sollten. Erstens können die Übungen nicht nur zur allgemeinen Gesundheitsförderung und Entspannung, sondern auch zur gezielten Behandlung in der Schmerztherapie eingesetzt werden. Zweitens gibt es erfahrungsgemäß nicht wenige Patienten, die eher von aktiveren Entspannungsübungen - Entspannung durch Bewegung - profitieren. Eines der Übungsprinzipien des Qigong lautet „oben leicht - unten fest". Für Migränebetroffene kann das eine sehr hilfreiche Vorstellung sein.

Praktische Hinweise

- Es reicht, das Prinzip des Qigong kurz vorzustellen als eine Form der Entspannung durch Bewegung, aus der chinesischen Medizin stammend, mit jahrtausendealten Wurzeln und Elementen aus der Kampfkunst. Auch kann darauf hingewiesen werden, dass Qigong wesentlich mehr ist, als „nur Entspannung" - Qigong wird zur allgemeinen Gesundheitsförderung und in der Schmerztherapie eingesetzt.

- Natürlich ist es sinnvoll, sich als Therapeut im Vorfeld mit den praktischen Übungen auseinanderzusetzen – entweder durch ein Video (s. Quellen zur Vertiefung) oder durch Teilnahme an einem Kurs. Andererseits muss man nicht unbedingt ausgebildeter Qigong-Lehrer sein, um den Teilnehmern einen kurzen Eindruck der Qigong-Praxis zu vermitteln. Durchgeführt werden als Einstieg die Übungen „Stehen wie ein Baum", „Das Wecken des Qi" und „Das Öffnen und Erweitern des Brustraums". Ein stichwortartiger Text dazu findet sich im Anhang bzw. auf der CD-ROM *(Übung 4: Qigong – Einstiegsübung)*. Erfahrungsgemäß nehmen es einem die Teilnehmer nicht übel, wenn der Therapeut darauf hinweist, dass er kein ausgebildeter Qigong-Lehrer ist.

Quellen zur Vertiefung:
- Engelhardt, U., Hildenbrand, G. & Zumfelde-Hüneburg, C. (2014). *Leitfaden Qigong: Gesundheitsfördernde und therapeutische Übungen der chinesischen Medizin* (2. Aufl.). München: Elsevier.
- Videoempfehlung: „QiGong – Die 18 Übungen für Anfänger". Internetseite der Health Coaching Academy, München: www.health-coaching-academy.de oder unter www.youtube.com/watch?v=DzCrNUViMtM
- Deutscher Dachverband für Qigong und Taijiquan (http://ddqt.de/)

7.4.5 Imaginationsübung zur Entspannung – Die Trauminsel

Neben der PMR und den Meditationsverfahren bildet die Gruppe der imaginativen Verfahren eine weitere wertvolle Möglichkeit, Entspannung herbeizuführen. Auch können Imaginationsübungen in Kombination mit anderen Entspannungsverfahren (z. B. PMR, Biofeedback) eingesetzt werden, dies dürfte im klinischen Alltag eine gängige Praxis sein.

Die *Übung 5: Imagination – Die Trauminsel* (s. Anhang/CD-ROM) kann zu folgenden Zwecken eingesetzt werden:

1) als regelmäßig durchgeführte Entspannungsübung, hierbei ist auch eine Kombination mit der bereits eingeführten PMR oder der Atemmeditation möglich,
2) als schmerzdistanzierende Maßnahme zur Unterstützung bei der Bewältigung der akuten Migräneattacke und
3) als Methode der inneren Reizabschirmung.

Es werden mit einem Eingehen auf visuelle, auditive, kinästhetische und olfaktorische Vorstellungen nahezu alle Sinnesmodalitäten angesprochen.

Praktische Hinweise

- Ein Einsatz in der *Sitzung 5: Triggermanagement* bietet sich an, weil (1) die Teilnehmer dann schon einige Entspannungsverfahren kennen und die Imagination ggf. als Vertiefung einsetzen können und (2) die Übung eine gute Vorbereitung für die in Sitzung 6 eingeführte Reizabschirmung darstellt.
- Die Übung kann mit einem Hinweis darauf, dass Imagination ein weiteres effektives Entspannungsverfahren ist, eingeführt werden. Der Therapeut kann außerdem darauf eingehen, dass Imagination auch in anderen Bereichen (z. B. Mentales Training im Sport) einsetzbar sowie mit anderen Entspannungsverfahren kombinierbar ist.
- Ein Instruktionstext befindet sich im Anhang bzw. auf der CD-ROM *(Übung 5: Imagination – Die Trauminsel)*.

Quellen zur Vertiefung:
- für Therapeuten:
  Kirn, T., Echelmeyer, L. & Engberding, M. (2015). *Imagination in der Verhaltenstherapie.* Berlin: Springer.
- für Therapeuten und Patienten:
  Müller, E. (2006). *Du spürst unter deinen Füßen das Gras. Autogenes Training in Phantasie- und Märchenreisen.* Frankfurt am Main: Fischer Taschenbuch Verlag.

7.4.6 Innere Reizabschirmung – Die Glaskugelübung

Ausgehend von der krankheitsspezifischen Vulnerabilität einer erhöhten Reizsensitivität und verminderten Habituation ist es für Migränebetroffene hilfreich, über Techniken zur Reizabschirmung im Sinne eines „Überlastungsschutzes" zu verfügen. Die „Glaskugelübung" ist eine imaginative Form der inneren Reizabschirmung und stellt eine migränespezifische Bewältigungstechnik dar. Sie kann bei Bedarf und nach Möglichkeit immer dann eingesetzt werden, wenn eine sensorische Überlastung droht.

Praktische Hinweise

- Sinnvoll ist ein Einsatz der *Übung 6: Innere Reizabschirmung – Die Glaskugelübung* (s. Anhang/CD-ROM) in der *Sitzung 6: Stressbewältigung.* Idealerweise haben die Teilnehmer mit der in der Sitzung 5 durchgeführten *Übung 5: Imagination – Die Trauminsel* bereits ein Imaginationsverfahren kennengelernt und können so ggf. besser profitieren.
- Aus Sicherheitsgründen sollte die Übung im Alltag nur in Situationen durchgeführt werden, in denen keine erhöhte Wachsamkeit erforderlich ist bzw. in denen es möglich ist, für einen gewissen Zeitraum auf aktive Handlungen zu verzichten.
- Empfinden Patienten das Vorstellungsbild einer Glaskugel als schwierig oder unangenehm, können stattdessen auch andere Formen von „Schutzhüllen" in der Vorstellung erschaffen werden (z. B. Schutzschirm, hochgezogener Mantel).

7.4.7 Massage der Gesichts-, Hals- und Schultermuskulatur

Die Massage ist vermutlich eine der ältesten Heilmethoden. Es gibt Hinweise darauf, dass diese Behandlungsform ihre Ursprünge in Asien hat und bereits vor mehreren tausend Jahren angewendet wurde. Auch wenn die Massage eine evidenzbasierte Therapiemaßnahme ist, so ist doch deren Einsatz in der Behandlung chronischer Schmerzerkrankungen nicht unumstritten. Beispielsweise werden insbesondere bei Patienten mit chronischen Rückenschmerzen aktive Therapiemaßnahmen, die eine Förderung körperlicher Bewegung beinhalten, favorisiert. Nichtsdestotrotz gibt es Studien, die einen positiven Effekt von Massage bei Migräne zeigen konnten (Hernandez-Reif, Dieter, Field, Swerdlow & Diego, 1998; Lawler & Cameron, 2006). Auch wenn der Wirkmechanismus noch ungeklärt ist, halten wir es für vertretbar, Massage als Form der „körperorientierten Entspannung" anzuempfehlen.

Praktische Hinweise

- Die Massage kann in der Abschlusssitzung (Sitzung 7) eingeführt werden.
- Im Kontext dieses Behandlungsprogrammes sollten die Übungen ausschließlich als Eigenmassage eingesetzt werden.
- Eine Beschreibung geeigneter Übungen befindet sich im Anhang bzw. auf der CD-ROM *(Übung 7: Eigenes Massieren der Gesichts-, Hals- und Schultermuskulatur).*

Kapitel 8
Beschreibung der Sitzungen

8.1 Sitzung 1: Psychoedukation – Vermittlung eines Entstehungsmodells der Migräne

Nach dem Mittagessen kriegte Frau Direktor Pogge ihre Migräne. Migräne sind Kopfschmerzen, auch wenn man gar keine hat.
Erich Kästner (Pünktchen und Anton, 1931/2017)

Ziele der Sitzung
• Erwerb von grundlegenden Kenntnissen über Migräne • Entwicklung eines individuellen Entstehungsmodells der Migräne • Aufbau und Festigung von Behandlungsmotivation und Förderung der Selbstwirksamkeitserwartung
Inhalte
• Vorstellung der Beteiligten • Überblick über das Behandlungsprogramm • Psychoedukation zu Migräne (Symptome, Entstehungsmodell, Behandlung) • Erarbeitung eines individuellen Entstehungsmodells der Migräne • Einführung in das Kopfschmerzprotokoll
Materialien
• Informationsblatt 1.1: Überblick über das Behandlungsprogramm • Informationsblatt 1.2: Grundlagen, Symptome und Verlauf der Migräne • Informationsblatt 1.3: Entstehungsmodell der Migräne • Informationsblatt 1.4: Erhöhte kortikale Reaktivität bei Migräne • Informationsblatt 1.5: Das Schwellenmodell der Migräne • Informationsblatt 1.6: Anleitung zum Kopfschmerztagebuch • Informationsblatt 1.7: Beispiel Kopfschmerztagebuch • Arbeitsblatt 1.1: Individuelles Entstehungsmodell der Migräne • Arbeitsblatt 1.2: Checkliste eigene Stressverarbeitung • Arbeitsblatt 1.3: Kopfschmerztagebuch • Übung 1: Achtsames Atmen – Atemmeditation

In Sitzung 1 sollen sich die Teilnehmer kennenlernen und es sollte ein Überblick über das Behandlungsprogramm vermittelt werden. Als ein Schwerpunkt ist dann eine ausführliche Psychoedukation zur Migräne vorgesehen, hierbei steht die Entwicklung eines (individuellen) Entstehungsmodells der Migräne im Vordergrund. Des Weiteren kann das migränespezifische Kopfschmerztagebuch eingeführt werden.

Zu dem oben aufgeführten Zitat von Erich Kästner: Es gibt tatsächlich auch eine Migräneform ohne Kopfschmerzen, nämlich die „Typische Aura ohne Kopfschmerzen". Allerdings spielt das Zitat vermutlich auf die irrtümliche Vorstellung an, dass geschilderte Migräneattacken im Kontext von Simulation oder Krankheitsgewinn zu sehen sind. So hält sich bei einigen Menschen immer noch die hartnäckige Annahme, dass eine Migräne keine echte Erkrankung oder allenfalls eine leichte Befindlichkeitsstörung ist, die als Ausrede benutzt wird, um unangenehme Dinge zu vermeiden. Mittlerweile sind die pathogenetischen Mechanismen dieser Kopfschmerzerkrankung gut erforscht. Die Migräne gilt als neurologische Funktionsstörung. Für Migränebetroffene ist es oft sehr entlastend, zu erfahren, dass unbestritten biologische Faktoren die Grundlage der Migräneerkrankung sind und es sich bei den Kopfschmerzen keineswegs um „eingebildete" Beschwerden handelt.

Schritt 1: Vorstellung der Beteiligten

Der Therapeut und die Gruppenteilnehmer stellen sich zu Beginn gegenseitig vor. Bei der Vorstellung der Gruppenteilnehmer sind Angaben zu folgenden Punkten sinnvoll:

- Name, ggf. Tätigkeiten (Beruf, Freizeit),
- Krankheitsbild (Krankheitsdauer und -beginn, Symptome, Beeinträchtigungen),
- bestehende Bewältigungsstrategien hinsichtlich der Vorbeugung und im Umgang mit Migräneattacken (Beispiel für eine geeignete Frage des Therapeuten: „Was hilft Ihnen bei Migräne?"),
- Erwartung und Zielsetzung bezüglich der Teilnahme am Behandlungsprogramm.

Der Therapeut moderiert und strukturiert. Er achtet darauf, dass die Vorstellung der Teilnehmer im angemessenen inhaltlichen und zeitlichen Rahmen bleibt. Ausschweifende Berichte sollten wohlwollend eingegrenzt werden. Die Frage nach Erwartungen der Patienten zielt weniger auf die Generierung von neuen Inhalten für das Behandlungsprogramm ab, sondern eher auf eine erste Abklärung der Behandlungsmotivation und Kontrollüberzeugungen. Hinweise auf unrealistische oder ungünstige Ziele werden im folgenden, 2. Schritt aufgegriffen.

Schritt 2: Überblick über Inhalte und Ziele des Behandlungsprogramms

Der Therapeut stellt das Behandlungsprogramm unter Zuhilfenahme von *Informationsblatt 1.1: Überblick über das Behandlungsprogramm* vor und geht auf die Ziele ein:

- Verbesserung der Kompetenzen im Umgang mit der Erkrankung,
- Reduktion der Attackenhäufigkeit und -schwere,
- Reduktion bzw. Optimierung des Schmerzmittelgebrauchs,
- Verbesserung der Lebensqualität durch Reduktion krankheitsbedingter Beeinträchtigungen.

An dieser Stelle kann auf unrealistische Zielerwartungen eingegangen werden. Dabei sollte explizit erwähnt werden, dass eine „Heilung" der Migräne bzw. eine vollständige Attackenfreiheit nicht zu erwarten ist.

Schritt 3: Grundlegende Informationen über die Migräne und Entstehungsmodell

Der Therapeut informiert unter Zuhilfenahme von *Informationsblatt 1.2: Grundlagen, Symptome und Verlauf der Migräne* über Symptome und Häufigkeit der Migräne sowie über die vier Phasen einer Migräneattacke. Für nicht wenige Patienten ist es bereits sehr aufschlussreich, die Bedeutung von Prodromalsymptomen kennenzulernen. Anschließend stellt der Therapeut ein Entstehungsmodell der Migräne vor (*Informationsblatt 1.3* in Verbindung mit den *Informationsblättern 1.4* und *1.5*).

Die folgenden Aspekte sollten möglichst interaktiv erarbeitet werden:

- Migränespezifisches Vulnerabilitäts-Stressmodell (*Informationsblatt 1.3: Entstehungsmodell der Migräne*): Migräne als neurologische Funktionsstörung; Migräneattacke als „Notabschaltung" bzw. Überlastungsschutz
- Phänomen der erhöhten kortikalen Reaktivität; Begriffsklärung *„Contingente Negative Variation (CNV)"*; experimenteller Nachweis des erhöhten Energieverbrauchs im Gehirn selbst bei einfachen Reizen *(Informationsblatt 1.4: Erhöhte kortikale Reaktivität bei Migräne)*
- Vorstellung des Schwellenmodells der Migräne *(Informationsblatt 1.5: Das Schwellenmodell der Migräne)*

Merke

Zur Entlastung der Patienten sollte bei der Psychoedukation darauf hingewiesen werden, dass der Stressverarbeitungsstil ein moderierender Einflussfaktor ist und nicht gleichwertig als kausaler Faktor neben der genetischen Prädisposition steht („nicht jeder, der Stress hat, kriegt Migräne"). Zur weiteren

Entlastung der Patienten bietet sich folgende Metapher an: Das Gehirn des Migränepatienten entspricht dem „Ferrari unter den Autos“. So hat das Gehirn des Migränepatienten eine überdurchschnittlich hohe Leistungsfähigkeit (d.h. das Gehirn kann viele Reize schnell verarbeiten). Aber es besteht daher auch ein übermäßig hoher Energieverbrauch und folglich sind regelmäßige „Boxenstopps“ im Sinne von Pausen bzw. Reizabschirmungen zugunsten der Regeneration und Verhinderung einer neuronalen Überlastung erforderlich.

Beispiele zur Psychoedukation: Vermittlung eines Entstehungsmodells der Migräne

Th: „Die Grundlage der Migräne ist eine erhöhte Reaktivität des Gehirns auf Reize. Die erhöhte Reaktivität ist überwiegend angeboren, kann sich im Laufe des Lebens aber ändern. Mit ‚Reizen‘ ist alles gemeint, was das Gehirn verarbeitet. Dies können sowohl äußere sensorische Reize (d.h. alles, was Sie hören, sehen, riechen, fühlen), als auch ‚innere‘ Anforderungen an das Nervensystem sein. Innere Anforderungen sind z.B. Gefühle wie Ärger oder Sorgen, hormonelle Schwankungen, Unregelmäßigkeiten im Schlaf-Wach-Rhythmus und Anspannungszustände.“

Zur besseren Veranschaulichung der erhöhten kortikalen Reaktivität und des dazugehörigen Fachbegriffs „Dishabituation“ bietet sich Informationsblatt 1.4 an.

Th: „Anhand der Abbildung auf dem Informationsblatt 1.4 zu einem Laborexperiment sieht man, dass Migränepatienten (hellere Linie) ca. 5 Zehntelsekunden nach einem akustischen Reiz (einem Geräusch) stärker mit Gehirnaktivität reagierten. Dieses Phänomen bleibt auch nach dem zweiten akustischen Reiz (nach ca. 30 Zehntelsekunden) bestehen. Insgesamt verdeutlicht die Abbildung die erhöhte Reaktivität des Gehirns von Migränepatienten. Im Migränegehirn wird sozusagen ‚mehr Strom verbraucht‘“.

Im Anschluss kann das Schwellenmodell (Informationsblatt 1.5) eingeführt werden.

Th: „Sie haben an dem Beispiel (Abbildung auf dem Informationsblatt 1.4) gesehen, dass bereits einfache Reize zu einem Unterschied im Energieverbrauch des Gehirns führen. Man kann also annehmen, dass Migränepatienten tendenziell etwas mehr Energie verbrauchen, da deren Gehirn stärker auf Reize reagiert und es schwerer hat, abzuschalten und zur Ruhe zu kommen. Das auf dem Informationsblatt 1.5 dargestellte Schwellenmodell zeigt den Energieverbrauch über mehrere Tage (und nicht über einige Zehntelsekunden). Das Modell verdeutlicht, dass ein erhöhter Energieverbrauch im Gehirn über einen gewissen Zeitraum dazu führen kann, dass die Energiereserven irgendwann erschöpft sind. Das ist dann mit dem Überschreiten der *Migräneschwelle* gleichzusetzten (‚der Akku ist leer‘). Die Migräneattacke kann als eine Art *Notabschaltung* angesehen werden. Schonung und Rückzug in eine reizarme Umgebung ermöglichen, dass sich der Gehirnstoffwechsel wieder erholen kann. Anders ausgedrückt: Das Gehirn des Migränepatienten ist wie ein Ferrari: Es besteht eine hohe Leistungsfähigkeit, aber auch ein hoher Energieverbrauch (‚der Tank ist schneller leer‘).
Anhand des Schwellenmodells wird auch Folgendes deutlich: Gibt man dem Gehirn in den Migräneattacken keine Möglichkeit, sich zu erholen (sogenanntes ‚Durchhalten‘), bleibt man näher an der Schwelle und es kann früher zur erneuten Migräneattacke kommen. Auch der häufige Versuch, die in der Attacke verlorene Zeit im Anschluss durch ein noch höheres Aktivitätsniveau auszugleichen und aufzuholen, begünstigt wiederum die nächste Überschreitung der Migräneschwelle. Zudem verdeutlicht das Modell, dass es vor allem auf die Summe der Anforderungen ankommt, weniger auf den einzelnen Trigger, der am Ende nur den letzten Tropfen darstellen kann, der das Fass zum Überlaufen bringt.“

Abschließend bietet sich folgende Argumentation an:

Th: „Kommen wir nun zurück zum Gesamtmodell auf dem Informationsblatt 1.3. Hier wird deutlich, dass sich die erhöhte Reaktivität des Gehirns vor allem dann negativ auswirken kann, wenn Stressbelastungen hinzukommen. Je nachdem, wie wir mit dem Stress in unserem Leben umgehen (‚Stressverarbeitung‘), können sich Stressbelastungen stärker (Plus-Symbol in dem Schaubild) oder weniger stark (Minus-Symbol in dem Schaubild) auswirken. Es ist daher ein sinnvoller Ansatz, seinen Umgang mit Stress zu verbessern, um somit weniger Energieverbrauch im Gehirn zu erzeugen und weniger oft die Migräneschwelle zu überschreiten“.

Mögliche Schwierigkeiten:

Das Entstehungsmodell könnte von einigen Patienten so aufgefasst werden, dass Stress als Ursache der Migräne angesehen wird („Ich habe also nur Migräne, weil ich mit meinem Stress nicht umgehen kann.“). Dieser Eindruck sollte vermieden werden. Bei entsprechenden kritischen Anmerkungen kann darauf hingewiesen werden, dass man durch seine Art, wie man mit Stress umgeht, die Attackenhäufigkeit reduzieren kann – nicht mehr und nicht weniger.

Manche Patienten berichten, dass trotz Veränderungen ihres Lebensstils und Entlastung von Stress weiterhin häufig die Migräneschwelle überschritten wird. In diesem Fall kann darauf hingewiesen werden, dass auch biologische Veränderungen wie hormonelle Faktoren oder ein veränderter Hirnstoffwechsel im Zuge einer Schmerzchronifizierung oder eines Medikamentenübergebrauchs die Kopfschmerzschwelle deutlich beeinflussen können. Letztlich lassen sich Veränderungen der Kopfschmerzaktivität nicht immer erklären, was auch den Druck von den Patienten nehmen sollte, die ihre Erkrankung stets kontrollieren wollen oder befürchten, etwas ‚falsch' gemacht zu haben, wenn Kopfschmerzen auftreten.

Schritt 4: Erarbeitung eines individuellen Entstehungsmodells der Migräne

Die Patienten beginnen mit Hilfe von *Arbeitsblatt 1.1: Individuelles Entstehungsmodell der Migräne* ihr eigenes Entstehungsmodell der Migräne zu erstellen.

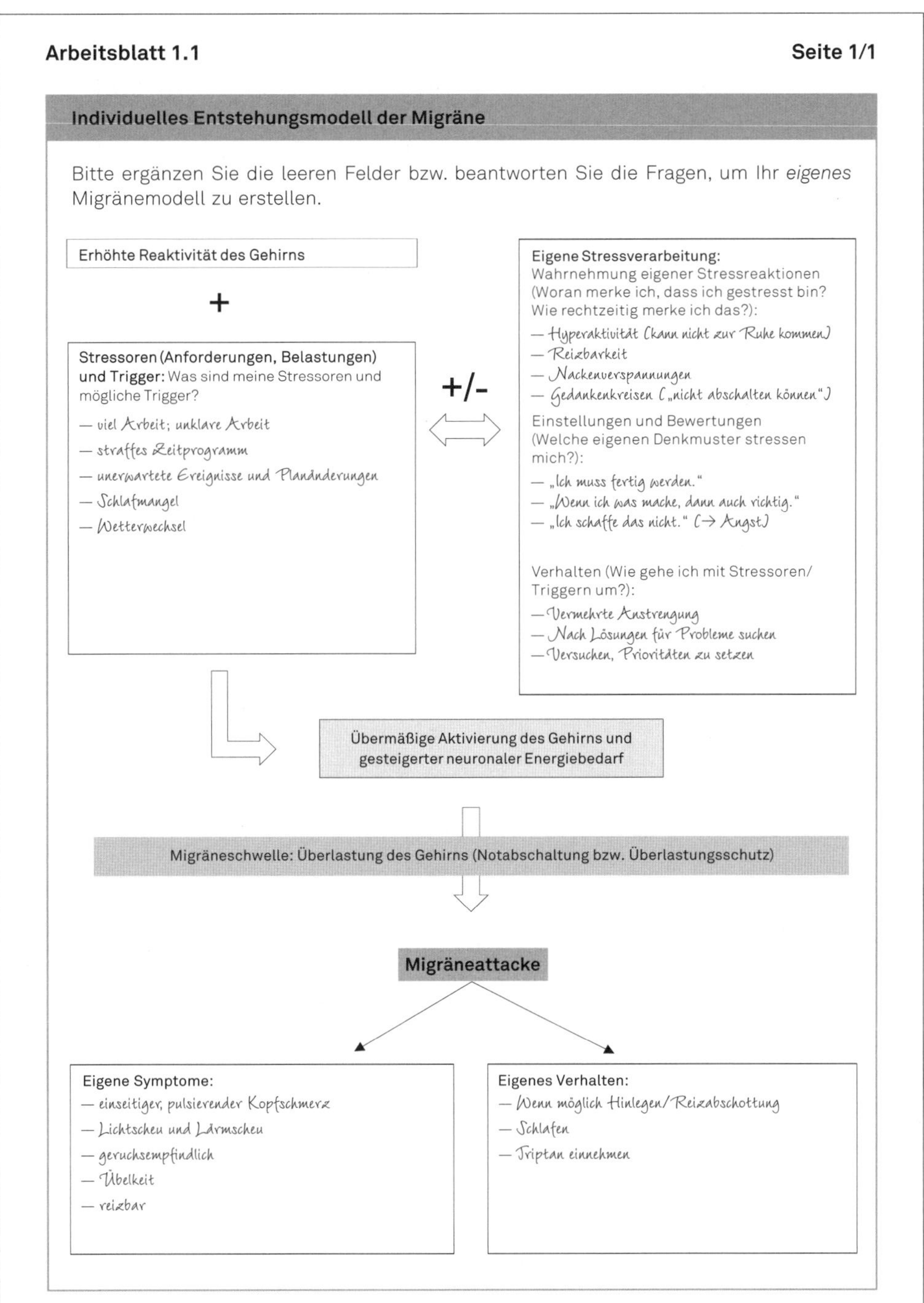

Abbildung 7: Beispiel für ein ausgefülltes Arbeitsblatt 1.1

Informationsblatt 1.7

Seite 1/1

Beispiel Kopfschmerztagebuch

verwendete Medikamente:

A: Sumatriptan

B: Ibuprofen

C:

Schmerzstärke (0–10):

0 = kein Schmerz

10 = stärkster Schmerz

Dauer der Schmerzen:

Bitte in Stunden angeben. Bei mehrtägigen Attacken bitte zusätzlich einen vertikalen Pfeil eintragen. ↕

Auslöser:

1: Stress

2: Schlafmangel

3: Wetterwechsel

4: Alkoholkonsum

5:

Aurassymptom:

A: Sehstörungen

B: Kribbeln/Pelzigkeit

C: Sprach-/Sprechstörung

D:

		Schmerz					Begleitsymptome							Medikamente		
Tag	Auslöser	Stärke (0–10)	Dauer (h)	pulsierend/stechend	dumpf/drückend	einseitig (e)/beidseitig (b)	Aurasymptome	Erbrechen	Übelkeit	Lärmscheu	Lichtscheu	geruchs-empfindlich	andere Symptome	Medikament (A, B, C)	Anzahl (Tabletten/Tropfen/Zäpfchen)	Wirkung (0–100 %) 0 = keine 100 = max. Wirkung
1																
2																
3																
4	1	9	6	x		e			x		x			A	1	60
5		7	4	x		e										
6																
7																
8																
9																
10																
11																
12																
13																
14																
15																
16																
17	3, 4	10	8	x		b	A		x		x			A	2	10
18		8	24	x		b		x	x		x			A, B	3, 3	50
19		5	4	x		b			x					A, B	2, 3	100
20																
21																
22																
23																
24																
25																
26		6	4		x	e								A	1	80
27																
28																
29																
30																
31																

Abbildung 8: Informationsblatt 1.7

Hierbei bietet sich der Einstieg bei der Beschreibung der eigenen Symptome und Verhaltensweisen in der Migräneattacke an. Danach folgt die Sammlung von individuellen Auslösern und Stressoren. Des Weiteren wird – unter Zuhilfenahme *von Arbeitsblatt 1.2: Checkliste eigene Stressverarbeitung* – der eigene Stressverarbeitungsstil reflektiert (in Anlehnung an Kaluza, 2015). Die Essenz des *Arbeitsblattes 1.2* sollte daraufhin in das individuelle Entstehungsmodell *(Arbeitsblatt 1.1)* eingearbeitet werden. Der Therapeut kann bereits im Vorfeld darauf hinweisen, dass die Erstellung eines individuellen Entstehungsmodells in der Regel ein längerer Prozess ist, der nicht mit dem Ende von Sitzung 1 abgeschlossen sein muss. So kann das individuelle Entstehungsmodell im weiteren Verlauf des Therapieprogramms zunehmend vervollständigt werden.

Für das Gruppensetting wird an dieser Stelle der Einsatz von *Stillarbeit* empfohlen. Der Therapeut steht während der Bearbeitung der Arbeitsblätter als Ansprechpartner für weitergehende Fragen zur Verfügung. Darüber hinaus kann der Therapeut die Patienten auch aktiv ansprechen und nach dem Gelingen der Übung fragen. Im *Einzelsetting* bietet sich die Erstellung des Entstehungsmodells im Dialog mit dem Therapeuten oder im Rahmen einer therapeutischen Hausaufgabe an. Im *Gruppensetting* sollte das Ausfüllen von *Arbeitsblatt 1.1* mit einer Feedbackrunde im Plenum abgeschlossen werden („Wie hat das Ausfüllen des Modells geklappt? Gibt es noch Verständnisfragen?"). Zur weiteren Förderung des Austausches bieten sich außerdem die folgenden Fragen an:

- „Wie verhalten Sie sich in der Migräneattacke?"
- „Welche Stressoren und welche Trigger haben Sie für sich benannt?"
- „Was haben Sie bezüglich Ihres Umgangs mit Stress festgestellt?"

Der Therapeut geht auf Fragen der Teilnehmer ein, moderiert, gibt Feedback und lässt bei Bedarf weitere psychoedukative Elemente einfließen. Wenn es der zeitliche Rahmen ermöglicht, können einzelne Patienten ihr individuelles Entstehungsmodell der Migräne im Plenum (ggf. auch am Flipchart) exemplarisch vorstellen. Auf der anderen Seite ist zu erwarten, dass ein Großteil der Patienten gegen Ende der Sitzung noch kein vollständiges individuelles Entstehungsmodell erstellt hat. Daher sollten die Teilnehmer angeregt werden, sich mit dem *Arbeitsblatt 1.1* bis zur nächsten Sitzung weiter zu beschäftigen und dieses selbstständig zu vervollständigen. Ein Beispiel für ein ausgefülltes *Arbeitsblatt 1.1* findet sich in der Abbildung 7.

Mögliche Schwierigkeiten:

Die Erstellung eines individuellen Entstehungsmodells ist anspruchsvoll und erfordert in der Regel einen längeren Prozess. Es kann davon ausgegangen werden, dass nicht alle Teilnehmer bereits zu Therapiebeginn über eine ausreichende Introspektion in den eigenen Stressverarbeitungsstil und dessen Relevanz bei der Aufrechterhaltung der Migräne verfügen. Einzelne relevante Punkte werden im Verlauf des Therapieprogramms erneut aufgegriffen (z. B. der Umgang mit Stressoren in Sitzung 6). Somit wird eine weitere Vervollständigung des Entstehungsmodells im Verlauf unterstützt.

Schritt 5: Einführung in das Kopfschmerztagebuch

Die Förderung der Selbstbeobachtung und -wahrnehmung ist essenzieller Bestandteil der Verhaltenstherapie. Dementsprechend ist es insbesondere zu Beginn einer verhaltenstherapeutischen Behandlung sinnvoll, die Patienten Selbstbeobachtungsprotokolle im Sinne von Symptomtagebüchern führen zu lassen. Bei Migräne bietet sich das Führen eines Kopfschmerztagebuchs an, in welchem *einmal pro Tag* eine Einschätzung u. a. hinsichtlich Kopfschmerzstärke und -dauer sowie Auslösern und Begleitsymptomen erfolgt (s. *Arbeitsblatt 1.3: Kopfschmerztagebuch, Informationsblatt 1.6: Anleitung zum Kopfschmerztagebuch* und *Informationsblatt 1.7: Beispiel Kopfschmerztagebuch*, s. Abb. 8). Eine mehrmals tägliche, stundenweise Einschätzung der Schmerzintensität und damit assoziierter Aktivitäten, wie sie bei anderen Schmerzsyndromen durchaus sinnvoll sein kann, ist aufgrund des zyklischen Charakters der Erkrankung mit oft längeren Perioden der Schmerz- bzw. Attackenfreiheit meist nicht zielführend.

Es kann davon ausgegangen werden, dass ein Großteil der in die verhaltenstherapeutische Behandlung kommenden Patienten bereits ein Kopfschmerztagebuch führt oder Erfahrung mit einem Kopfschmerztagebuch mitbringt. Daher gilt es, sorgfältig abzuwägen, in wieweit der Einsatz eines (erneuten) Kopfschmerztagebuchs mit dem *Arbeitsblatt 1.3: Kopfschmerztagebuch* angebracht ist. Generell ist beim Führen eines Kopfschmerztagebuchs zu beachten:

- Ein Kopfschmerztagebuch sollte nur für einen zeitlich umrissenen Zeitraum mit einer klar formulierten Zielsetzung eingesetzt werden.
- Kopfschmerztagebücher sollten mit dem Therapeuten besprochen werden.
- Das endlose Führen von Kopfschmerztagebüchern als Selbstzweck kann eine unnötige Symptomfixierung bewirken und ist zu vermeiden.

Es ist empfehlenswert, Sinn und Zweck eines Kopfschmerztagebuchs mit den Teilnehmern transparent zu besprechen (*Arbeitsblatt 1.3, Informationsblätter 1.6* und *1.7*). Vorbehalte und kritische Fragen sollten thematisiert werden. Vorteile eines Kopfschmerztagebuchs sind erstens die Dokumentation von möglichem Therapieerfolg und zweitens die Analyse von auslösenden und aufrechterhaltenden Faktoren. Letztendlich sollte jeder Teilnehmer selbst entscheiden können, ob er ein Kopfschmerztagebuch (weiterhin) führen will, und wenn ja, mit welcher Zielsetzung und in welcher Form.

Merke

Die Entscheidung, ob und wie ein Kopfschmerztagebuch geführt wird, kann von jedem Patienten individuell vorgenommen werden. Das Führen eines Kopfschmerztagebuchs ist keine Voraussetzung für eine Teilnahme an dem Therapieprogramm.

Entspannungsübung: Atemwahrnehmung

Im Gruppensetting bietet sich eine Pause zwischen Schritt 3 (Edukation) und 4 (Erarbeitung eines individuellen Entstehungsmodells) an. Alternativ kann die Entspannungsübung als Stundenausklang durchgeführt werden. Es wird die Durchführung von *Übung 1: Achtsames Atmen – Atemmeditation* (s. Anhang/CD-ROM) empfohlen.

8.2 Sitzung 2: Ausbalancierter Lebensstil

Alle Dinge sind Gift, und nichts ist ohne Gift; allein die dosis machts, daß ein Ding kein Gift sei.
Paracelsus (Arzt und Philosoph, 1538/1965)

Ziele der Sitzung

- Festigung und Ausbau der Lernerfolge von Sitzung 1 (Entstehungsmodell der Migräne)
- Wissen über die Bedeutung günstiger Lebensstilfaktoren bei der Migräneprophylaxe
- Erwerb von Fertigkeiten zur Förderung eines ausbalancierten Lebensstils

Inhalte

- Erfahrungsaustausch zu Sitzung 1
- Psychoedukation zur Relevanz eines ausbalancierten Lebensstils als Grundlage der Migräneprophylaxe mit: (a) migränespezifischen Basismaßnahmen und (b) einer ausgewogenen Energiebilanz
- Erarbeitung von (a) migränespezifischen Basismaßnahmen („Alltagsstrategien")
- Erarbeitung von (b) Strategien zur Förderung einer ausgewogenen Energiebilanz („Work-Life-Balance")

Materialien

- Informationsblatt 2.1: Ausbalancierter Lebensstil als Grundlage der Migräneprophylaxe
- Informationsblatt 2.2: Reizabschirmung
- Arbeitsblatt 2.1: Migränespezifische Basismaßnahmen zur Verringerung der Attackenbereitschaft
- Arbeitsblatt 2.2: Ausgewogene Energiebilanz im Alltag – Übung „Energiekuchen"
- Übung 2: Progressive Muskelrelaxation – Kurzform

In Sitzung 2 werden Möglichkeiten zur Förderung eines ausbalancierten Lebensstils als grundlegende Maßnahmen der Migräneprophylaxe thematisiert (vgl. Fritsche, 2013b). Hierbei lassen sich zwei Interventionsrichtungen unterscheiden.

a) Migränespezifische Basismaßnahmen („Alltagsstrategien")

Ein geordneter Tagesablauf mit regelmäßigen Mahlzeiten, regelmäßigen Erholungsphasen und einem geregelten Schlaf-Wach-Rhythmus kann generell als gesundheitsförderlich angesehen werden. Bei Migränepatienten konnte beobachtet werden, dass diese besonders empfindlich auf Unregelmäßigkeiten im Tagesablauf (wie z. B. das Auslassen von Mahlzeiten, ungünstiges Schlafverhalten oder abrupte Zustandsänderungen) reagieren. Abrupte Zustandsänderungen können beim Wechsel von erhöhter Anspannung zu Entspannung wie beispielsweise beim Urlaubsantritt oder Übergang ins Wochenende auftreten. Regelmäßige Bewegung und Entspannung können helfen, aufgebaute Anspannung abzubauen und ihr vorzubeugen. Zudem kann der Einbau von kurzen Phasen der Reizabschirmung (s. *Informationsblatt 2.2*) in bzw. nach fordernden, reizintensiven Situationen einer Überlastung des „Hochleistungsgehirns" entgegenwirken.

Empfehlungen zur Förderung eines geordneten Tagesablaufes zielen daher im Wesentlichen auf die folgenden Aspekte ab:

- regelmäßige Mahlzeiten,
- geregelter Schlaf-Wach-Rhythmus,
- Einbau von regelmäßigen Ruhe- und Entspannungsphasen sowie körperlicher Bewegung,
- Vermeiden von abrupten Zustandswechseln durch regelmäßige Reduktion von Anspannung.

Die empfohlenen Maßnahmen lassen sich gut mit dem Modell der erhöhten kortikalen Reaktivität begründen.

b) Förderung einer ausgewogenen Energiebilanz („Work-Life-Balance")

Eine gute Balance zwischen Belastung und Entlastung kann ebenfalls als generell gesundheitsförderlich und somit erstrebenswert angesehen werden. Die klinische Erfahrung zeigt, dass Migränepatienten vor dem Hintergrund eines oft hohen Leistungsanspruchs und Pflichtbewusstseins häufig zu einer chronischen Selbstüberforderung neigen. Die Balance ist hier oft in Richtung Überaktivität im Sinne eines hohen beruflichen sowie privaten und familiären Engagements verschoben. Auf der anderen Seite besteht ein Mangel an Regenerationsphasen und Zeit für sich selbst. Die Optimierung der Energiebilanz zielt daher auf die (Wieder-)Herstellung eines ausgewogenen Verhältnisses von Anforderungen und Entlastung ab. Die Übung „Energiekuchen" (s. *Arbeitsblatt 2.2*) ist eine gute Möglichkeit für die Patienten, ihre Energiebilanz zu reflektieren und Veränderungsmöglichkeiten zu generieren (in Anlehnung an Fritsche, 2013a). Als Rational für diese Maßnahme kann wie bei Punkt (a) auf das Modell der erhöhten kortikalen Reaktivität zurückgegriffen werden.

Schritt 1: Erfahrungsaustausch zu Sitzung 1

Der Therapeut gibt die Möglichkeit zur Reflektion des in Sitzung 1 vorgestellten Entstehungsmodells der Migräne und nimmt auf Verständnisfragen Bezug. Falls von einigen Patienten ein Kopfschmerztagebuch geführt wurde, sollten diese die Gelegenheit erhalten, über mögliche Beobachtungen und Erfahrungen, insbesondere im Hinblick auf auslösende und aufrechterhaltende Faktoren der Migräne, zu berichten. Folgende Fragen für eine Feedbackrunde bieten sich sinngemäß an:

- „Gibt es noch Fragen in Bezug auf die letzte Sitzung?"
- „Sind noch Fragen zum Entstehungsmodell der Migräne vorhanden?"
- „Wie hat das Führen des Kopfschmerztagebuchs geklappt? Was haben Sie festgestellt?"

Der Therapeut moderiert und gibt Feedback. Auf jeden Teilnehmer mit Fragen zum Entstehungsmodell der Migräne sollte eingegangen werden, aber insgesamt sollte Schritt 1 nicht mehr als 30 Minuten Zeit in Anspruch nehmen.

Mögliche Schwierigkeiten:

Manche Teilnehmer wollen es ganz genau wissen, hier besteht die Gefahr, sich in Detailfragen (z. B. zu biochemischen Abläufen auf der Molekularebene) zu verlieren. Der Therapeut sollte entsprechenden Fragen wertschätzend begegnen, aber auch darauf hinweisen, dass noch längst nicht alle Details im Migränegeschehen geklärt sind. Auch darf der Therapeut zugeben, dass er nicht alles weiß („ich bin kein Neurologe") und auf entsprechende Fachliteratur (z. B. Gaul & Diener, 2016) hinweisen.

Schritt 2: Psychoedukation zur Relevanz eines ausbalancierten Lebensstils

Der Therapeut geht auf die Bedeutung eines ausbalancierten Lebensstils als Möglichkeit zur Reduktion der Attackenhäufigkeit ein. Es werden die beiden Ansatzpunkte (a) migränespezifische Basismaßnahmen und (b) Förderung einer ausgewogenen Energiebilanz („Work-Life-Balance") vorgestellt. Als Begründung für diese Maßnahmen kann das Modell der erhöhten kortikalen Reaktivität und der damit einhergehende gesteigerte neuronale Energiebedarf bei Migränepatienten genannt werden. In Schritt 3 und 4 haben die Patienten dann die Möglichkeit, sich entsprechende konkrete Veränderungen zu erarbeiten.

Beispiel zur Psychoedukation:
Relevanz eines ausbalancierten Lebensstils

Th: „In der letzten Sitzung wurde bereits dargestellt, dass die Grundlage für wiederkehrende Migräneattacken eine erhöhte Reaktivität des Gehirns ist. Wenn nun im Alltag viele Belastungen hintereinander auftreten, kann das zu einem übermäßigen Energieverbrauch führen. Es besteht die Gefahr, dass der Energiehaushalt im Gehirn aus dem Gleichgewicht kommt, die Migräneschwelle überschritten wird und es zur Migräneattacke kommt.

Als besondere Belastungen für den Migränepatienten gelten beispielsweise ein unregelmäßiger Schlaf-Wach-Rhythmus, unregelmäßige Mahlzeiten, ein Mangel an Pausen und Entspannung sowie ein abrupter Wechsel von Anspannung und Entspannung (z. B. beim Übergang ins Wochenende oder in den Urlaub). Migränepatienten (und nicht nur diese) neigen oftmals dazu, in ihrem Alltag die Erfüllung von Pflichten übermäßig zu gewichten und Erholungsphasen oder angenehme Tätigkeiten zu kurz kommen zu lassen.

Durch die Förderung eines ausbalancierten Lebensstils kann ein vorschneller Energieverbrauch im Gehirn vermieden werden. Die Häufigkeit von Migräneattacken kann somit gesenkt werden. Ein ausbalancierter Lebensstil bedeutet

a) einen *geordneten Tagesablauf* mit ausreichend Pausen zu haben und
b) ein Gleichgewicht zwischen Belastungen und Entlastung im Sinne einer *ausgewogenen Energiebilanz* herzustellen."

Schritt 3: Erarbeitung von migränespezifischen Basismaßnahmen

Der Therapeut leitet eine Übung an, in der die Teilnehmer ihren Lebensstil im Hinblick auf die Regelmäßigkeit und Energiebilanz ihres Tagesablaufs reflektieren und Änderungspotential erarbeiten. Hierzu werden *Informationsblatt 2.1: Ausbalancierter Lebensstil als Grundlage der Migräneprophylaxe* und *Arbeitsblatt 2.1: Migränespezifische Basismaßnahmen zur Verringerung der Attackenbereitschaft* benötigt. Es ist sinnvoll, mit der Besprechung von *Arbeitsblatt 2.1* im Plenum zu beginnen und die einzelnen Maßnahmen vorzustellen. Alternativ können *vor* dem Austeilen von *Arbeitsblatt 2.1* Strategien am Flipchart gesammelt werden:

- „Welche Alltagsstrategien zur Migränevorbeugung kennen Sie bereits?"
- „Welche Alltagsstrategien könnten sinnvoll sein?"

Ein Beispiel für ein ausgefülltes *Arbeitsblatt 2.1* findet sich in Abbildung 9. Oft können die zentralen Alltagsstrategien bereits von den Teilnehmern benannt werden. Ergänzend sollte das *Informationsblatt 2.2: Reizabschirmung* eingesetzt werden, auf dem die verschiedenen Formen der Reizabschirmung erläutert werden.

Mögliche Schwierigkeiten:

Erfahrungsgemäß stellen die in *Arbeitsblatt 2.1* aufgeführten Basismaßnahmen für einige Teilnehmer „nichts Neues" dar. Der Therapeut kann diesen Aspekt bereits antizipatorisch benennen. Eine weitere Realität ist jedoch auch, dass trotz eines gewissen Bekanntheitsgrades der Basismaßnahmen nur die wenigsten Teilnehmer diese auch tatsächlich zufriedenstellend in ihren Alltag integriert haben. Diesen Aspekt kann der Therapeut gewinnbringend thematisieren („Wer von Ihnen praktiziert denn regelmäßig Entspannung?") mit dem Hinweis, dass die eigentliche Herausforderung die nachhaltige Implementierung von sinnvollen Basismaßnahmen in den Alltag ist.

Ein häufiges Missverständnis ist außerdem, dass von Patienten „entspannende Tätigkeiten" („Ich singe in einem Chor, das entspannt mich ungemein.") mit „Entspannungsübungen" gleichgesetzt werden. Der Therapeut sollte die regelmäßige Durchführung von „entspannenden Tätigkeiten" angemessen würdigen, aber darauf hinweisen, dass die regelmäßige Anwendung eines Entspannungsverfahrens wie beispielsweise PMR eine eigene Qualität hat, da dies der gezielten kortikalen Regeneration dient. Aus diesem Grunde sollte die regelmäßige Durchführung einer Entspannungsübung (Metapher: „Zähneputzen") auf jeden Fall angestrebt werden.

Nun wird von den Teilnehmern das *Arbeitsblatt 2.1* ausgefüllt. Empfehlenswert ist an dieser Stelle, die Übung als Partnerübung durchzuführen, da ein Übungspartner hinsichtlich Verhaltensänderungen motivierend wirken kann und die Übung außerdem ein näheres Kennenlernen fördert. Ein Patient kann hierbei jeweils die Rolle des „Therapeuten" übernehmen und den Übungspartner nach der Realisierung der Basismaßnahmen fragen. Nach der Hälfte der zur Verfügung stehenden Zeit sollten die Rollen getauscht werden.

Der Therapeut gibt Feedback bei Fragen und Unklarheiten. Jeder Patient sollte nach Abschluss dieser Übung zumindest *eine* Verhaltensänderung im Sinne der Migräneprophylaxe formulieren können. Abschließend wird die Übung im Plenum besprochen, hierbei sollte jeder Patient die Möglichkeit haben, die von ihm angestrebte wesentliche Verhaltensänderung zu berichten. Dies dient auch der verbesserten Motivation im Sinne einer erhöhten Verbindlichkeit der geschilderten Änderung.

Merke

Neben einer zu einem festen Zeitpunkt eingeplanten (also *zeitkontingenten*) Durchführung von Basismaßnahmen können bestimmte Aktivitäten, insbesondere die Reizabschirmung auch bei beginnenden Stresssymptomen (also *bei Bedarf* bzw. *reizkontingent*) angewendet werden. Der reizkontingente Einsatz einer Reizabschirmung setzt gewisse Fähigkeiten des Patienten in der Wahrnehmungsfähigkeit von Stresssymptomen bzw. Reizüberflutung voraus. Bei Defiziten in der Wahrnehmung können Therapieelemente zur Förderung von Achtsamkeit vorgeschaltet werden.

Schritt 4: Förderung einer ausgewogenen Energiebilanz („Work-Life-Balance")

Die zur Förderung einer ausgewogenen Energiebilanz durchgeführte Übung „Energiekuchen" *(Arbeitsblatt 2.2)* erfordert eine grundsätzliche Reflexion der Wert- und Zielvorstellungen der Teilnehmer. Der zeitliche und emotionale Aufwand für diese Übung sollte daher nicht unterschätzt werden. Es kann daher sinnvoll sein, die Übung „Energiekuchen" auch als selbstständige Hausaufgabe zwischen den Therapiesitzungen durchführen zu lassen oder eine zusätzliche Therapiesitzung anzuberaumen.

Arbeitsblatt 2.1 **Seite 1/1**

Migränespezifische Basismaßnahmen zur Verringerung der Attackenbereitschaft

Basismaßnahmen	**Aktuelle Situation** Bitte geben Sie an, ob Sie diese Maßnahme derzeit anwenden.	**Zukünftiges Vorhaben** Bitte geben Sie an, ob Sie diese Maßnahme zukünftig anwenden bzw. noch ausbauen möchten.	**Umsetzung** Bitte beschreiben Sie möglichst konkret, wie Sie die jeweilige Maßnahme in Ihrem Alltag umsetzen.
Regelmäßige Bewegung	☒ **ja,** wird angewendet ☐ **nein,** wird nicht angewendet	☐ nicht anwenden ☒ anwenden/ausbauen	– regelmäßiger Fahrrad fahren – einmal wöchentlich Tanzsportgruppe (Tango)
Regelmäßige Entspannungsübung	☐ **ja,** wird angewendet ☒ **nein,** wird nicht angewendet	☐ nicht anwenden ☒ anwenden/ausbauen	– mindestens jeden zweiten Tag die PMR-Kurzversion durchführen
Regelmäßige Auszeit/Pause	☒ **ja,** wird angewendet ☐ **nein,** wird nicht angewendet	☐ nicht anwenden ☒ anwenden/ausbauen	– nach der Arbeit erstmal eine kurze Pause machen – in der Mittagspause auch mal alleine an die frische Luft gehen
Gezielte Reizabschirmung	☐ **ja,** wird angewendet ☒ **nein,** wird nicht angewendet	☐ nicht anwenden ☒ anwenden/ausbauen	– Verwandtschaftsbesuche: sich bei anstrengenden Diskussionen ggf. gedanklich Ausklinken
Geregelter Schlaf-Wach-Rhythmus	☐ **ja,** wird angewendet ☒ **nein,** wird nicht angewendet	☒ nicht anwenden ☐ anwenden/ausbauen	– für mich ist es nicht schlimm, wenn ich mal später ins Bett gehe
Regelmäßige Essenszeiten	☒ **ja,** wird angewendet ☐ **nein,** wird nicht angewendet	☐ nicht anwenden ☒ anwenden/ausbauen	– morgens mehr Frühstücken – einen Apfel für zwischendurch dabei haben
Vermindern von ... – Ansprüchen – Stress	☒ **ja,** wird angewendet ☐ **nein,** wird nicht angewendet	☐ nicht anwenden ☒ anwenden/ausbauen	– bewusst machen, dass 80 Prozent oft auch reichen
Durchführung von ... – häufiger „Nein" sagen	☐ **ja,** wird angewendet ☒ **nein,** wird nicht angewendet	☐ nicht anwenden ☒ anwenden/ausbauen	– sich erstmal eine Bedenkzeit nehmen, bevor man wieder „Ja" sagt

Abbildung 9: Beispiel für ein ausgefülltes Arbeitsblatt 2.1

Bei Bearbeitung des *Arbeitsblattes 2.2* ziehen die Teilnehmer eine Energiebilanz, indem sie zunächst das aktuelle Verhältnis (IST-Zustand) ihrer Energieaufwendung in verschiedenen Lebensbereichen (z.B. Beruf, Freizeit, Familie) einschätzen. Daraufhin wird von den Teilnehmern eine Vision für die zukünftige Aufteilung der eigenen „Energiereserven" (SOLL-Zustand) entwickelt. Die Analyse des IST-Zustands und die Planung des SOLL-Zustands sollte idealerweise in Stillarbeit vorgenommen werden. Falls das Arbeitsblatt im Gruppensetting bearbeitet wird, kann der dritte Schritt des Arbeitsblattes (die „Beseitigung der IST-SOLL-Diskrepanz") in Kleingruppen erfolgen. Hierbei kann jeder Teilnehmer die für ihn am meisten relevante IST-SOLL-Diskrepanz benennen und es können dann gemeinsam Möglichkeiten zur Überwindung erarbeitet werden. Bei der Erarbeitung von Veränderungszielen sollte darauf geachtet werden, dass diese konkret, realistisch und von dem Betroffenen selbst beeinflussbar sind. Im Rahmen einer abschließenden Feedbackrunde im Plenum sollten die Teilnehmer die Möglichkeit haben, ihre IST-SOLL-Diskrepanz kurz vorzustellen und die geplante Maßnahme zur Verringerung dieser Diskrepanz *(Arbeitsblatt 2.2, 3. Schritt, Punkt III)* zu berichten. Der Therapeut würdigt die Ideen und gibt Feedback.

Mögliche Schwierigkeiten:

Die „Förderung einer ausgewogenen Energiebilanz" bedeutet keinesfalls, dass im Sinne einer „Optimierung" noch mehr an Aktivität und Leistung aus dem Leben „herausgeholt" werden soll. Stattdessen ist damit gemeint, dass die Patienten bereit sind, auch auf Dinge zu verzichten bzw. „loszulassen". Dies kann durchaus mit kurzfristig unangenehmen Gefühlen einhergehen (z.B. schlechtes Gewissen, wenn man pünktlich Feierabend macht, obwohl noch etwas auf dem Schreibtisch liegt). Diese Hürde der Verhaltensänderung sollte vom Therapeuten antizipiert und schon im Vorfeld angesprochen werden.

Entspannungsübung: PMR – Kurzform (sieben Muskelgruppen)

Im Gruppensetting bietet sich die Durchführung einer Entspannungsübung im Rahmen einer Pause zwischen Schritt 3 (Basismaßnahmen) und 4 (Work-Life-Balance) oder alternativ als Stundenausklang an. Als Entspannungsübung empfehlen wir die Durchführung einer Kurzform der PMR (s. *Übung 2: Progressive Muskelrelaxation - Kurzform* im Anhang bzw. auf der CD-ROM). Vermutlich bestehen bei nicht wenigen Teilnehmern bereits Vorerfahrungen mit PMR, und es kann attraktiv sein, eine kompakte, für den Alltag gut einsetzbare Variante auszuprobieren. Auch Teilnehmer ohne Vorerfahrungen in PMR können sich erfahrungsgemäß gut auf diese Kurzform der PMR einlassen. Insbesondere im Kontext der Erarbeitung von migränespezifischen Basismaßnahmen ist es sinnvoll, dass die Teilnehmer ein bewährtes Entspannungsverfahren mit guter Evidenz kennenlernen.

8.3 Sitzung 3: Umgang mit Attackenangst

Auf dem Spielplatz der Dystopien gilt es, den Ist-Zustand zu verändern.
Graffiti in Mainz-Mombach, unbekannter Autor

Ziele der Sitzung
• Festigung und Ausbau der Lernerfolge von Sitzung 2 (ausbalancierter Lebensstil) • Wissen über die Entstehung und Auswirkung der Angst vor Migräneattacken • Erwerb von Bewältigungskompetenzen im Umgang mit Attackenangst • Reduktion der Angst vor Migräneattacken
Inhalte
• Erfahrungsaustausch zu Sitzung 2 • Psychoedukation zur Angst vor Migräneattacken • Erarbeitung eines individuellen Entstehungsmodells der Angst vor Migräneattacken (Verhaltensanalyse) • Erarbeitung von Strategien zur Angstbewältigung
Materialien
• Informationsblatt 3.1: Teufelskreis der Attackenangst • Informationsblatt 3.2: Beispiel für einen individuellen Bewältigungskreis der Attackenangst • Arbeitsblatt 3.1: Individueller Teufelskreis der Attackenangst • Arbeitsblatt 3.2: Bewältigung der Attackenangst • Arbeitsblatt 3.3: Individueller Bewältigungskreis der Attackenangst • Übung 3: Halswirbelsäulengymnastik zur Reduktion der Muskelspannung

In Sitzung 3 wird schwerpunktmäßig die Angst vor auftretenden Migräneattacken (sogenannte „Attackenangst“) behandelt. Nach einer Vermittlung des Teufelskreismodells der Attackenangst (in Anlehnung an Diezemann, 2013) und einer diesbezüglichen individuellen Verhaltensanalyse haben die Teilnehmer Gelegenheit, sich passende Angstbewältigungsstrategien zu erarbeiten.

Die Angst vor einer Migräneattacke, beispielsweise im Vorfeld eines wichtigen Ereignisses, bei dem man nicht ausfallen will, kennen viele Betroffene. Durch diese Erwartungsangst kann damit bereits in der kopfschmerzfreien Phase eine Stressreaktion mit ungünstigen vegetativen Begleiterscheinungen hervorgerufen werden. In Analogie zu Entstehungsmodellen der Angst bei bekannten Angststörungen (z. B. Panikstörung) kann ein Teufelskreis in Gang gesetzt werden, der dann im Sinne einer „selbsterfüllenden Prophezeiung“ tatsächlich zur Auslösung einer Migräneattacke führen kann. Das Ziel dieser Sitzung ist es, bei den Teilnehmern die Angst vor auftretenden Migräneattacken zu reduzieren und somit letztendlich zu einer geringeren Häufigkeit von Migräneattacken und einer Erweiterung des eigenen Handlungsspielraums (vs. Rückzug und Vermeidung) beizutragen.

Schritt 1: Erfahrungsaustausch zu Sitzung 2

Der Therapeut fragt die Teilnehmer nach ihren Erfahrungen mit der Herstellung eines ausbalancierten Lebensstils sowie ggf. nach Erkenntnissen aus dem Kopfschmerztagebuch. Folgende Fragen bieten sich sinngemäß an:

- „Was hatten Sie sich in der letzten Sitzung vorgenommen?“ (Hier sollte der Bezug zu den *Arbeitsblättern 2.1* und *2.2* hergestellt werden.)
- „Was hat in der Umsetzung funktioniert, was nicht? Warum nicht? Wie könnte es besser funktionieren?“
- „Welche Effekte auf Ihr psychisches und körperliches Befinden haben Sie wahrgenommen?“
- Ggf. „Was ist Ihnen beim Führen des Kopfschmerztagebuchs aufgefallen?“

Der Therapeut strukturiert, motiviert und gibt individuelles Feedback.

Schritt 2: Psychoedukation zur Angst vor Migräneattacken

Sorgen hinsichtlich des Auftretens von Migräneattacken sollten zunächst entpathologisiert werden. In bestimmten Situationen kann es darüber hinaus durchaus funktional sein, Sorgen zu entwickeln, z. B. wenn man sich bei bereits wahrgenommener Überlastung gegen eine anstrengende Freizeittätigkeit und stattdessen für entspannten Ausgleich entscheidet. Häufige bzw. ausgeprägte kopfschmerzbezogene Erwartungsängste können sich jedoch ungünstig auf den Krankheitsverlauf auswirken und das Funktionsniveau sowie das Wohlbefinden deutlich beeinträchtigen. Zur Verdeutlichung der potenziellen Auswirkungen einer (übermäßigen) Angst stellt der Therapeut den Teufelskreis der Attackenangst *(Informationsblatt 3.1)* vor und informiert über Möglichkeiten der Einflussnahme.

Schritt 3: Individuelle Verhaltensanalyse der Attackenangst

Der Therapeut leitet eine Übung zur individuellen Verhaltensanalyse der Attackenangst an. Die Teilneh-

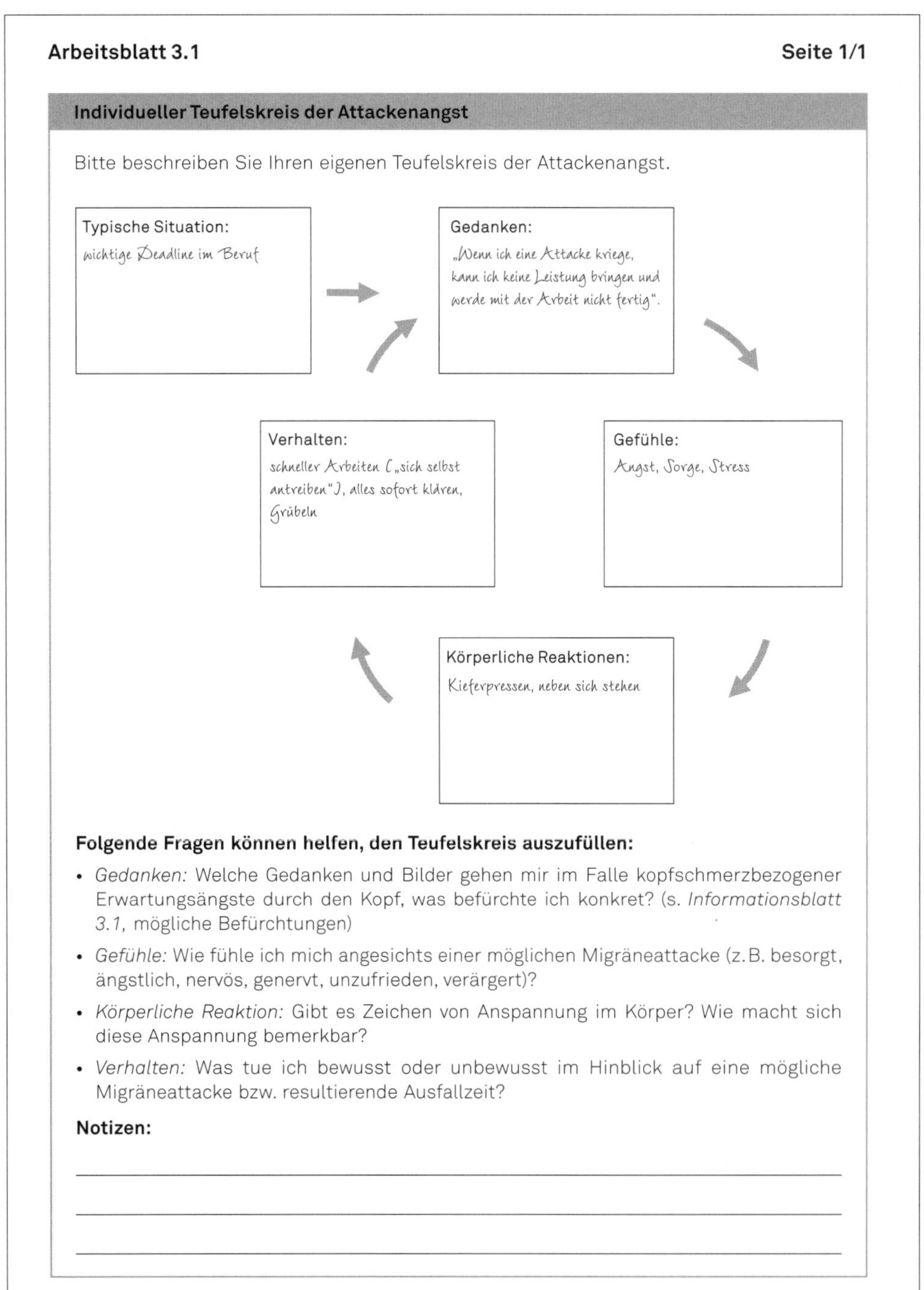

Arbeitsblatt 3.1 **Seite 1/1**

Individueller Teufelskreis der Attackenangst

Bitte beschreiben Sie Ihren eigenen Teufelskreis der Attackenangst.

Typische Situation: wichtige Deadline im Beruf

Gedanken: „Wenn ich eine Attacke kriege, kann ich keine Leistung bringen und werde mit der Arbeit nicht fertig".

Gefühle: Angst, Sorge, Stress

Körperliche Reaktionen: Kieferpressen, neben sich stehen

Verhalten: schneller Arbeiten („sich selbst antreiben"), alles sofort klären, Grübeln

Folgende Fragen können helfen, den Teufelskreis auszufüllen:

- *Gedanken:* Welche Gedanken und Bilder gehen mir im Falle kopfschmerzbezogener Erwartungsängste durch den Kopf, was befürchte ich konkret? (s. *Informationsblatt 3.1,* mögliche Befürchtungen)
- *Gefühle:* Wie fühle ich mich angesichts einer möglichen Migräneattacke (z. B. besorgt, ängstlich, nervös, genervt, unzufrieden, verärgert)?
- *Körperliche Reaktion:* Gibt es Zeichen von Anspannung im Körper? Wie macht sich diese Anspannung bemerkbar?
- *Verhalten:* Was tue ich bewusst oder unbewusst im Hinblick auf eine mögliche Migräneattacke bzw. resultierende Ausfallzeit?

Notizen:

Abbildung 10: Beispiel für ein ausgefülltes Arbeitsblatt 3.1

mer füllen hierzu das *Arbeitsblatt 3.1* aus (s. Abb. 10). Je nach Präferenz der Gruppenteilnehmer und des Therapeuten bieten sich Stillarbeit oder eine Partnerübung an. Patienten, die keine Attackenangst berichten, können im Rahmen der Partnerübung die Rolle des „Co-Therapeuten“ einnehmen (hierbei entfällt dann der Rollentausch). Der Therapeut gibt Feedback bei Fragen und Unklarheiten. Jeder Teilnehmer mit Attackenangst sollte nach Abschluss dieser Übung zumindest ansatzweise eine individuelle Verhaltensanalyse vorliegen haben. Abschließend kann im Plenum eine exemplarische Verhaltensanalyse vorgestellt werden.

Mögliche Schwierigkeiten:

Nicht jeder Migränebetroffene leidet unter kopfschmerzbezogenen Erwartungsängsten. Dies kann genutzt werden, indem diese Gruppenteilnehmer im Sinne positiver Bewältigungsmodelle fungieren. Andererseits kann es vorkommen, dass Patienten sich ihrer Angst vor potenziellen Migräneattacken gar nicht bewusst sind, da bereits generalisierte und automatisierte Vermeidungsstrategien vorliegen (z. B. wenn gesellschaftliche Aktivitäten bereits seit Längerem deutlich reduziert sind – „Ich gehe schon seit Jahren nicht mehr ins Kino, weil ich da ja immer

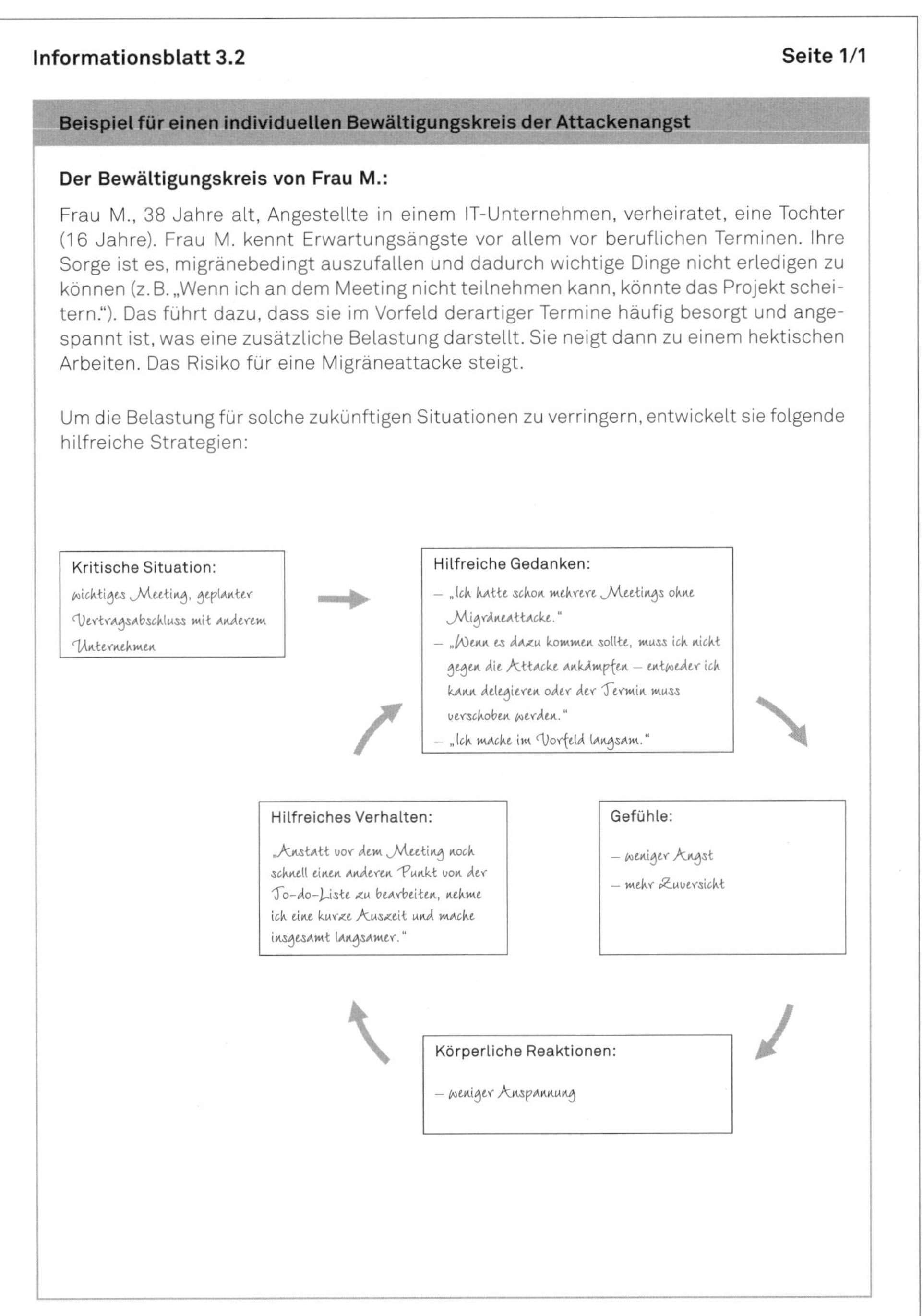

Informationsblatt 3.2 Seite 1/1

Beispiel für einen individuellen Bewältigungskreis der Attackenangst

Der Bewältigungskreis von Frau M.:

Frau M., 38 Jahre alt, Angestellte in einem IT-Unternehmen, verheiratet, eine Tochter (16 Jahre). Frau M. kennt Erwartungsängste vor allem vor beruflichen Terminen. Ihre Sorge ist es, migränebedingt auszufallen und dadurch wichtige Dinge nicht erledigen zu können (z. B. „Wenn ich an dem Meeting nicht teilnehmen kann, könnte das Projekt scheitern.“). Das führt dazu, dass sie im Vorfeld derartiger Termine häufig besorgt und angespannt ist, was eine zusätzliche Belastung darstellt. Sie neigt dann zu einem hektischen Arbeiten. Das Risiko für eine Migräneattacke steigt.

Um die Belastung für solche zukünftigen Situationen zu verringern, entwickelt sie folgende hilfreiche Strategien:

Abbildung 11: Informationsblatt 3.2

Kopfschmerzen bekomme."). Hilfreich kann es daher sein, gezielt nach Vermeidungstendenzen bzw. Einschränkungen im Alltagsleben zu fragen.

Schritt 4: Erarbeitung von geeigneten Angstbewältigungsstrategien

Der Therapeut leitet unter Zuhilfenahme von *Informationsblatt 3.2: Beispiel für einen individuellen Bewältigungskreis der Attackenangst* und *Arbeitsblatt 3.2: Bewältigung der Attackenangst* eine Übung zur individuellen Erarbeitung von Strategien im Umgang mit Attackenangst ein. Hierbei sollte vom Therapeuten zunächst anhand des *Informationsblattes 3.2* (s. Abb. 11) das positive Bewältigungsbeispiel im Plenum vorgestellt werden. Anschließend sollten die Gruppenteilnehmer das *Arbeitsblatt 3.2* bearbeiten. Da bei der Erarbeitung von Bewältigungsstrategien ein Feedback von anderen Gruppenteilnehmern von Vorteil sein kann, ist die Durchführung dieser Übung als Partnerübung oder in der Kleingruppe empfehlenswert. Außerdem können dadurch auch Teilnehmer in den Übungsablauf integriert werden, die keine Attackenangst berichten.

Zur Vorbereitung des Transfers in den Alltag sollten die Teilnehmer die im Rahmen von *Arbeitsblatt 3.2* erarbeiteten funktionalen *Gedanken* und *Verhaltensweisen* in das *Arbeitsblatt 3.3: Individueller Bewältigungskreis der Attackenangst* eintragen. Dies kann auch im Rahmen einer therapeutischen Hausaufgabe erfolgen. Das *Arbeitsblatt 3.3* kann mit Inhalten zu *Gefühlen* und *körperlichen Reaktionen* selbstverständlich erst nach dem Durchleben einer realen Situation vervollständigt werden. Die Gruppenteilnehmer sollten daher darauf hingewiesen werden, dass eine Vervollständigung des *Arbeitsblattes 3.3* erst im Anschluss an eine konkrete Erprobung im Alltag angedacht ist. Auch sollten die Gruppenteilnehmer informiert werden, dass sich oft erst nach mehreren Versuchen hilfreiche Bewältigungsstrategien herauskristallisieren, d.h. der „individuelle Bewältigungskreis der Attackenangst" kann sich im Laufe der Zeit weiterentwickeln und fortlaufend optimiert werden.

Merke

Unter dem Begriff „Bewältigung" subsummieren wir nicht nur die Kontrolle von Angstgefühlen und die Verhinderung der Migräneattacke, sondern als weitere Option auch eine akzeptierende, annehmende Haltung im Hinblick auf auftretende Migräneattacken und deren Folgen. Der Aspekt, mögliche mit einer Migräneattacke assoziierte Beschwerden sowie negative Emotionen wie z.B. Angstgefühle zu akzeptieren, kann dem Ansatz der Akzeptanz- und Commitment-Therapie zugeordnet werden.

Gegen Ende der Sitzung sollte jeder Teilnehmer im Rahmen einer kurzen Feedbackrunde die Möglichkeit haben, Fragen zu stellen sowie sein Fazit und ggf. Veränderungsziele im Umgang mit der Angst vor zukünftigen Migräneattacken zu formulieren. Dabei kann jeder von Attackenangst betroffene Patient eine individuelle, typische Situation benennen, in der er die erarbeiteten Strategien erproben will.

Entspannungsübung: Halswirbelsäulengymnastik

Die Entspannungsübung kann als Stundenausklang oder im Rahmen einer Pause (z.B. zwischen Schritt 3 und 4) durchgeführt werden. Für diese Sitzung wird die Durchführung von *Übung 3: Halswirbelsäulengymnastik zur Reduktion der Muskelspannung* (s. Anhang/CD-ROM) empfohlen.

8.4 Sitzung 4: Bewältigung der Migräneattacke

Wir kommen mit hohem Drehmoment aus der Krise.
Dieter Zetsche (ehemaliger CEO Daimler AG; Frankfurter Allgemeine, 2010)

Ziele der Sitzung
• Festigung und Ausbau der Lernerfolge von Sitzung 3 (Umgang mit Attackenangst) • Wissen über Verhaltensoptionen während einer Migräneattacke • Wissen über medikamentöse Behandlungsmöglichkeiten der Migräne • Erwerb von Strategien zur Optimierung des eigenen Verhaltens in Migräneattacken
Inhalte
• Erfahrungsaustausch zu Sitzung 3 • Psychoedukation zur Rolle verschiedener Verhaltensweisen im Rahmen von Migräneattacken. Eingehen auf die Themenbereiche 1) Medikamenteneinnahmeverhalten, 2) Kommunikation von Beschwerden, 3) Schonen vs. Durchhalten und 4) kognitive Aspekte • Reflektion eigener Verhaltensweisen in der Migräneattacke • Erarbeitung von Strategien zur Optimierung des eigenen Verhaltens in der Migräneattacke; Erstellung eines alltagstauglichen, effizienten „Erste-Hilfe-Koffers“
Materialien
• Informationsblatt 4.1: Medikamentöse Behandlung der Migräne: Akuttherapie und Attackenprophylaxe • Informationsblatt 4.2: Nichtmedikamentöse Behandlungsmaßnahmen in der Migräneattacke • Arbeitsblatt 4.1: Mein Verhalten in der Attacke - IST-Zustand • Arbeitsblatt 4.2: Mein Verhalten in der Attacke - SOLL-Zustand • Arbeitsblatt 4.3: Mein persönlicher Erste-Hilfe-Koffer • Übung 4: Qigong - Einstiegsübung

In Sitzung 4 wird der Umgang mit auftretenden Migräneattacken thematisiert. Nach der Information über verschiedene Aspekte des Verhaltens während der Migräneattacke (Einnahme von Akutmedikamenten, Schonen vs. Durchhalten, Kommunikation der attackenbedingten Beeinträchtigung an andere) sollen die Teilnehmer ihr eigenes typisches Verhalten in der Migräneattacke reflektieren und sich dann Änderungsmöglichkeiten erarbeiten.

Trotz der Durchführung von Maßnahmen zur Attackenprophylaxe wird es sich in der Regel nicht verhindern lassen, dass auch im weiteren Erkrankungsverlauf immer wieder Migräneattacken auftreten. Viele Migränepatienten sind sich unsicher, wie sie sich während einer Attacke verhalten sollen. Die Unsicherheiten betreffen unter anderem die Frage nach der Einnahme eines Akutmedikaments und die Frage, inwieweit alltäglichen Verpflichtungen bzw. Vorhaben weiter nachgegangen werden sollte („Schonen oder Durchhalten“). Wenn die Patienten über ein adäquates Bewältigungsrepertoire im Umgang mit Migräneattacken verfügen, können sie gelassener und angstfreier mit auftretenden Migräneattacken umgehen. Die Erarbeitung von Strategien zur besseren Bewältigung von auftretenden Migräneattacken ist somit auch eine Methode, Attackenangst zu reduzieren, und stellt somit unmittelbar eine wertvolle Ergänzung der Arbeit von Sitzung 3 dar.

Schritt 1: Erfahrungsaustausch zu Sitzung 3

Unter Anleitung des Therapeuten schildern die Patienten ihre Erfahrungen im Umgang mit Attackenangst. Dabei sollte nach Möglichkeit auf kritische Situationen, die mit einer erhöhten Angst vor Migräneattacken einhergehen, Bezug genommen werden. Es bietet sich hierbei an, die von den Teilnehmern in *Arbeitsblatt 3.1* bzw. *Arbeitsblatt 3.3* geschilderten Situationen anzusprechen. Zur Moderation des diesbezüglichen Erfahrungsaustausches sind die folgenden Formulierungen geeignet:

- „Sie haben in der letzten Sitzung einige Situationen benannt, in denen bei Ihnen Attackenangst auftreten kann. Haben Sie seit der letzten Sitzung solche oder ähnliche Situationen erlebt?“

- Wenn ja: „Wie ist es für Sie gelaufen? Wie war die Angst (bzw. Besorgtheit)? Gab es eine Migräneattacke?“
- „Was war hilfreich? Was hat sich verändert?“

Der Therapeut strukturiert, motiviert und gibt individuelles Feedback. Auf jeden Teilnehmer sollte individuell eingegangen werden. Wichtig ist hierbei, dass sich sowohl die Patienten als auch der Therapeut vor Augen halten, dass sich die Attackenangst nicht „von heute auf morgen“ abstellen lässt. Realistische Zielsetzungen sind eine Reduktion von Angst und der Aufbau hilfreicher kognitiver und verhaltensmäßiger Strategien, die ungünstige Aufschaukelungsprozesse unterbrechen. Hierzu sind wiederholte „Bewältigungserfahrungen“ notwendig.

Schritt 2: Psychoedukation zu Verhaltensmöglichkeiten in Migräneattacken

Zunächst sollte der Therapeut unter Bezug auf die genetische Komponente der Migräne klar herausstellen, dass auch bei vorbildlichster Lebensführung und bestem Stressmanagement immer wieder Migräneattacken auftreten können. Es gilt das Auftreten einer Migräneattacke zu entpathologisieren und mögliche Schuld- und Schamgefühle beim Patienten („Ich habe etwas falsch gemacht.“) zu verhindern. Anschließend informiert der Therapeut über die relevanten Verhaltensaspekte in einer Migräneattacke.

1. Medikamenteneinnahme

Jedem Migränebetroffenen stellt sich die Frage, welches die optimale Medikation seiner Erkrankung ist. In der Behandlung der akuten Migräneattacke stellt sich außerdem die Frage, ob, und wenn ja, zu welchem Zeitpunkt eine Akutmedikation eingenommen werden sollte. Die ausführliche Diskussion dieser Fragen würde den Rahmen des Behandlungsprogramms sprengen. Der behandelnde (Fach-)Arzt ist nach wie vor der erste Ansprechpartner für diese Thematik. Nichtsdestotrotz sollte auch der Psychotherapeut über ein ausreichendes Grundlagenwissen hinsichtlich der Medikation bei Migräne verfügen. Unter Verwendung von *Informationsblatt 4.1: Medikamentöse Behandlung der Migräne – Akuttherapie und Attackenprophylaxe* kann der Therapeut grundsätzliche Optionen der medikamentösen Migränebehandlung zumindest kurz ansprechen. In dem Informationsblatt werden die wesentlichen Medikamentenklassen und der Unterschied zwischen Akut- und Prophylaxemedikation vorgestellt. Es ist sinnvoll, die Lektüre des sehr umfangreichen *Informationsblattes 4.1* für die Zeit nach der Sitzung anzuempfehlen. Der Therapeut kann jedoch schon im Vorfeld auf das Dilemma des Einnahmezeitpunkts der Akutmedikation hinweisen. Triptane als Mittel der ersten Wahl zur Akutmedikation bei mittelschweren und schweren Migräneattacken sollten möglichst früh eingenommen werden, um eine gute Wirksamkeit zu entfalten. Wenn aber jedes Mal bei jeder Andeutung von Kopfschmerzen Triptane oder Analgetika eingenommen werden, kann es zu einer zu häufigen Einnahme des jeweiligen Medikaments und somit zum Auftreten eines *Kopfschmerzes bei Medikamentenübergebrauch* kommen (Kopfschmerz- bzw. Migränemedikamente sollten an nicht mehr als zehn Tagen pro Monat eingenommen werden). Mit anderen Worten: Einerseits besteht bei zu vorsichtiger bzw. zu später Einnahme des Schmerzmedikamentes die Gefahr, dass dieses schlechter wirkt. Andererseits besteht bei zu häufiger bzw. leichtfertiger Einnahme des Schmerzmedikaments die Gefahr eines Medikamentenübergebrauchs.

Merke

Bei der medikamentösen Akuttherapie besteht das Dilemma zwischen einerseits „zu früh“ (mit der Gefahr von „langfristig zu viel“) sowie andererseits „zu spät“ (mit der Konsequenz, keinen oder nur einen geringen Effekt zu erzielen) Medikamente zu konsumieren.

Außerdem ist es wichtig, die Patienten darüber zu informieren, dass die Linderung der Schmerzen mithilfe der Akutmedikation nicht bedeuten muss, dass die Migräneattacke nun beendet ist. Stattdessen kann die Attacke „im Hintergrund weiterlaufen“ und bei Ende der Wirkungsdauer der Akutmedikation wieder zurückkommen (sogenannter „Wiederkehrkopfschmerz“). Dies unterstreicht die Bedeutsamkeit der „Auszeit“, das heißt der Entlastung in einer Migräneattacke trotz Einnahme und Wirkung einer Akutmedikation. Das Risikoverhalten des nachfolgend beschriebenen „Durchhaltens“ mithilfe von Medikamenten kann am schon bekannten Schwellenmodell gut verdeutlicht werden: Durch das „Durchhalten“ bzw. „Weitermachen wie bisher“ kann sich das Hochleistungsgehirn nicht regenerieren, bei Nachlassen der Wirkung der Medikation wird die Kopfschmerzschwelle schnell wieder überschritten.

2. Durchhalten vs. Schonen

Die Frage „Soll ich weitermachen (durchhalten) oder pausieren (mich schonen)?“ ist generell bei chronischen Schmerzerkrankungen (siehe z.B. Morfeld et al., 2005) und darüber hinaus in verschiedensten

Lebensbereichen von höchster Relevanz. Auch speziell in der auftretenden Migräneattacke stellt sich diese Frage und das diesbezügliche Verhalten kann erhebliche Konsequenzen für den weiteren Erkrankungsverlauf haben. Der Therapeut sollte aktiv darauf hinweisen, dass es sinnvoll ist, das Verhalten in der Migräneattacke auf eine Schonung und Reizabschirmung auszurichten. Für manche Patienten mit lang andauernden Attacken kann es zugunsten der Stimmungs- und Anspannungsregulation jedoch auch hilfreich sein, im Verlauf bei bereits abgeschwächten Schmerzintensitäten ablenkenden und stimmungsförderlichen Aktivitäten nachzugehen (ohne geistige oder körperliche Anstrengung). Diese individuellen, stufenweisen Formen der Schmerzbewältigung (z. B. zunächst Schonung in Form von „sich hinlegen" oder einer Reizabschirmung, um danach moderaten Tätigkeiten ohne Leistungsdruck nachzugehen) können in der Gruppe gesammelt und diskutiert werden.

Merke

Während der Migräneattacke sollte das Verhalten auf Schonung und Reizabschirmung ausgerichtet sein.

Mögliche Schwierigkeiten:

Häufig weisen Patienten – durchaus zu Recht – darauf hin, dass es in manchen Fällen nicht möglich ist, eine vollständige Auszeit zu nehmen. Zum Beispiel können häufige Fehlzeiten am Arbeitsplatz zu einem Problem werden. Auch beispielsweise beim Aufpassen auf kleine Kinder kann man sich nicht vollständig zurückziehen. Um dieser Realität Rechnung zu tragen, sollte vom Therapeuten vorweggenommen werden, dass tatsächlich nicht jede Lebenssituation eine Auszeit bei einer Migräneattacke erlaubt.

Deshalb gilt es in diesem Fall, Bewältigungsstrategien zu erarbeiten, die – im Sinne eines Kompromisses – zumindest eine teilweise Entlastung von der aktuellen Anforderungssituation ermöglichen können. Zum Beispiel können am Arbeitsplatz bei einer akuten Migräneattacke statt komplexen, geistig anstrengenden Tätigkeitsinhalten ggf. eher einfache, monotone Tätigkeiten durchgeführt und schwierige Aufgaben oder Termine verschoben werden. Gegebenenfalls besteht die Möglichkeit, sich am Arbeitsplatz kurz hinlegen oder zurückziehen zu können (zumindest bis zum Wirkungseintritt der Akutmedikation).

3. Kommunikation der migräneassoziierten Beschwerden

Von Bedeutung ist es auch, inwieweit und wie sich der von einer Migräneattacke betroffene Patient seinen Mitmenschen (Arbeitskollegen, Vorgesetzte, Partner, Familienmitglieder, Freunde) mitteilt. Ein Patentrezept gibt es hier sicherlich nicht. In der Gruppe kann gemeinsam diskutiert werden, welche Arten des Beschwerdeausdrucks hilfreich sein können, um Verständnis und ggf. Unterstützung zu erfahren, und ab wann es sich um ein unnötiges Rechtfertigungsverhalten oder Klagen handelt. Letztendlich gilt es, die Informationen über die eigene Befindlichkeit der Situation und der jeweiligen Person in Abhängigkeit der eigenen Bedürfnisse und Motive anzupassen. So wird man sich dem Partner vermutlich in anderer Form mitteilen als dem Vorgesetzten während der Arbeit.

Merke

Bei der Kommunikation von Beschwerden gibt es nicht den „one best way". Die diesbezügliche Kommunikation sollte immer situativ und personenbezogen abgestimmt werden.

4. Gedankliche Bewertung der Migräneattacke

Gedanken und Bewertungen im Zusammenhang mit der Migräneattacke (z. B. Katastrophisieren von Funktionseinbußen, Grübeln über mögliche Auslöser) beeinflussen die emotionale Befindlichkeit und das Verhalten, was sich wiederum auf den Verlauf der Migräneattacke auswirken kann. Hier gilt es, hilfreiche, das heißt belastungsmindernde und ein günstiges Verhalten einleitende, von weniger hilfreichen, das heißt dysfunktionalen, Gedanken zu unterscheiden.

Mögliche Schwierigkeiten:

Spätestens wenn es um den Umgang mit Migräneattacken geht, wird häufig die Frage gestellt, ob der Therapeut denn selbst Migräneattacken aus eigener Erfahrung kennt. Vor allem dann, wenn durch Empfehlungen des Therapeuten (z. B. „Sie können versuschen, sich bei Schmerzen mittlerer Intensität durch das Hören eines Hörspiels von den Schmerzen etwas abzulenken.") der Eindruck entsteht, dass der Leidensdruck nicht ausreichend nachvollzogen wird. Diese Problematik dürfte auch bei anderen Störungsbildern bekannt sein. Es hat sich in der Praxis als hilfreich erwiesen, authentisch zu bleiben. Als Argumente für die Qualität der Handlungsempfehlung des Therapeuten ohne eigene Migräneerkrankung kann der Hinweis auf die Erfahrung mit anderen Patienten (nach dem Motto „Viele Patienten haben mir berichtet, dass xyz hilfreich ist ...") und die aktuelle Studienlage sein. Daneben ist es wichtig zu betonen, dass die vermittelten Strategien immer hinsichtlich ihrer individuellen Passung zu überprüfen sind. In diesem Zusammenhang kann auch auf den Erfahrungsaustausch bzw. die Diskussion innerhalb der Gruppenteilnehmer zurückgegriffen werden. Die Aussage eines Mitpatienten, dass ihm beispielsweise das Hören eines Hörspiels zur Ablenkung helfe, kann oft schon überzeugend(er) wirken.

Schritt 3: Individuelle Analyse des Verhaltens in der Migräneattacke

Der Therapeut leitet eine Übung zur Reflektion des eigenen Verhaltens in der Migräneattacke an. Die Teilnehmer füllen hierzu das *Arbeitsblatt 4.1: Mein Verhalten in der Attacke – IST-Zustand* aus (s. Abb. 12). Je nach Präferenz der Gruppenteilnehmer und des Therapeuten bieten sich wie gehabt Stillarbeit oder eine Partnerübung (Patient und „Therapeut" mit anschließendem Rollentausch) an.

Arbeitsblatt 4.1 **Seite 1/1**

Mein Verhalten in der Attacke – IST-Zustand

Peng – die Migräneattacke geht los! Trotz aller Therapien und Einhaltung von Verhaltensregeln lässt es sich in der Regel nicht völlig verhindern, dass eine Migräneattacke auftritt. Doch auch dann, wenn es „schon zu spät ist", gilt: Es gibt hilfreiche und weniger hilfreiche Arten, eine Migräneattacke zu bewältigen.

1. Bitte beschreiben Sie, was Sie normalerweise in einer Migräneattacke tun. Wenn es Unterschiede in verschiedenen Lebensbereichen (z.B. Durchhalten im Beruf und bei Pflichten, Schonen in der Freizeit) gibt, benennen Sie diese:

Arbeit: Triptan einnehmen, versuchen durchzuhalten

Freizeit allein: langsam machen, raus an die frische Luft, bei starken Kopfschmerzen hinlegen, versuchen zu schlafen

Freizeit mit anderen: wenn schon unterwegs, wenn möglich früher gehen

2. **Verhalten** im Verlauf der Migräneattacke in speziellen Bereichen:
   - Durchhalten vs. Schonen: Bitte stufen Sie Ihr Verhalten in der Attacke auf einer Skala von 0 bis 10 ein. Gegebenenfalls sind mehrere Kreuze möglich (z.B. Beruf vs. Freizeit): Früher: „10", aktuell: „7"

SCHONEN	0	1	2	3	4	5	6	X (7)	8	9	10	DURCHHALTEN

Schonen		Durchhalten
• Tätigkeiten beenden • Rückzug, Hinlegen • Reizabschirmung		• weitermachen („Zähne zusammenbeißen") • sich nichts anmerken lassen • weiter funktionieren

   - Medikamenteneinnahme im Zusammenhang mit Attacken (z.B. Menge, Zeitpunkt):

     Anfangs nichts, wenn Schmerzen heftig werden und Übelkeit dazu kommt, Triptane einnehmen.

   - Kommunikation (Partner, Familie, Freunde, Arbeitskollegen, Vorgesetzte, ...): Wem berichte ich etwas von meinen Beschwerden und in welcher Form tue ich das?

     Partner: ja, dieser unterstützt mich dann, indem er sich um die Kinder kümmert und ich mich zurückziehen kann. Sonst nur, wenn die anderen Leute es sowieso merken oder ich wegen Kopfschmerzen absagen muss.

3. Benennen Sie Ihre typischen **Gedanken** im Verlauf einer Migräneattacke:

„Ich will einfach nur meine Ruhe.", „Nicht schon wieder, jetzt bleibt wieder so Vieles liegen.", „Hoffentlich muss ich mich nicht übergeben.", „Wo kann ich mich jetzt unauffällig zurückziehen?", „Ich verliere viel Zeit gerade."

Abbildung 12: Beispiel für ein ausgefülltes Arbeitsblatt 4.1

Mögliche Schwierigkeiten:

Bei der Einstufung des eigenen Verhaltens während einer Migräneattacke auf der Skala „0" (Schonen) bis „10" (Durchhalten) äußern einige Patienten, dass ihr Verhaltensstil diesbezüglich je nach Situation (beruflicher Kontext oder Freizeitkontext) variiert, sodass sie sich schwer auf eine Zahl festlegen können. Ein häufig beobachtbares Muster ist tatsächlich, dass bei einer Migräneattacke im Kontext von Arbeit tendenziell durchgehalten wird, während bei einer im Rahmen von Freizeit (z. B. am Wochenende) auftretenden Migräneattacke tendenziell Schonverhalten gezeigt wird. In diesem Fall kann dem Patienten vorgeschlagen werden, für verschiedene prototypische Situationen jeweils eine unterschiedliche Einstufung vorzunehmen.

Eine weitere – generell zu beobachtende – Schwierigkeit besteht oft in der Formulierung von Gedanken. Hier kann der Therapeut unterstützend eingreifen, indem er beispielsweise Formulierungsvorschläge macht und/oder gezielt nachfragt. Hilfreich kann es dabei sein, den emotionalen Zustand des Patienten in der Migräneattacke (in der Regel „Angst" oder „Ärger") einzuschätzen und davon ausgehend entsprechende Kognitionen abzuleiten (z. B. „Wovor haben Sie am meisten Angst?").

Schritt 4: Erarbeitung von geeigneten Strategien zur Optimierung des eigenen Verhaltens in der Migräneattacke

Die Erfahrung zeigt, dass nach Bearbeitung von *Arbeitsblatt 4.1: Mein Verhalten in der Attacke – IST-Zustand* bei den Teilnehmern ein hohes Bedürfnis besteht, sich mit den anderen Gruppenteilnehmern über das Verhalten in der Attacke auszutauschen, sodass an dieser Stelle nach Möglichkeit eine Plenumsdiskussion angestrebt werden sollte. Im Sinne eines Erfahrungsaustausches können die Vor- und Nachteile einzelner Verhaltensweisen und Gedanken während einer Migräneattacke herausgearbeitet werden. Der Therapeut moderiert die Diskussion unter Berücksichtigung der Struktur von *Arbeitsblatt 4.1.* Wichtig ist es dabei, als Therapeut eine wertschätzende, interessierte Haltung einzunehmen und nicht in die Rolle des „Lehrers" zu fallen. Das „kritische Hinterfragen" der Verhaltensweisen der Patienten sollte keinesfalls als „Kritik" aufgefasst werden. Es bieten sich folgende Fragen zur Anregung einer Diskussion an:

- „Wer möchte seine Verhaltensweisen vorstellen?"
- „Wo haben Sie sich auf der Skala von 0 bis 10 eingestuft? Wie kommen Sie auf diese Zahl?"
- „An was orientieren Sie sich bei der Einnahme von Medikamenten?"
- „Wem teilen Sie ihre Beschwerden mit? Bekommt Ihr Umfeld mit, wenn Sie Kopfschmerzen haben?"
- „Wie sehen das die anderen Gruppenteilnehmer? Ist das hilfreich? Welche Erfahrungen haben Sie gemacht?"

Da es sinnvoll ist, dass die Teilnehmer auch diesbezügliche Veränderungsziele formulieren (s. *Arbeitsblatt 4.2: Mein Verhalten in der Attacke – SOLL-Zustand*), kann der Therapeut im Rahmen der Plenumsdiskussion bereits entsprechende Fragen einfließen lassen („Was möchten Sie zukünftig anders machen?"). Alternativ kann das *Arbeitsblatt 4.2* in Stillarbeit oder im Rahmen einer Partnerübung bearbeitet werden (s. Abb. 13). Der Therapeut steht hierbei als Ansprechpartner zur Verfügung und gibt Feedback. In einer abschließenden Rückmelderunde im Plenum sollte jeder Patient kurz sein zentrales Veränderungsziel vorstellen können, um die motivierende Funktion einer Selbstverpflichtung vor der Gruppe zu nutzen.

Schritt 5: Erstellung eines Notfallplans („Erste-Hilfe-Koffer") für das Auftreten einer Migräneattacke

Erfahrungsgemäß ist die Sitzung 4 mit der individuellen Analyse des Verhaltens während der Attacke *(Arbeitsblatt 4.1)* und der Formulierung von diesbezüglichen Veränderungszielen *(Arbeitsblatt 4.2)* gut ausgefüllt. Die Erstellung eines Notfallplans *(Arbeitsblatt 4.3)* erfolgt daher üblicherweise im Rahmen einer therapeutischen Hausaufgabe. Hierzu erläutert der Therapeut Sinn und Zweck eines Notfallplans: Der Notfallplan soll helfen, in der Stresssituation, die eine Migräneattacke darstellt, sinnvoll zu reagieren. Ein vorhandener, gut erprobter Notfallplan kann somit auch zwischen den Attacken zu einem größeren Gefühl von Sicherheit führen und Erwartungsängste reduzieren. Außerdem kann der Therapeut im Hinblick auf das Verhalten *nach* einer Attacke darauf hinweisen, dass das oft praktizierte „Aufholen-wollen-verlorener-Zeit" einen hohen Energieaufwand bedeutet und die Gefahr einer erneuten Überlastung mit sich bringt. Zur Unterstützung der Bearbeitung des *Arbeitsblattes 4.3: Mein persönlicher Erste-Hilfe-Koffer* kann außerdem auch das *Informationsblatt 4.2: Nichtmedikamentöse Behandlungsmaßnahmen in der Migräneattacke* herangezogen werden. Zur Vorbereitung von Sitzung 5 kann es darüber hinaus sinnvoll sein, den Patienten den *Fragebogen zur Triggerempfindlichkeit und -vermeidung bei Kopfschmerzen (HTSAQ-G*, s. Anhang/CD-ROM) mitzugeben, mit der Bitte, diesen ausgefüllt zur nächsten Sitzung mitzubringen.

Entspannungsübung: Qigong – „Das Wecken des Qi“

In dieser Sitzung bietet sich die Durchführung der Entspannungsübung zwischen Schritt 3 und 4 an, alternativ kann die Übung zum Stundenausklang eingesetzt werden. Empfohlen wird als aktive, körperorientierte Entspannung die Durchführung einer Einstiegsübung des Qigong (s. *Übung 4: Qigong - Einstiegsübung* im Anhang/auf der CD-ROM).

Arbeitsblatt 4.2 **Seite 1/1**

Mein Verhalten in der Attacke – SOLL-Zustand

1. Bitte notieren Sie zunächst in freier Form, was Sie bei einer Migräneattacke in Zukunft anders machen möchten. Was könnte hilfreich sein?

Bei beginnenden Kopfschmerzen auf der Arbeit kurze Pause machen und rausgehen. Auch wenn Triptan wirkt, versuchen früher zu gehen. Wenn morgens früh schon starke Migräne, dann krankmelden. Ruhe bewahren, „positiv denken“

2. Wie könnten Sie ihr **Verhalten** in einer Migräneattacke konkret ändern – hinsichtlich:
   - Durchhalten vs. Schonen in der Attacke: Wo möchten Sie in Zukunft stehen? Gegebenenfalls können wieder mehrere Kreuze (z. B. Freizeit vs. Beruf) sinnvoll sein.

SCHONEN 0 1 2 3 4 ~~5~~ (X) 6 7 8 9 10 DURCHHALTEN		
• Tätigkeiten beenden • Rückzug, Hinlegen • Reizabschirmung		• weitermachen („Zähne zusammenbeißen“) • sich nichts anmerken lassen • weiter funktionieren

In Zukunft will ich Folgendes anders machen:

Früher „aufgeben“ (im positiven Sinne), eine Pause machen. Weiterhin Verabredungen treffen, sich jedoch zugestehen, auch mal abzusagen.

- Medikamenteneinnahme im Zusammenhang mit Attacken (z. B. Menge, Zeitpunkt):

  Bei eindeutigen Migräneanzeichen (pulsierender Kopfschmerz, Zunahme bei Bewegung) Triptan früher einnehmen. Einnahmetage dokumentieren, um möglichen Übergebrauch zu verhindern. Wenn noch keine eindeutigen Migräneanzeichen, abwarten, möglichst entspannen und positiv ablenken.

- Kommunikation (Partner, Familie, Freunde, Arbeitskollegen, Vorgesetzte, ...): Wem teile ich etwas von meinen Beschwerden mit und in welcher Form tue ich das?

  Siehe Arbeitsblatt 4.1 – nur kommunizieren, wenn nötig. Bei Nahestehenden mehr Unterstützung zulassen. Im Beruf nur kommunizieren, wenn nötig, keine übermäßige Rechtfertigung.

3. Was könnten hilfreiche **Gedanken** in einer Migräneattacke sein?

An Insel denken (Imaginationsübung), Attacke ist da – akzeptieren. Nicht an Aufgaben denken, die warten – jetzt schonen. Sich bewusst machen, dass es bald vorbei ist.

Abbildung 13: Beispiel für ein ausgefülltes Arbeitsblatt 4.2

8.5 Sitzung 5: Triggermanagement

Mögen hätt ich schon wollen, aber dürfen habe ich mich nicht getraut.
Karl Valentin (1882–1948)[6]

Ziele der Sitzung

- Festigung und Ausbau der Lernerfolge von Sitzung 4 (Attackenmanagement)
- Wissen über die Bedeutung von Triggern bei der Auslösung von Migräneattacken
- Kategorisierung und Bewertung von eigenen Triggern
- Aufbau spezifischer Bewältigungsstrategien im Umgang mit eigenen Triggern (Triggermanagement)
- Reduktion der Angst vor Triggern

Inhalte

- Erfahrungsaustausch zu Sitzung 4
- Psychoedukation zu Triggern
- Sammlung von individuellen Triggern
- Bewertung der Trigger hinsichtlich Auslösepotential, Vermeidung und Einschränkung
- Erarbeitung eines günstigen Umgangs mit Triggern

Materialien

- Informationsblatt 5.1: Trigger
- Informationsblatt 5.2: Triggermanagement
- Arbeitsblatt 5.1: Triggeranalyse
- Arbeitsblatt 5.2: Triggermanagement
- Arbeitsblatt 5.3: Bilanzierung des Triggermanagements
- Übung 5: Imagination – Die Trauminsel

Viele Migränebetroffene berichten, dass bestimmte Faktoren (sog. Trigger) eine Migräneattacke auslösen können. Häufig als Trigger genannt werden Stress, Hormonschwankungen (bei Frauen), unregelmäßiges Essen, Wetterwechsel und Schlafstörungen. Auch Alkoholkonsum, Gerüche, körperliche Anstrengung und bestimmte Nahrungsmittel werden als potenzielle Trigger geschildert. Für viele der genannten Trigger gibt es jedoch kaum wissenschaftliche Evidenz. Oft sind die als Trigger bezeichneten Auslöser entweder Prodromalsymptome (z. B. Konsum von Süßigkeiten bei Heißhunger) oder Faktoren am Ende einer ganzen Kette von Belastungen, die zur Überschreitung der Migräneschwelle führen. Man kann davon ausgehen, dass das Erleben eines Triggers oft mit einer negativen Erwartungshaltung verbunden ist, die selbst zu einer emotionalen Belastung werden kann und dann – im Sinne einer selbsterfüllenden Prophezeiung – zur Auslösung einer Kopfschmerzattacke beiträgt. Die Behandlungsempfehlung zielt daher nicht mehr ausschließlich darauf ab, Trigger möglichst zu vermeiden. Angestrebt wird mit der Sitzung 5, den Patienten verschiedene Handlungsmöglichkeiten angesichts potenzieller Trigger aufzuzeigen und somit einen flexibleren Umgang mit diesen zu ermöglichen.

Schritt 1: Erfahrungsaustausch zu Sitzung 4

Der Therapeut fragt die Teilnehmer nach ihren Erfahrungen bei der Erprobung der in der letzten Sitzung entwickelten Bewältigungsstrategien im Umgang mit einer Migräneattacke. Eine diesbezügliche Rückmeldung der Teilnehmer kann natürlich nur dann erfolgen, wenn seit der letzten Sitzung eine Migräneattacke erlebt wurde. Unabhängig davon sollten die Teilnehmer die Möglichkeit haben, den erstellten Notfallplan *(Arbeitsblatt 4.3: Mein persönlicher Erste-Hilfe-Koffer)* kurz vorzustellen. Folgende Fragen bieten sich sinngemäß an:

- „Haben Sie seit der letzten Sitzung eine Migräneattacke erlebt? Wenn ja, was haben Sie (anders) gemacht? Was hatten Sie sich in der letzten Sitzung vorgenommen?“
- „Was hat in der Umsetzung funktioniert, was nicht? Warum nicht? Wie könnte es besser funktionieren? Was war besonders hilfreich?“
- „Welche Effekte auf die Migräneattacke und ihr Wohlbefinden haben sie wahrgenommen?“

6 www.karl-valentin.de/zitate/zitate.htm

- „Haben Sie einen Notfallplan *(Arbeitsblatt 4.3)* erstellt? Wie sieht dieser aus?"

Aus zeitlichen Gründen werden vermutlich nicht alle Teilnehmer ihren Notfallplan vorstellen können, dennoch sollte die Möglichkeit gegeben werden, zumindest einen Notfallplan vorzustellen bzw. diesbezügliche Fragen zu klären. Von den Teilnehmern als hilfreich wahrgenommene Strategien im Umgang mit der Attacke können am Flipchart gesammelt werden.

Schritt 2: Psychoedukation zum Triggermanagement

Der Therapeut informiert mit Unterstützung der *Informationsblätter 5.1: Trigger* und *5.2: Triggermanagement* über das Konzept von Kopfschmerztriggern und die verschiedenen Handlungsmöglichkeiten im Umgang mit diesen. Dabei wird auf die Entwicklung von den früheren Behandlungsempfehlungen einer eher generellen „Triggervermeidung" hin zum aktuellen Behandlungsansatz eines „differenzierten Umgangs mit Kopfschmerztriggern" eingegangen.

Beispiel zur Psychoedukation: Triggermanagement

Th: „Viele Migränepatienten berichten, dass eine Migräneattacke durch bestimmte Faktoren, sogenannte ‚Trigger' ausgelöst werden kann. *[In manchen Fällen kann es sinnvoll sein, darauf hinzuweisen, dass mit dem Begriff ‚Trigger' hier nicht muskuläre Triggerpunkte gemeint sind.]* Häufig genannte Trigger sind u.a. Stress, Wetteränderungen, Schlafmangel oder zu viel Schlaf, das Auslassen von Mahlzeiten und bei Frauen außerdem hormonelle Schwankungen. Allerdings weiß man, dass viele der genannten Trigger nicht immer zwangsläufig eine Migräneattacke auslösen. Entscheidend ist oftmals die Summe der Belastungen zwischen den Attacken *[hier kann auf das Schwellenmodell der Migräne von Sitzung 1 verwiesen werden]*. Trigger können dann zwar dazu führen, dass die Migräneschwelle überschritten wird, sind aber keine alleinige Ursache der Attacke. Manche Trigger sind außerdem eher Symptome der Prodromalphase (z.B. Konsum von Süßigkeiten bei Heißhunger) und somit keine wirklichen Auslöser der Migräneattacke. Außerdem kann der Versuch, Trigger stets zu vermeiden, selbst zum Stressfaktor werden und die Lebensqualität einschränken. Es ist daher nicht sinnvoll, Trigger immer zu vermeiden. Das Ziel dieser Sitzung ist es, einen flexiblen Umgang mit möglichen Kopfschmerztriggern zu lernen."

Mögliche Schwierigkeiten:

Eine Gefahr des Triggermanagements besteht darin, dass einige Patienten das Hinterfragen des Auslösepotentials ihrer Trigger als bedrohlich erleben können, da sie ihre bisherigen, unter Umständen langjährigen Beobachtungen in Frage gestellt sehen und die Orientierung auf Trigger letztlich auch ein gewisses Kontrollerleben im Umgang mit der oft als unberechenbar wahrgenommen Erkrankung vermitteln kann. Um eine Gefährdung der therapeutischen Beziehung und potenzielle Reaktanz der Patienten zu verhindern, sollten Aussagen der Patienten über ihre Trigger vom Therapeuten ernstgenommen werden. Der Therapeut betont, dass das vorgestellte Konzept einen flexibleren Umgang mit Triggern ermöglichen kann (gemäß des Selbstmanagement-Ansatzes). Keinesfalls geht es darum, Patienten dazu zu bringen, sich ihren Triggern ausnahmslos zu stellen.

Schritt 3: Triggeranalyse – Sammeln und Bewerten von Kopfschmerztriggern

Zur Analyse von potenziellen Kopfschmerztriggern teilt der Therapeut das *Arbeitsblatt 5.1: Triggeranalyse* aus (s. Abb. 14). Idealerweise in Stillarbeit (alternativ als Partnerübung) werden zunächst subjektiv relevante Kopfschmerztrigger genannt und möglichst konkret beschrieben. Hierbei sollten sich die Teilnehmer auf die wesentlichen Trigger beschränken (das Arbeitsblatt sieht eine Benennung von maximal fünf Triggern vor). Falls in der vorangegangenen Sitzung der *Fragebogen zur Triggerempfindlichkeit und -vermeidung bei Kopfschmerzen (HTSAQ-G)* verteilt wurde und in ausgefüllter Form vorliegt, können die Teilnehmer auf diesen zurückgreifen. Anschließend werden von den Teilnehmern ihre fünf prominentesten Trigger hinsichtlich der folgenden Kriterien jeweils auf einer Ratingskala (0 bis 10) bewertet:

a) *Zuverlässigkeit* (Einschätzung des Auslösepotentials des Triggers),
b) *Vermeidung* (Einschätzung des eigenen Vermeidungsverhaltens bezüglich des Triggers) und
c) *Einschränkung* (Einschätzung der Beeinträchtigung durch das Vermeidungsverhalten bzw. den Verzicht).

Der Therapeut unterstützt den Bearbeitungsprozess, indem er als Ansprechpartner zur Verfügung steht.

Mögliche Schwierigkeiten:

Erfahrungsgemäß gibt es auch Patienten, die berichten, keine oder nur wenige Trigger zu kennen. Dies kann zwei Gründe haben: (1) Es liegen tatsächlich keine oder nur wenige Trigger vor. (2) Auslösende

Arbeitsblatt 5.1 **Seite 1/2**

Triggeranalyse

1. Sammlung von eigenen Kopfschmerztriggern

Bitte notieren Sie Ihre vermuteten Trigger, und versuchen Sie möglichst konkret zu sein. Denken Sie daran, dass das Auslösepotential eines Triggers von seiner Dosis (Dauer, Menge, Intensität) abhängig sein kann. Zudem kann erst das Zusammenspiel mehrerer Faktoren (Hektik, viele Reize, Müdigkeit) zur Auslösung einer Attacke beitragen. Es kann sinnvoll sein, sich bei der Sammlung zunächst auf die wesentlichen Trigger (maximal 5) zu beschränken.

Trigger	Beschreibung (Art und Dosis)
Bsp.1: Einkaufen	*am Wochenende mehrere Stunden im Einkaufszentrum*
Bsp.2: Sport	*1h Nordic Walking*
Bsp.3: Kinobesuch	*Samstag abends 2h Film im Kino*
Stress	– Ärger über den Partner
Alkohol	– fast immer, v. a. bei Rotwein und Sekt – außer wenn sehr maßvoll und kombiniert mit viel Wasser getrunken wird (4-fache Menge Wasser)
Hunger	– mehr als 8h nichts gegessen
viele Reize auf einmal (Feier, Kino, großes Einkaufszentrum, heller Bildschirm)	– kritische Dosis abhängig von Vorbelastung – sobald „Hallen im Kopf", auf jeden Fall kritisch
Reisen	– am ersten Urlaubstag fast immer Migräne, umso stärker und länger, je anstrengender die Zeit vor der Abreise war

Arbeitsblatt 5.1 **Seite 2/2**

2. Bewertung der Kopfschmerztrigger

Bitte bewerten Sie nun jeden der von Ihnen genannten Trigger anhand einer Skala von 0 bis 10 hinsichtlich folgender Merkmale:

a) Zuverlässigkeit	Wie zuverlässig löst dieser Trigger eine Migräneattacke aus? *0 = sehr unzuverlässig/selten bis 10 = immer*
b) Vermeidung	Wie stark versuchen Sie, den Trigger zu vermeiden? *0 = gar nicht/keine Vermeidung möglich bis 10 = extreme Vermeidung*
c) Einschränkung durch die Vermeidung bzw. den Verzicht	Wie eingeschränkt erleben Sie sich durch eine Vermeidung? *0 = gar nicht eingeschränkt bis 10 = extrem eingeschränkt*

Trigger	a) Zuverlässigkeit	b) Vermeidung	c) Einschränkung
Bsp. 1: mehrere Stunden im Einkaufszentrum	*4: Wenn ich schon gestresst bin, kann der längere Aufenthalt im Einkaufszentrum eine Migräneattacke auslösen, ansonsten eher nicht.*	*9: Ich versuche gar nicht erst, in ein Einkaufszentrum zu gehen.*	*6: Früher bin ich gerne ins Einkaufszentrum shoppen gegangen, das fehlt mir schon.*
Bsp. 2: Nordic Walking	*7: Oft habe ich nach dem Walken eine Migräneattacke, v.a. bei schwülem und heißem Wetter.*	*10: Im letzten halben Jahr war ich gar nicht mehr Walken.*	*9: Das Walken war für mich immer ein wichtiger Stressausgleich.*
Bsp. 3: Kinobesuch	*5: In ca. einem Drittel der Fälle hatte ich nach einem Kinobesuch eine Migräneattacke.*	*10: Ich gehe gar nicht mehr ins Kino.*	*7: Kinobesuche habe ich immer sehr genossen.*
Ärger über den Partner	6 intensiver Ärger löst bei mir häufig eine Attacke aus	7 ich versuche Streit zu vermeiden und spreche meine Unzufriedenheit meistens nicht an	5 Konflikte stauen sich an, Unzufriedenheit steigt
Alkohol	8 fast immer	9 fast vollständig	3 fehlt etwas, aber Verzicht ist besser als Migräne
Hunger	7 fast immer	9 Versuche, regelmäßige Essenszeiten einzuhalten, außerdem immer Müsliriegel dabei	0 Hunger vermisse ich nicht
viele Reize auf einmal (z.B. Feier)	4 mal so, mal so, wenn ich mich vorher ausgeruht fühle, eher nicht	5 wenn es keine zu große Einschränkung ist	5 Schade, dass immer Kontrolle notwendig ist. Das Feiern fehlt mir etwas.
Reisen	9 fast immer	0 gar nicht	2 Erster Tag Urlaub im Eimer, hab mich damit arrangiert und plane für den Tag nichts

Abbildung 14: Beispiel für ein ausgefülltes Arbeitsblatt 5.1

Faktoren sind bislang noch nicht erkannt worden, was möglicherweise im Zusammenhang mit einer reduzierten Introspektionsfähigkeit gesehen werden kann. Selbstverständlich sollte der Therapeut die Angaben des Patienten keinesfalls anzweifeln. Er kann die Aussagen des Patienten wertschätzend konnotieren und darauf hinweisen, dass ein Triggermanagement aktuell nicht erforderlich ist. Im Gruppenkontext können diese Patienten im Rahmen von Partnerübungen als „Therapeut" eingebunden werden.

Einige Patienten benennen bei der Triggeranalyse bereits komplexe Stresssituationen oder eine eigene, zentrale Problematik als relevante Kopfschmerzauslöser („Mein Problem ist der Konflikt mit meiner Arbeitskollegin – immer wenn es zu einer Auseinandersetzung kommt, folgt eine Migräne."). Diese Selbstanalyse ist auf jeden Fall positiv zu werten. Der Therapeut sollte darauf hinweisen, dass das Triggermanagement in diesem Fall eine erste Einordnung in eine geeignete Triggermanagement-Strategie erlaubt (z.B. Konfrontation mit Bewältigung) und auf Sitzung 6 verweisen, in der gezielt das Thema „Stressbewältigung" bearbeitet wird.

Schritt 4: Triggermanagement: Erarbeitung von geeigneten Strategien im Umgang mit Kopfschmerzauslösern

Der Therapeut leitet nun das eigentliche Triggermanagement ein, indem er anhand von *Informationsblatt 5.2: Triggermanagement* die verschiedenen Optionen des Umgangs mit Kopfschmerztriggern aufzeigt und entsprechende Anwendungsbeispiele gibt:

a) *Experiment:* Dieser Ansatz läuft auf eine Konfrontation mit dem Kopfschmerztrigger hinaus. Das Ziel ist es, das tatsächliche Auslösepotential im Sinne eines Verhaltensexperiments kritisch zu überprüfen. Dies kann z.B. bei bestimmten Nahrungsmitteln sinnvoll sein.
b) *Bewältigung:* Auch dieser Ansatz beinhaltet eine Konfrontation mit dem Kopfschmerztrigger. In diesem Fall wird eine Reduktion des Auslösepotentials durch den Einsatz von geeigneten Bewältigungsstrategien (z.B. Einsatz von Reizabschirmung, Entspannung oder stressmindernden Gedanken) angestrebt.
c) *Gewöhnungstraining:* Durch systematische und graduierte Konfrontation (Exposition in zunehmender Dosis) wird eine Gewöhnung an den Trigger angestrebt. Hierdurch kann eine Steigerung der Belastbarkeit erfolgen. Dies kann bei umschriebenen Reizen (Licht, Gerüche) sowie im Hinblick auf körperliche und geistige Anstrengung sinnvoll sein.
d) *Vermeidung:* Im Gegensatz zu den vorherigen Ansätzen wird hier tatsächlich eine möglichst umfassende Vermeidung des Triggers angestrebt. Diese Option kann bei Triggern mit hohem Auslösepotential bzw. tatsächlich gesundheitsschädlichen Triggern (z.B. Dehydrierung) sinnvoll sein.
e) *Akzeptanz:* Dieser Ansatz bietet sich bei Triggern an, die sich nicht oder kaum vermeiden lassen (z.B. Wetterumschwung) oder bei denen eine Vermeidung mit hohen Einschränkungen bzw. Verlusten der Lebensqualität einhergehen würde (z.B. resultierender sozialer Rückzug). Das Herausstellen des Vermeidungsleides bei diesem Ansatz orientiert sich am Konzept der Akzeptanz- und Commitment-Therapie.

Anschließend sollten von den Teilnehmern – am besten in Stillarbeit oder als Partnerübung – mit Hilfe von *Arbeitsblatt 5.2: Triggermanagement* (s. Abb. 15) geeignete Optionen (a, b, c, d oder e) für den Umgang mit den vorher analysierten Triggern ausgewählt werden. Hierbei sollten die Patienten darauf hingewiesen werden, dass auch Kombinationen aus *mehreren* Optionen möglich sind (s. *Informationsblatt 5.2: Triggermanagement*). Das *Informationsblatt 5.2.* bietet sich zur Orientierung bei der Auswahl geeigneter Triggermanagement-Strategien an. Der Therapeut steht bei der Bearbeitung von *Arbeitsblatt 5.2* als Ansprechpartner unterstützend zur Verfügung und gibt bei Bedarf individuelle Rückmeldung. In einer abschließenden Feedbackrunde im Plenum sollte den Teilnehmern die Möglichkeit gegeben werden, die geplanten – und ggf. neuen – Optionen im Umgang mit den Kopfschmerztriggern vorzustellen. Auch hier kann eine kurze Rückmeldung des Therapeuten erfolgen. Abschließend wird das *Arbeitsblatt 5.3: Bilanzierung des Triggermanagements* ausgeteilt (s. Abb. 16). Die Teilnehmer werden gebeten, im weiteren Verlauf selbstständig ihre Erfahrungen mit den ausgewählten Optionen des Triggermanagements in dieses Arbeitsblatt einzutragen.

Gewöhnungstraining (optional):

Bei der Indikation für ein individuelles Gewöhnungstraining kann das Planungs- und Dokumentationsformular im Anhang/auf der CD-ROM verwendet werden. Folgende Materialien stehen für das Gewöhnungstraining zur Verfügung:

- *Gewöhnungstraining – Information für Therapeuten*
- *Gewöhnungstraining – Übungsplan und Protokollbogen* für Patienten
- Beispiel für ein Gewöhnungstraining an die Bildschirmarbeit (ausgefüllter Übungsplan und Protokollbogen)

Mögliche Schwierigkeiten:

Es ist sehr anspruchsvoll, sich mit bislang vermiedenen Triggern zu konfrontieren und kann einige Patienten überfordern. Auch die konkrete Ausarbeitung eines Plans für ein Gewöhnungstraining kann sehr komplex sein und Bedarf in der Regel einer individuellen therapeutischen Anleitung. Hier bietet das Einzelsetting die besseren Möglichkeiten, individuell auf den Patienten einzugehen und eine optimale Vorgehensweise zu erarbeiten. Im Gruppensetting werden diesbezügliche Veränderungen vermutlich zunächst nur angeregt werden können. Sowohl den Patienten als auch dem Therapeuten sollte zudem klar sein, dass der Prozess des Triggermanagements und damit einhergehender Veränderungen einen längeren Zeitraum erfordern wird und in der folgenden Sitzung 6 allenfalls erste Ergebnisse bzw. Erfahrungswerte zu erwarten sind.

Im Weiteren ist es wichtig, vorab mit dem Patienten das durchaus bestehende Risiko einer Attackenauslösung im Rahmen einer Triggerkonfrontation zu besprechen. Letztendlich entscheidet der Patient im Sinne einer individuellen Kosten-Nutzen-Abwägung über den Ablauf der Intervention.

Arbeitsblatt 5.2 **Seite 1/1**

Triggermanagement

Bitte überlegen Sie sich für Ihre Trigger ein für Sie günstiges Vorgehen. Folgende Strategien bieten sich an:

a) *Experiment:* Testen des Auslösepotentials (z.B. wiederholter Konsum von Schokolade, um auszuschließen, dass Schokolade ein Auslöser von Migräneattacken ist)
b) *Bewältigung:* Konfrontation mit dem Trigger unter Einsatz von Bewältigungsstrategien (z.B. Einkaufen mit Pausen und Reizabschirmung)
c) *Gewöhnungstraining:* Steigerung der Belastbarkeit (z.B. Nordic Walking mit schrittweiser Steigerung der Gehstrecke)
d) *Vermeidung:* z.B. Verzicht auf Rotwein; Vermeiden von Schlafmangel
e) *Akzeptanz:* In Kauf nehmen der Migräneattacke (z.B. nach Kinobesuch) und/oder sich nicht auf Unbeeinflussbares (z.B. Wetter) fixieren

Tragen Sie in die folgende Tabelle die Strategien ein, und beschreiben Sie diese. In manchen Fällen sind auch Kombinationen von mehreren Strategien sinnvoll (s. Beispiel 2).

Trigger	Strategie (a, b, c, d, e)	Umsetzung
Bsp. 1: mehrere Stunden im Einkaufszentrum	*b*	*ohne Hektik Einkaufen mit Einbau von Pausen und Reizabschirmung*
Bsp. 2: Nordic Walking	*c, d*	*schrittweise Steigerung der Gehstrecke, aber Verzicht auf Nordic Walking bei extremer Hitze*
Bsp. 3: Kinobesuch	*e*	*Ich gehe ins Kino und genieße es. Wenn ich danach eine Migräneattacke bekommen sollte, hadere ich nicht damit.*
Ärger über den Partner	b	– versuche, Probleme und Wünsche rechtzeitig anzusprechen – gestehe meinem Partner eine andere Meinung zu
Alkohol	b, d	Wie bisher: wenig und immer mit viel Wasser
Hunger	d	Wie bisher: Versuche, regelmäßige Mahlzeiten einzuhalten und habe immer Müsliriegel dabei
viele Reize (z.B. Feier)	b	vorher Pause, nachher Pause zusätzliche Freizeitevents dosiert planen
Reisen	b, e	b) Vor dem Urlaub mache ich langsamer e) Akzeptanz, Urlaub lohnt sich

Abbildung 15: Beispiel für ein ausgefülltes Arbeitsblatt 5.2

Entspannungsübung: Imagination

Als Entspannungsverfahren wird die Durchführung der Imaginationsübung „Trauminsel" empfohlen (s. *Übung 5: Imagination – Die Trauminsel* im Anhang/auf der CD-ROM). Eine Durchführung bietet sich wieder entweder im Rahmen einer Pause oder als Stundenausklang an. Die in der folgenden Sitzung 6 vorgestellte *Übung 6: Innere Reizabschirmung – Die Glaskugelübung* erfordert ebenfalls eine gewisse Imaginationsfähigkeit, sodass die in Sitzung 5 durchgeführte Imaginationsübung auch als eine Art Vorbereitung für die Reizabschirmung angesehen werden kann.

Arbeitsblatt 5.3 **Seite 1/1**

Bilanzierung des Triggermanagements

Bitte fassen Sie hier für sich die Ergebnisse Ihres Triggermanagements zusammen. Dazu listen Sie alle die Trigger auf, bei denen Sie etwas verändert haben (im Sinne eines anderen Umgangs mit diesem Trigger).

Bewerten Sie jeweils, was Sie durch den veränderten Umgang mit diesem Trigger erreicht haben.

Trigger	Strategie (a, b, c, d, e)	Ergebnis
Bsp. 1: mehrere Stunden im Einkaufszentrum	*b*	*Wenn ich Pausen einlege, kann ich einen mehrstündigen Einkauf tätigen, ohne eine Migräneattacke auszulösen.*
Bsp. 2: Nordic Walking	*c, d*	*Eine ¾-Stunde Nordic Walking kann ich mir inzwischen erlauben, ohne dass es zu einer Migräneattacke kommt. Bei starker Hitze verzichte ich aber auf das Walken.*
Bsp. 3: Kinobesuch	*e*	*Ich gehe wieder öfters ins Kino. Wenn ich danach tatsächlich eine Attacke habe, sage ich mir „Das Risiko war es wert." und akzeptiere, dass ich mich dann für eine gewisse Zeit zurückziehen muss und ein Kopfschmerzmedikament einnehme.*
Ärger über den Partner	b	Es gelingt mir besser, Bedürfnisse in Ruhe anzusprechen und auch mehr Verständnis für meinen Partner zu haben.
Alkohol	b, d	Ich vermeide Alkohol so gut wie möglich. Manchmal kann ich aber auch etwas Wein trinken, wenn ich dazu ausreichend Wasser trinke.
Hunger	d	Ich habe immer einen Müsliriegel dabei — funktioniert gut.
viele Reize (z. B. Feier)	b	Wenn ich nicht zu viel hintereinander unternehme und mich vor einer Feier ausruhe, habe ich danach oft keine Migräneattacke.
Reisen	b, e	Dadurch, dass ich bei der letzten Urlaubsreise schon vorher ein paar Tage frei genommen und in Ruhe alles vorbereitet hatte, kam es nach der Ankunft am Urlaubsort nur zu einer leichten, kurzen Attacke.

Abbildung 16: Beispiel für ein ausgefülltes Arbeitsblatt 5.3

8.6 Sitzung 6: Stressbewältigung

Was unternehmen am Wochenende, aufräumen und rausgehen, wenn die Sonne scheint? Einen Scheiß müssen Sie!
Tommy Jaud (2015)

Ziele der Sitzung

- Festigung und Ausbau der Lernerfolge von Sitzung 5 (Triggermanagement)
- Wissen über Möglichkeiten und Ansatzpunkte der Stressbewältigung
- Verbesserung der Stressbewältigungskompetenz

Inhalte

- Erfahrungsaustausch zu Sitzung 5 (Triggermanagement)
- Psychoedukation zur Rolle von Stress sowie zu Ansatzpunkten der Stressbewältigung
- Analyse von individuellen Stressauslösern und -verstärkern (stressbezogene Verhaltensanalyse)
- Entwicklung von effektiven Strategien der Stressbewältigung

Materialien

- Informationsblatt 6.1: Beispiel stressbezogene Verhaltensanalyse
- Arbeitsblatt 6.1: Stressbewältigung – Verhaltensanalyse
- Arbeitsblatt 6.2: Stressbewältigung – Lösungsansätze
- Übung 6: Innere Reizabschirmung – Die Glaskugelübung

In Sitzung 6 soll die Stressbewältigungskompetenz der Patienten verbessert werden. Ein Rational für Maßnahmen zur Stressbewältigung liefert das in der ersten Sitzung vorgestellte Entstehungsmodell der Migräne (s. *Informationsblatt 1.3*). Stress zählt zu den häufigsten Triggern für Migräne und ist nachgewiesenermaßen ein Faktor, der die Frequenz von Migräneattacken erhöhen kann. In dieser Sitzung soll jeder Patient unter Zuhilfenahme eines allgemeinen Verhaltensanalyseschemas eine individuelle, prototypische Stresssituation bearbeiten und alternative Verhaltensweisen bzw. Bewältigungsstrategien entwickeln. Es kommen die folgenden Ansatzpunkte zur Stressbewältigung in Frage (Pössel & Hautzinger, 2009):

1) *Instrumentelle Stressbewältigung:* Modifikation von Stressoren, das heißt Veränderung oder Vermeidung kritischer Situationen.
2) *Mentale Stressbewältigung:* Modifikation dysfunktionaler Kognitionen; ggf. Einsatz von Defusionstechniken (Akzeptanz- und Commitment-Therapie) oder metakognitiven Techniken.
3) *Regenerative Stressbewältigung:* Regulierung von körperlichen und psychischen Stressreaktionen.

Schritt 1: Erfahrungsaustausch zu Sitzung 5

Zu Beginn dieser Sitzung sollten die Patienten die Möglichkeit haben, im Plenum erste Erfahrungen mit dem Triggermanagement aus Sitzung 5 zu berichten. Zur Dokumentation der Wirkungen der verschiedenen Optionen des Triggermanagements ist das in Sitzung 5 eingeführte *Arbeitsblatt 5.3: Bilanzierung des Triggermanagements* geeignet. Mit folgenden Fragen kann der Therapeut den Erfahrungsaustausch einleiten:

- „Hat sich schon etwas in Ihrem Umgang mit Triggern verändert? Was haben Sie ausprobiert?"
- „Welche (neuen) Strategien[7] haben Sie angewendet? Welche Erfahrungen haben Sie hierbei gemacht?"

Der Therapeut moderiert, fasst zusammen und gibt Feedback. Jeder Teilnehmer sollte die Möglichkeit haben, eigene Erfahrungen zu berichten.

Schritt 2: Psychoedukation zur Rolle von Stress und Möglichkeiten der Stressbewältigung

Der Therapeut erörtert die Relevanz der Stressbewältigung bei Migräne. So kann durch einen verbesserten Umgang mit Stressoren die Häufigkeit von Migräneattacken reduziert werden. Hierbei sollte das in der ersten Sitzung vorgestellte Entstehungsmodell,

7 Zur Erinnerung: Es gibt die Strategien a) Experiment, b) Bewältigung, c) Gewöhnungstraining, d) Vermeidung und e) Akzeptanz

welches letztendlich ein Vulnerabilitäts-*Stress*-Modell darstellt, kurz rekapituliert werden (s. *Informationsblatt 1.3*). Anschließend werden das Konzept der Verhaltensanalyse sowie davon ausgehend die drei grundsätzlichen Ansatzpunkte der Stressbewältigung vorgestellt:

1) *instrumentelle,*
2) *mentale* und
3) *regenerative Stressbewältigung.*

Beispiel zur Psychoedukation: Die Relevanz von Stress

Th: „Es besteht heutzutage kein Zweifel mehr, dass zu viel Stress die Gesundheit beinträchtigen kann. Stress ist an der Entstehung sowohl körperlicher Erkrankungen (z.B. Herz-Kreislauf-Erkrankungen, Diabetes) als auch psychischer Erkrankungen (z.B. Depression, Angststörungen) beteiligt. Auch bei Migräne kann Stress zur Entstehung bzw. einer Verschlechterung beitragen: Stressbelastungen können zu einem erhöhten Energieverbrauch im Gehirn führen und dazu beitragen, dass die Migräneschwelle schneller überschritten wird (s. das in der ersten Sitzung vorgestellte Schwellenmodell).

Das Ziel der heutigen Sitzung ist es, eine Methode vorzustellen, mit der Stresssituationen analysiert und anschließend besser in den Griff bekommen werden können. Diese Methode heißt: ‚Verhaltensanalyse'. Nach genauer Analyse der Stresssituation können gezielt Möglichkeiten zum Umgang mit dem Stress entwickelt werden.

Natürlich kann man mit dieser Methode Stress nicht völlig abstellen. Dieser gehört zum Leben dazu und ist bis zu einem gewissen Grad auch nicht gesundheitsschädlich. Es geht eher darum, wiederkehrende, typische Belastungssituationen des Alltags zu analysieren. Typische Belastungssituationen sind z.B. wiederkehrende zwischenmenschliche Konflikte oder Überforderungssituationen. Nach Analyse der jeweiligen Situation gilt es, sich Möglichkeiten zu überlegen, wie der Stress in dieser Situation nachhaltig verringert werden kann."

Schritt 3: Erarbeitung von individuellen Stressauslösern und -verstärkern (Durchführung einer stressbezogenen Verhaltensanalyse)

Zur besseren Vorbereitung sollte im Vorfeld das *Informationsblatt 6.1: Beispiel stressbezogene Verhaltensanalyse* ausgeteilt und im Plenum besprochen bzw. vom Therapeuten vorgestellt werden (s. Abb. 17). Anschließend initiiert der Therapeut die Durchführung einer individuellen Verhaltensanalyse mit Hilfe von *Arbeitsblatt 6.1: Stressbewältigung – Verhaltensanalyse.* Es bieten sich Stillarbeit oder eine Partnerübung („Therapeut"/Patient) an.

Mögliche Schwierigkeiten:

Die Durchführung einer professionellen Verhaltensanalyse ist alles andere als trivial. Daher kann es unter Umständen günstig sein, wenn der Therapeut zunächst im Plenum mit einem freiwilligen Patienten eine Verhaltensanalyse modellhaft erstellt.

Eine der größten Herausforderungen bei der Erstellung einer aussagekräftigen Verhaltensanalyse ist erfahrungsgemäß das Herausfinden einer relevanten Problemsituation, d.h. einer Situation, in der zentrales Problemverhalten auftritt. Im Rahmen von Psychotherapie kommt es nicht selten vor, dass sich erst nach mehreren Sitzungen das „wirkliche Problem" offenbart. Daher kann im Kontext einer sieben Sitzungen umfassenden Gruppentherapie nicht unbedingt erwartet werden, dass jeder Patient sofort seine zentrale, relevante Problematik benennt. Hier ist das Ziel vor allem die Vermittlung von Fertigkeiten zur selbstständigen Verhaltensanalyse und Entwicklung von Lösungsansätzen im Umgang mit Belastungen.

Schritt 4: Entwicklung von effektiven Strategien der Stressbewältigung

Orientiert an dem Ergebnis der Verhaltensanalyse *(Arbeitsblatt 6.1)* sollten die Teilnehmer nun die Gelegenheit haben, individuelle Ansatzpunkte der Stressbewältigung zu entwickeln. Hierbei kommt das *Arbeitsblatt 6.2: Stressbewältigung* – Lösungsansätze zum Einsatz.

Wenn das *Arbeitsblatt 6.1* bereits in Partnerarbeit ausgefüllt wurde, bietet es sich an, mit demselben Partner wieder in einer Zweiergruppe an der Entwicklung von Lösungsmöglichkeiten zu arbeiten.

Alternativ oder ergänzend können eine oder mehrere Verhaltensanalysen im Plenum besprochen und jeweils gemeinsam Lösungsansätze entwickelt werden. Wenn sich einzelne Gruppenteilnehmer bereit erklären, ihre Stresssituation im Plenum vorzustellen, sollte von dieser Möglichkeit Gebrauch gemacht werden. Hierbei ist es sinnvoll, dass der Therapeut die jeweilige Verhaltensanalyse zunächst am Flipchart dokumentiert. Andere Gruppenteilnehmer können noch Verständnisfragen zu der dann vorliegenden Problemsituation stellen. Anschließend werden von allen Beteiligten unter Moderation des Therapeuten Ideen zu Lösungsansätzen gesammelt. Ein Vorteil ist, dass gemeinsam in der Regel noch produktiver Lösungsansätze generiert werden können. Ein weiterer Vorteil ist, dass das gemeinsame Erarbeiten von Stressbewältigungsstrategien die Gruppenkohäsion fördern kann. Da die Teilnehmer oft ähnliche Problemsituationen kennen (z. B. Tendenz zur Selbstüberforderung, hoher Leistungsanspruch) besteht hier eine gute Möglichkeit des konstruktiven Erfahrungsaustausches („Das kenne ich auch von mir."). Der Therapeut kann durchaus direktiv moderieren (z. B. „Nach meiner Erfahrung könnte es in dieser Situation günstig sein, Folgendes zu tun ...").

Mögliche Schwierigkeiten:

In den seltensten Fällen werden im Plenum einer Gruppensitzung die Verhaltensanalysen *aller Teilnehmer* vorgestellt bzw. entsprechende Lösungsmöglichkeiten besprochen werden können. Hier kann es sinnvoll sein, von den Teilnehmern, die noch keine zufriedenstellenden Ansatzpunkte für eine bessere Stressbewältigung erarbeiten konnten, den Schritt 4 als therapeutische Hausaufgabe bis zur nächsten Sitzung durchführen zu lassen. Zu Beginn der dann folgenden Gruppensitzung 7 können weitere Stresssituationen bearbeitet werden.

Informationsblatt 6.1 **Seite 1/1**

Beispiel stressbezogene Verhaltensanalyse

Dieser Bogen soll Ihnen helfen, individuelle Stresssituationen zu analysieren. Bitte beschreiben Sie auf diesem Blatt möglichst genau, was in einer Ihrer typischen Stresssituationen geschieht.

In folgender **Situation** treten immer oder meistens die Belastung bzw. die Beschwerden auf (Wo? Wann? Wer ist dabei? Was ist passiert?):

Ich will pünktlich um 17:00 Uhr Feierabend machen, um dann zum Yoga zu gehen. Kurz vor 17:00 Uhr kommt noch eine E-Mail mit einer Anfrage von einer Kollegin.

Folgende **Gedanken** treten dann auf (Versuchen Sie, maximal drei zentrale Gedanken zu benennen):

1) Ich will nicht unzuverlässig oder faul erscheinen.

2) Ich mache es lieber heute als morgen.

3) Wenn ich es gleich mache, habe ich morgen außerdem Luft für meine andere Arbeit.

Lebenseinstellungen:

- Sei zuverlässig!
- Verhindere, dass andere schlecht über dich denken!
- Man sollte immer sein Bestes geben.

Folgende **Gefühle** treten dann auf (Wie fühle ich mich? Bitte mit jeweils einem Wort beschreiben, z. B. Unsicherheit, Ärger, Wut):

Sorge („Ich will nicht negativ auffallen."), Genervtheit („Es wäre mir lieber, wenn ich jetzt gleich, aber beruhigt in den Feierabend gehen könnte.")

Folgende **körperlichen Erscheinungen** treten dann auf (Was spüre ich im Körper?)

Anspannung im Nackenbereich

Ich **verhalte** mich dann folgendermaßen:

- Ich bearbeite gewissenhaft die E-Mail und erledige die damit verbundene Recherche.
- Konsequenzen sind: Ich komme erst um 18:00 Uhr aus dem Büro und es ist zu spät, um zum Yoga zu gehen. Erschöpft sehe ich noch etwas fern, gehe dann relativ unausgeglichen ins Bett.

Abbildung 17: Informationsblatt 6.1

In nicht wenigen Fällen kann sich außerdem herauskristallisieren, dass der geschilderten Stresssituation eine tiefergehende Problematik zugrunde liegt. Hier ist es sinnvoll, diesen Sachverhalt zunächst zu validieren und den Erfolgsdruck im Sinne einer schnellen Lösungsfindung zu senken („Für diese Situation ist es unrealistisch eine einfache Lösung zu erwarten."). Zudem kann auf weitere sinnvolle Behandlungsoptionen (z.B. Einzelsetting) verwiesen werden.

Entspannungsübung: Reizabschirmung

Es bietet sich wieder eine Pause zwischen Schritt 3 und 4 an. Im Rahmen der Pause oder zum Stundenausklang kann die Glaskugelübung als Form der inneren Reizabschirmung durchgeführt werden (s. *Übung 6: Innere Reizabschirmung – Die Glaskugelübung* im Anhang/auf der CD-ROM).

8.7 Sitzung 7: Abschluss – Bilanzierung und Rückfallprophylaxe

Unser größter Ruhm ist nicht, niemals zu fallen, sondern jedes Mal wieder aufzustehen.
(Autor unbekannt)

Ziele der Sitzung
• Festigung und Ausbau der Lernerfolge von Sitzung 6 (Stressbewältigung) • Festigung der Lernerfolge der vorangegangenen Sitzungen 1 bis 6 und Stabilisierung der erreichten Verhaltensänderungen • Initiierung weiterer geeigneter Maßnahmen zur Bewältigung der Migräneerkrankung
Inhalte
• Erfahrungsaustausch zu Sitzung 6 • Bilanzierung der bisherigen Lerninhalte und -erfahrungen • Bilanzierung und Reflektion der individuellen Veränderungsziele im Hinblick auf die Bewältigung der Migräne
Materialien
• Arbeitsblatt 7.1: Bilanzierung I – Was nehme ich mit? • Arbeitsblatt 7.2: Bilanzierung II – Was habe ich mir vorgenommen? • Zertifikat • Übung 7: Eigenes Massieren der Gesichts-, Hals- und Schultermuskulatur

Die *Abschlusssitzung* dient der Festigung der bisherigen Lern- und Therapieerfolge einschließlich der Stabilisierung von erreichten Verhaltensänderungen. Die Teilnehmer sollen bisher erreichte Verhaltensänderungen reflektieren und zukünftig angestrebte Verhaltensänderungen benennen.

Wichtig sind hierbei die Antizipation und Entpathologisierung von Rückschlägen im Sinne von (a) Symptomverschlechterungen und (b) Rückfällen in alte Verhaltensmuster. Die Teilnehmer sollen ermutigt werden, auch bei Schwierigkeiten „am Ball zu bleiben" und gemäß dem oben genannten Zitat trotz Rückschlägen vorgenommene Verhaltensänderungen fortzuführen.

Schritt 1: Überblick über die Abschlusssitzung und Erfahrungsaustausch zu Sitzung 6

Zu Beginn der Sitzung weist der Therapeut darauf hin, dass es sich um die Abschlusssitzung handelt und gibt einen kurzen Überblick über die Agenda:

1) Erfahrungsaustausch zur vorangegangenen Sitzung (Stressbewältigung)
2) Bilanzierung der bisherigen Lernerfahrungen
3) Reflektion der erreichten und angestrebten Verhaltensänderungen

Zunächst sollten die Patienten die Möglichkeit haben, im Plenum noch offene Fragen zur Stressbewältigung zu stellen und erste Erfahrungen mit den in Sitzung 6 erarbeiteten Maßnahmen zu berichten. Zur Förderung des diesbezüglichen Erfahrungsaustausches bieten sich die folgenden Fragen an:

- „Haben Sie seit der letzten Sitzung Stressbelastungen erlebt?“
- „Wenn ja: Wie sind Sie damit umgegangen? Welche (neuen) Strategien haben Sie angewendet und mit welchem Resultat?“

Schritt 2: Bilanzierung der bisherigen Lernerfahrungen sowie Reflektion der erreichten und angestrebten Verhaltensänderungen

Der Therapeut kündigt an, dass nun

1) die Lernerfahrungen der bisherigen Sitzungen insgesamt bilanziert werden sollen *(Arbeitsblatt 7.1: Bilanzierung I - Was nehme ich mit?)* und
2) die Teilnehmer sich darüber Gedanken machen sollen, welche Verhaltensänderungen sie bislang erreicht haben und welche Verhaltensänderungen sie zukünftig anstreben *(Arbeitsblatt 7.2: Bilanzierung II - Was habe ich mir vorgenommen?)*.

Das Ziel dieser Maßnahmen ist es, im Rahmen des bisherigen Therapieprogramms erreichte Lernerfolge und positive Verhaltensänderungen zu stabilisieren. Darüber hinaus sollen weitere geeignete Verhaltensänderungen initiiert werden.

Es erfolgt die Ausgabe und Bearbeitung der *Arbeitsblätter 7.1* und *7.2*. Es ist sinnvoll, das *Arbeitsblatt 7.1* eher in Stillarbeit durchführen zu lassen. Jeder Teilnehmer sollte möglichst unbeeinflusst die Möglichkeit haben, zu entscheiden, was für ihn persönlich wichtig war. Bei der anschließenden Bearbeitung von *Arbeitsblatt 7.2* sollte Partnerarbeit gegenüber Stillarbeit favorisiert werden: Es kann eine verbindlichere und motivierende Funktion haben, wenn Veränderungsziele einer anderen Person mitgeteilt werden. Der Therapeut steht während der Bearbeitung dieser beiden Arbeitsblätter jeweils als Ansprechpartner zur Verfügung und gibt bei Bedarf Feedback. Das am Ende von *Arbeitsblatt 7.2* formulierte zentrale Veränderungsziel sollte von den Patienten zusätzlich mit einem bildlichen Symbol versehen und somit visuell verankert werden. Das Symbol kann ein Objekt, eine bestimmte Person oder ein bestimmtes Tier sein, welches zu dem Zielvorhaben passt (z. B. ein Segelschiff, welches sich auch in rauer See nicht vom Kurs abbringen lässt). Der Teilnehmer kann das Symbol entweder aufmalen oder schriftlich benennen. Es kann sein, dass die - eine gewisse Kreativität erfordernde - Erstellung eines Symbolbildes einigen Teilnehmern komisch oder schwierig vorkommt. Hier kann vom Therapeuten mit Hinweis auf die Freiwilligkeit dieser Übung etwas Druck genommen werden.

Schritt 3: Abschlussrunde und Verabschiedung

In einer abschließenden Feedbackrunde im Plenum sollte jeder Teilnehmer die Gelegenheit haben, seine zentrale Lernerfahrung (letzter Punkt von *Arbeitsblatt 7.1:* „Gesamtfazit“) und die zentrale Verhaltensänderung (letzter Punkt von *Arbeitsblatt 7.2:* „Zentrale Veränderung“) mitzuteilen. Hierbei kann auch das bildliche Symbol genannt werden. Auf weitere Details aus diesen Arbeitsblättern sollte aus Zeitgründen und zur besseren Übersichtlichkeit nicht eingegangen werden (es sein denn, es werden zu vereinzelten Punkten noch spezifische Fragen gestellt). Der Therapeut würdigt jeweils die Teilnahme, verstärkt und gibt nach Möglichkeit individuelle Rückmeldung. Zusätzlich kann der Therapeut den Teilnehmern ein *Zertifikat* über die erfolgreiche Teilnahme ausstellen (s. Anhang/CD-ROM). In dem *Zertifikat* können unter dem Punkt „Rückmeldung und weitere Empfehlungen“ individuelle Anmerkungen vom Therapeuten verschriftlicht werden, diese sollten selbstverständlich wertschätzend und wohlwollend ausfallen. Die Vergabe eines Abschlusszertifikats wird von den Teilnehmern erfahrungsgemäß sehr positiv aufgenommen und kann darüber hinaus eine motivierende Funktion haben.

Entspannungsübung: Eigenes Massieren der Gesichts-, Hals- und Schultermuskulatur

Als Entspannungsübung kann die „Massage der Gesichts-, Hals- und Schultermuskulatur“ (s. *Übung 7: Eigenes Massieren der Gesichts-, Hals- und Schultermuskulatur* im Anhang/auf der CD-ROM) eingeführt werden. Diese Entspannungsübung sollte im Rahmen einer Pause und nicht als Stundenausklang erfolgen. Als abschließende Handlung für das Programm sollten die Teilnahmezertifikate ausgegeben werden.

Anhang

Überblick über die Arbeitsmaterialien im Anhang und auf der CD-ROM

Arbeits- und Informationsblätter zu den Sitzungen	
Sitzung 1: Psychoedukation – Vermittlung eines Entstehungsmodells der Migräne	
Informationsblätter	• Informationsblatt 1.1: Überblick über das Behandlungsprogramm • Informationsblatt 1.2: Grundlagen, Symptome und Verlauf der Migräne • Informationsblatt 1.3: Entstehungsmodell der Migräne • Informationsblatt 1.4: Erhöhte kortikale Reaktivität bei Migräne • Informationsblatt 1.5: Das Schwellenmodell der Migräne • Informationsblatt 1.6: Anleitung zum Kopfschmerztagebuch • Informationsblatt 1.7: Beispiel Kopfschmerztagebuch
Arbeitsblätter	• Arbeitsblatt 1.1: Individuelles Entstehungsmodell der Migräne • Arbeitsblatt 1.2: Checkliste eigene Stressverarbeitung • Arbeitsblatt 1.3: Kopfschmerztagebuch
Sitzung 2: Ausbalancierter Lebensstil	
Informationsblätter	• Informationsblatt 2.1: Ausbalancierter Lebensstil als Grundlage der Migräneprophylaxe • Informationsblatt 2.2: Reizabschirmung
Arbeitsblätter	• Arbeitsblatt 2.1: Migränespezifische Basismaßnahmen zur Verringerung der Attackenbereitschaft • Arbeitsblatt 2.2: Ausgewogene Energiebilanz im Alltag – Übung „Energiekuchen“
Sitzung 3: Umgang mit Attackenangst	
Informationsblätter	• Informationsblatt 3.1: Teufelskreis der Attackenangst • Informationsblatt 3.2: Beispiel für einen individuellen Bewältigungskreis der Attackenangst
Arbeitsblätter	• Arbeitsblatt 3.1: Individueller Teufelskreis der Attackenangst • Arbeitsblatt 3.2: Bewältigung der Attackenangst • Arbeitsblatt 3.3: Individueller Bewältigungskreis der Attackenangst
Sitzung 4: Bewältigung der Migräneattacke	
Informationsblätter	• Informationsblatt 4.1: Medikamentöse Behandlung der Migräne – Akuttherapie und Attackenprophylaxe • Informationsblatt 4.2: Nichtmedikamentöse Behandlungsmaßnahmen in der Migräneattacke

Arbeitsblätter	• Arbeitsblatt 4.1: Mein Verhalten in der Attacke – IST-Zustand • Arbeitsblatt 4.2: Mein Verhalten in der Attacke – SOLL-Zustand • Arbeitsblatt 4.3: Mein persönlicher Erste-Hilfe-Koffer
Sitzung 5: Triggermanagement	
Informationsblätter	• Informationsblatt 5.1: Trigger • Informationsblatt 5.2: Triggermanagement
Arbeitsblätter	• Arbeitsblatt 5.1: Triggeranalyse • Arbeitsblatt 5.2: Triggermanagement • Arbeitsblatt 5.3: Bilanzierung des Triggermanagements
Sitzung 6: Stressbewältigung	
Informationsblätter	• Informationsblatt 6.1: Beispiel stressbezogene Verhaltensanalyse
Arbeitsblätter	• Arbeitsblatt 6.1: Stressbewältigung – Verhaltensanalyse • Arbeitsblatt 6.2: Stressbewältigung – Lösungsansätze
Sitzung 7: Abschluss – Bilanzierung und Rückfallprophylaxe	
Arbeitsblätter	• Arbeitsblatt 7.1: Bilanzierung I – Was nehme ich mit? • Arbeitsblatt 7.2: Bilanzierung II – Was habe ich mir vorgenommen?
Zertifikat	• Zertifikat über die Teilnahme am Migränemanagement (MIMA)
Weitere Materialien	
Praktische Übungen zur Entspannung: Übungsbeschreibungen	
Übung 1: Achtsames Atmen – Atemmeditation	
Übung 2: Progressive Muskelrelaxation – Kurzform	
Übung 3: Halswirbelsäulengymnastik zur Reduktion der Muskelspannung	
Übung 4: Qigong – Einstiegsübung	
Übung 5: Imagination – Die Trauminsel	
Übung 6: Innere Reizabschirmung – Die Glaskugelübung	
Übung 7: Eigenes Massieren der Gesichts-, Hals- und Schultermuskulatur	
Gewöhnungstraining	
• Gewöhnungstraining – Information für Therapeuten • Gewöhnungstraining – Übungsplan und Protokollbogen • Gewöhnungstraining – Beispiel: Bildschirmarbeit	
Diagnostik – kopfschmerzspezifische Fragebögen	
• Fragebogen zum Kopfschmerzmanagement und zur Selbstwirksamkeit – Kurzversion (FKMS-K) • Auswertung und Interpretation des FKMS-K • Inventar zur Beeinträchtigung durch Kopfschmerzen (IBK) • Auswertung und Interpretation des IBK • Fragebogen zur Triggerempfindlichkeit und -vermeidung bei Kopfschmerzen (HTSAQ-G) • Auswertung und Interpretation des HTSAQ-G	

Arbeits- und Informationsblätter zu den Sitzungen

Informationsblatt 1.1 **Seite 1/1**

Überblick über das Behandlungsprogramm

Sitzung 1: Vermittlung eines Entstehungsmodells der Migräne
„Den Ursachen auf den Grund gehen."

Sitzung 2: Ausbalancierter Lebensstil
„Die ersten Schritte gegen die Migräne."

Sitzung 3: Umgang mit Attackenangst
„Der Migräne den Schrecken nehmen."

Sitzung 4: Bewältigung der Migräneattacke
„Für den Ernstfall gerüstet sein."

Sitzung 5: Triggermanagement
„Die Spreu vom Weizen trennen."

Sitzung 6: Stressbewältigung
„Stressbewältigung ist immer gut, auch bei Migräne."

Sitzung 7: Abschluss und Transfer
„Den Erfolg sichern."

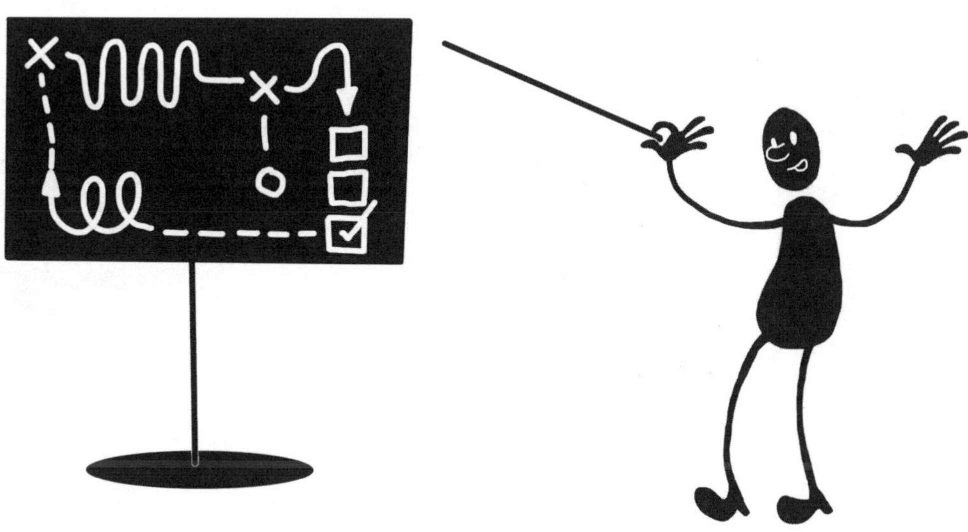

Informationsblatt 1.2

Grundlagen, Symptome und Verlauf der Migräne

Die Migräne zählt zu den *primären Kopfschmerzerkrankungen,* d.h. sie ist nicht Folge einer anderen Erkrankung (wie z.B. Hirnhautentzündung, grippaler Infekt). Beschreibungen von migräneartigen Kopfschmerzen gibt es bereits aus dem alten Ägypten.

Entstehung

Heutzutage wird die Migräne als neurologische Funktionsstörung angesehen. Als Grundlage kann eine erhöhte Reaktivität des Gehirns („Hyperreaktivität") angenommen werden. So reagiert das Gehirn von Migränebetroffenen intensiver auf innere und äußere Reize und kann sich schlechter von diesen „abschirmen". Dies kann zu einem übermäßigen Energieverbrauch und letztendlich zur Migräneattacke führen. Lebensstilfaktoren, die Stressbelastung des Betroffenen und der Umgang mit der Erkrankung können die Schwere und den Verlauf der Migräneerkrankung wesentlich beeinflussen.

Häufigkeit

Die Migräne ist eine sehr häufige Erkrankung. Weltweit und in Deutschland ist mindestens jeder Zehnte betroffen. Migräne kann bereits im Kindes- und Jugendalter auftreten. Im Erwachsenenalter sind Frauen deutlich häufiger als Männer betroffen, das Verhältnis ist etwa 2 zu 1.

Symptome

Merkmale der Migräne sind wiederkehrende Attacken von meist einseitigen, pulsierenden, mittleren bis starken Kopfschmerzen, welche von typischen Symptomen wie Licht- und Geräuschempfindlichkeit und/oder Übelkeit und Erbrechen begleitet werden.

Physiologische Abläufe in der Attacke

Während der Migräneattacke ist die Aktivität des Gehirns vorübergehend gestört. Im Zusammenhang mit der Aktivierung bestimmter Regionen im Hirnstamm kommt es zur Ausschüttung von schmerzvermittelnden Botenstoffen, u.a. dem Neurotransmitter „Calcitonin gene-related peptide" (CGRP). Diese Botenstoffe führen dazu, dass sich die Blutgefäße in der Hirnhaut erweitern (sog. Vasodilatation) und es zu einer Art vorübergehender Entzündungsreaktion mit Aktivierung schmerzleitender Nervenfasern kommt.

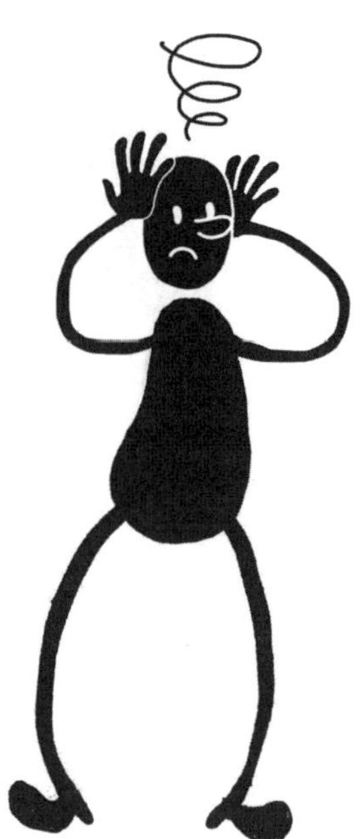

Attackenverlauf

Die Kopfschmerzattacke ist eigentlich nur ein Teil der gesamten Migräneattacke. Insgesamt kann man vier Phasen unterscheiden (siehe Abbildung „Phasen der Migräneattacke"). Die Kopfschmerzattacke *(Kopfschmerzphase)* dauert unbehandelt in der Regel 4 bis 72 Stunden. Im unmittelbaren Vorfeld der Kopfschmerzphase kann es mit einer Dauer von bis zu 60 Minuten zum Auftreten von neurologischen Reiz- und Ausfallerscheinungen, einer sogenannten *Aura,* kommen. Aurasymptome treten bei etwa 15% der Migränebetroffenen auf. Häufige Aurasymptome sind Sehstörungen (z.B. Auftretenvon gezackten Linien, Gesichts-

Informationsblatt 1.2 Seite 2/2

feldausfälle), Gefühlsstörungen (z. B. Kribbeln) sowie Sprech- und Sprachstörungen. Diese Störungen sind vorrübergehender Natur. Im längeren Vorfeld (Stunden bis Tage) der Kopfschmerzattacke kann es zu Vorboten (sog. *Prodromalsymptome*) kommen. Hierzu zählen u. a. Veränderungen von Stimmung, Antrieb oder Appetit (z. B. Hyperaktivität, Reizbarkeit, Heißhunger, Harndrang, Erschöpfung, Konzentrationsstörungen). Die im Anschluss an die Kopfschmerzattacke folgende *Erholungsphase,* in der noch geringfügige Kopfschmerzen und oft Erschöpfungsgefühle auftreten können, kann bis zu zwei Tage dauern. Manche Betroffene fühlen sich erst danach wieder vollständig erholt und leistungsfähig.

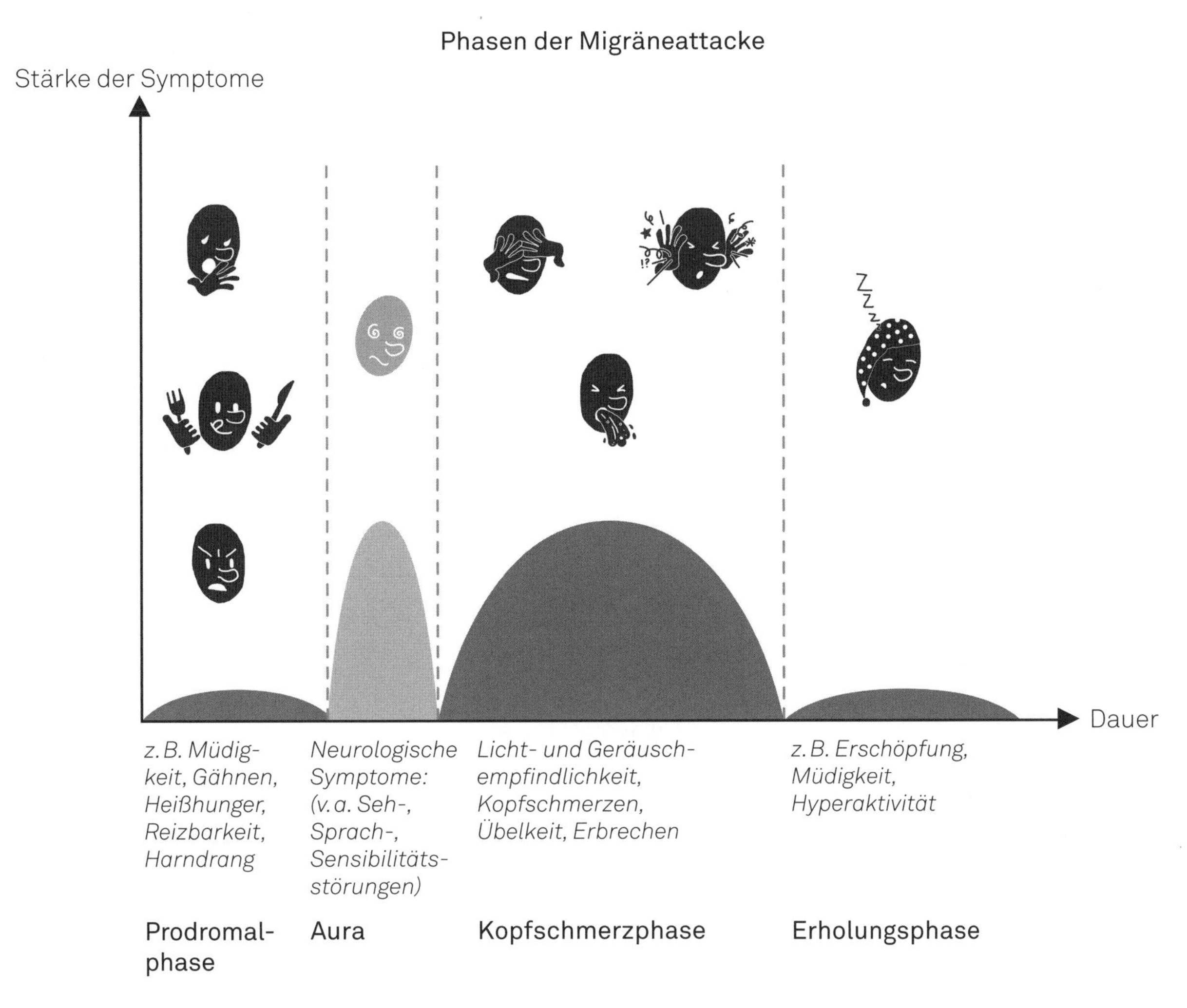

Informationsblatt 1.3

Seite 1/1

Entstehungsmodell der Migräne

Erhöhte Reaktivität des Gehirns:
- gesteigerte Reizempfindlichkeit
- reduzierte Gewöhnung an Reize (Dishabituation)

Stressoren und potenzielle Trigger:
z. B. unregelmäßiger Tagesablauf, Schlafmangel, hohes Arbeitspensum, Aufregung, Reizvielfalt, Hormone, negative Gefühle (u. a. Ärger, Sorgen)

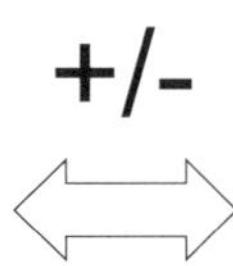

Stressverarbeitung/Umgang mit Triggern:
- Wahrnehmungsfähigkeit eigener Stressreaktionen
- Einstellungen (z. B. hohe Leistungs- und Pflichtorientierung, Pessimismus)
- Verhaltensmuster (z. B. übermäßiges Durchhalten; übermäßige Vermeidung von Triggern)

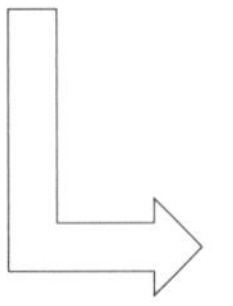

Übermäßige Aktivierung des Gehirns und gesteigerter neuronaler Energiebedarf

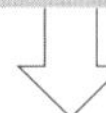

Migräneschwelle: Überlastung des Gehirns (Notabschaltung bzw. Überlastungsschutz)

Migräneattacke

Vorübergehende Störung der Gehirnaktivität:
- Aktivierung von Nervenzellen im Hirnstamm
- Freisetzung von Botenstoffen (u. a. Calcitonin gene-related peptide, CGRP)
- Erweiterung von Blutgefäßen in der Hirnhaut
- sterile neurogene Entzündung
- Aktivierung von Schmerzrezeptoren

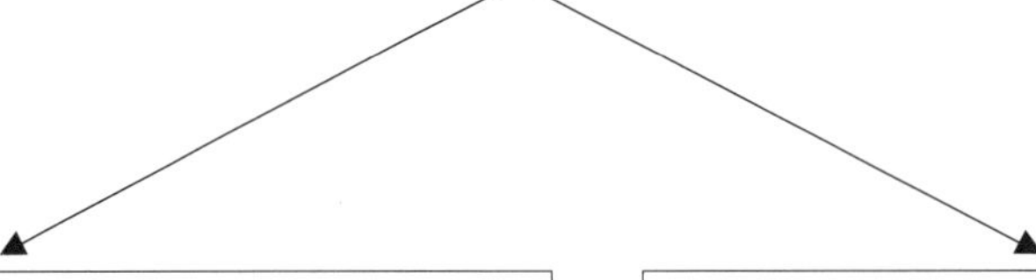

Symptome:
- Kopfschmerzen
- vegetative Symptome (Übelkeit/Erbrechen, Licht-/Geräuschempfindlichkeit)
- ggf. Aurasymptome (neurologische Reiz- und Ausfallsymptome: v. a. Sehstörungen)

Verhalten:
Rückzug (Aufsuchen einer reizarmen Umgebung) bewirkt eine allmähliche Gegenregulation:
- Regeneration der Neurotransmitter
- Rückgang der Gefäßveränderungen

Informationsblatt 1.4 **Seite 1/1**

Erhöhte kortikale Reaktivität bei Migräne

In der Abbildung unten wird die erhöhte Reaktivität des Gehirns (sog. „Hyperreaktivität") bei Migränebetroffenen deutlich. Die Reaktion auf einen wiederholten akustischen Reiz fällt jeweils stärker aus als bei Personen ohne Migräne.

Normalerweise kommt es bei sich wiederholenden, unbedeutenden (also ungefährlichen) Reizen zu einer Abnahme der Reaktion, d.h. zur Gewöhnung an den Reiz. Der Sinn der Gewöhnung (sog. *Habituation*) ist es, Energie zu sparen, indem unwichtige Reize nur noch zu geringen Reaktionen führen. Ein solcher Reiz kann beispielsweise der Lärm des Rasenmähers des Nachbarn sein. Dieser Reiz kann zwar sehr störend sein, aber er ist an sich – für den Unbeteiligten – nicht von Bedeutung. Aus vielen Studien weiß man, dass bei Migränebetroffenen die Fähigkeit zur Habituation beeinträchtigt ist. Die mangelnde Gewöhnung an wiederholte Reize nennt man *Dishabituation*.

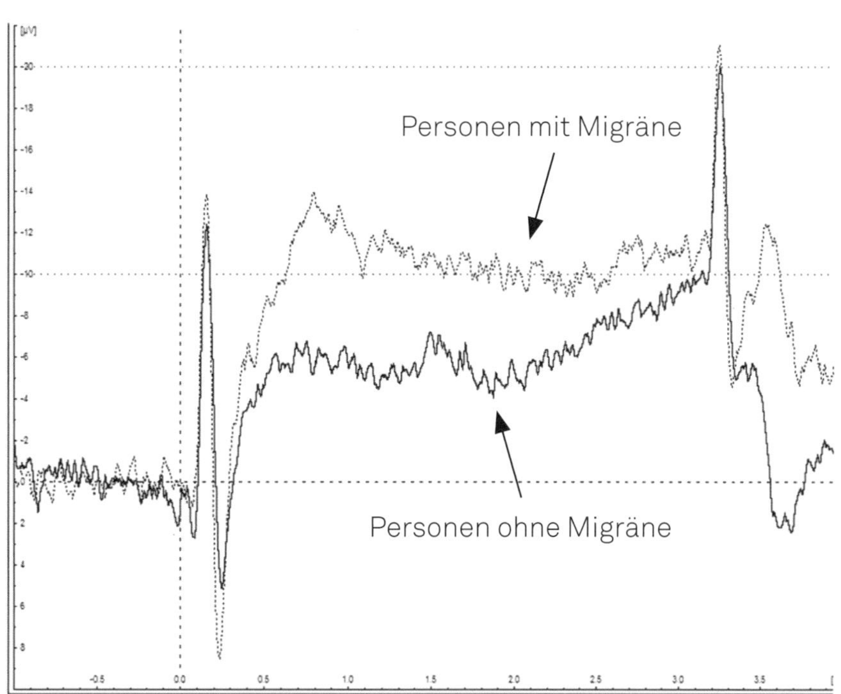

Die Abbildung zeigt die durchschnittliche Contingente Negative Variation[1] (CNV) von Migränepatienten (helle Linie) und einer gesunden Kontrollgruppe (dunkle Linie) zwischen zwei akustischen Reizen, die mit einem Abstand von 30 Zehntelsekunden (= 3 Sekunden) dargeboten werden (Kropp et al., 2015).

[1]Die elektrische Aktivität des Gehirns kann mit dem Elektroenzephalogramm (EEG) dargestellt werden. Die Contingente Negative Variation (CNV) ist eine bestimmte Form des EEG und zählt zu den sogenannten „langsamen Potentialen". Die CNV ermöglicht eine Aussage über die *allgemeine Aktivierung* des Gehirns.

Informationsblatt 1.5 Seite 1/1

Das Schwellenmodell der Migräne

Das *Schwellenmodell der Migräne* (siehe Abbildung unten) kann erklären, wie es zur Auslösung einer Migräneattacke kommt. Es verdeutlicht, dass es vor allem um die Summe der Belastungen und den resultierenden Energieverbrauch im Gehirn geht. Die erhöhte Reaktivität des Gehirns führt zu einem erhöhten neuronalen Energieverbrauch, sodass längerfristig die Gefahr besteht, dass es zu einer energetischen Überlastung kommt. Die Migräneattacke stellt letztendlich eine Art „Notabschaltung" dar, während der sich das Gehirn wieder allmählich regeneriert.

Wie schnell die Schwelle für eine Migräneattacke überschritten wird, hängt also stark von der allgemeinen Lebensführung und der daraus resultierenden Energiebilanz ab. So berichten viele Betroffene, dass sie in stressigen Lebensphasen mit wenigen Möglichkeiten zur Regeneration unter häufigeren Migräneattacken leiden. Wird hingegen auf einen ausbalancierten Lebensstil geachtet, kann dadurch die Attackenhäufigkeit verringert werden.

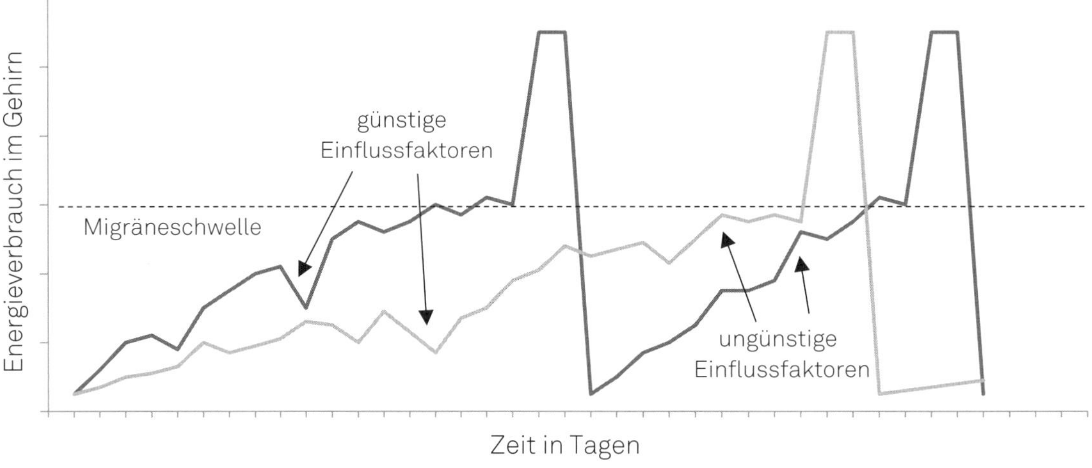

(in Anlehnung an Diezemann, 2013; mit freundlicher Genehmigung von Korb)

Die Abbildung zeigt, dass es je nach Verhältnis von günstigen zu ungünstigen Einflussfaktoren (s. unten) im gleichen Zeitraum zu zwei Attacken (dunkle Linie) oder nur einer Attacke (helle Linie) kommen kann.

Günstige Einflussfaktoren	Zu den günstigen Einflussfaktoren, die helfen, länger unter der Migräneschwelle zu bleiben, zählen u.a. • der Einbau von Pausen, • Reizabschirmung, • regelmäßige Entspannung, • körperliche Aktivität sowie • ein regelmäßiger Schlaf-Wach-Rhythmus.
Ungünstige Einflussfaktoren	Zu den ungünstigen Einflussfaktoren, die dazu führen können, dass die Migräneschwelle häufiger überschritten wird, zählen u.a. • eine hohe Stressbelastung, • das Auslassen von Mahlzeiten und • unregelmäßige Schlafgewohnheiten. Daneben können hormonelle Schwankungen und Wettereinflüsse eine Rolle spielen.

Informationsblatt 1.6

Seite 1/1

Anleitung zum Kopfschmerztagebuch

Das Kopfschmerztagebuch kann:

- diagnostische Hinweise liefern (z.B. „Welche Kopfschmerzdiagnose trifft zu? Ist es wirklich eine Migräne? Ist es eine episodische oder chronische Migräne?"),
- helfen, günstige oder ungünstige Einflussfaktoren auf die Migräne zu identifizieren,
- zur Beurteilung des Therapieerfolgs oder einzelner therapeutischer Maßnahmen beitragen.

Je nach Zielsetzung kann das Kopfschmerztagebuch auf unterschiedlich Art und Weise geführt werden. Beispielsweise kann, wenn die Diagnose „Migräne" bereits feststeht, darauf verzichtet werden, Begleitsymptome wie Übelkeit oder Erbrechen zu dokumentieren. Wenn ein neues Medikament gegen Übelkeit eingesetzt wird, kann es hingegen zur Bewertung des Therapieerfolgs durchaus sinnvoll sein, das Ausmaß der Übelkeit zu beschreiben.

Folgende Optionen bietet das Kopfschmerztagebuch:

Schmerz	**1. Spalte**	Hier ist jeder Tag des Monats benannt. Im Falle einer Migräneerkrankung ist es i. d. Regel sinnvoll, Bewertungen pro Tag vorzunehmen. Im Einzelfall kann es sinnvoll sein, noch detaillierter vorzugehen und z.B. Bewertungen pro Stunde („Stundenprotokoll") abzugeben. Hierfür sollte auf andere Vorlagen zurückgegriffen werden.
	2. Spalte (Auslöser)	In dieser Spalte können potenzielle Kopfschmerzauslöser (z.B. 1: Stress, 2: Schlafmangel) benannt werden.
	3. Spalte (Stärke von 0–10)	Hier sollte angegeben werden, wie hoch die stärkste Kopfschmerzintensität an dem Tag war.
	4. Spalte (Dauer in Stunden)	Es sollte die Dauer der Kopfschmerzen in Stunden angegeben werden. Bei zusammenhängenden, mehrere Tage andauernden Migräneattacken sollte dies durch einen vertikalen Pfeil verdeutlicht werden.
	5. und 6. Spalte	Hier können durch Ankreuzen Angaben zur Art der Schmerzen gemacht werden.
	7. Spalte	Mit einem Buchstaben („e" für einseitig oder „b" für beidseitig) kann die Lokalisation angegeben werden.
Begleit-symptome	**8.–14. Spalte**	Hier können durch Ankreuzen Angaben zu Begleitsymptomen gemacht werden. In der 8. Spalte (Aurasymptome) kann die Art der Aurasymptome durch einen Buchstaben spezifiziert werden.
Medikamente	**15.–17. Spalte**	Hier sollten Angaben zu Art, Dosis und Wirkung eingenommener Medikamente gemacht werden. Eine Spezifizierung des Medikaments in Spalte 15 ist durch einen Buchstaben gemäß Kasten oben links möglich.

Informationsblatt 1.7

Seite 1/1

Beispiel Kopfschmerztagebuch

verwendete Medikamente:

A: Sumatriptan

B: Ibuprofen

C: ______

Schmerzstärke (0–10):

0 = kein Schmerz

10 = stärkster Schmerz

Dauer der Schmerzen:

Bitte in Stunden angeben. Bei mehrtägigen Attacken bitte zusätzlich einen vertikalen Pfeil eintragen. ↕

Auslöser:

1: Stress

2: Schlafmangel

3: Wetterwechsel

4: Alkoholkonsum

5: ______

Aurassymptom:

A: Sehstörungen

B: Kribbeln/Pelzigkeit

C: Sprach-/Sprechstörung

D: ______

		Schmerz					Begleitsymptome							Medikamente		
Tag	Auslöser	Stärke (0–10)	Dauer (h)	pulsierend/stechend	dumpf/drückend	einseitig (e)/beidseitig (b)	Aurasymptome	Erbrechen	Übelkeit	Lärmscheu	Lichtscheu	geruchs-empfindlich	andere Symptome	Medikament (A, B, C)	Anzahl (Tabletten/Tropfen/Zäpfchen)	Wirkung (0–100 %) 0 = keine 100 = max. Wirkung
1																
2																
3																
4	1	9	6 ↕	x		e			x		x			A	1	60
5		7	4	x		e										
6																
7																
8																
9																
10																
11																
12																
13																
14																
15																
16																
17	3, 4	10	8	x		b	A		x		x			A	2	10
18		8	24 ↕	x		b		x	x		x			A, B	3, 3	50
19		5	4	x		b			x					A, B	2, 3	100
20																
21																
22																
23																
24																
25																
26		6	4		x	e								A	1	80
27																
28																
29																
30																
31																

Arbeitsblatt 1.1

Seite 1/1

Individuelles Entstehungsmodell der Migräne

Bitte ergänzen Sie die leeren Felder bzw. beantworten Sie die Fragen, um Ihr *eigenes* Migränemodell zu erstellen.

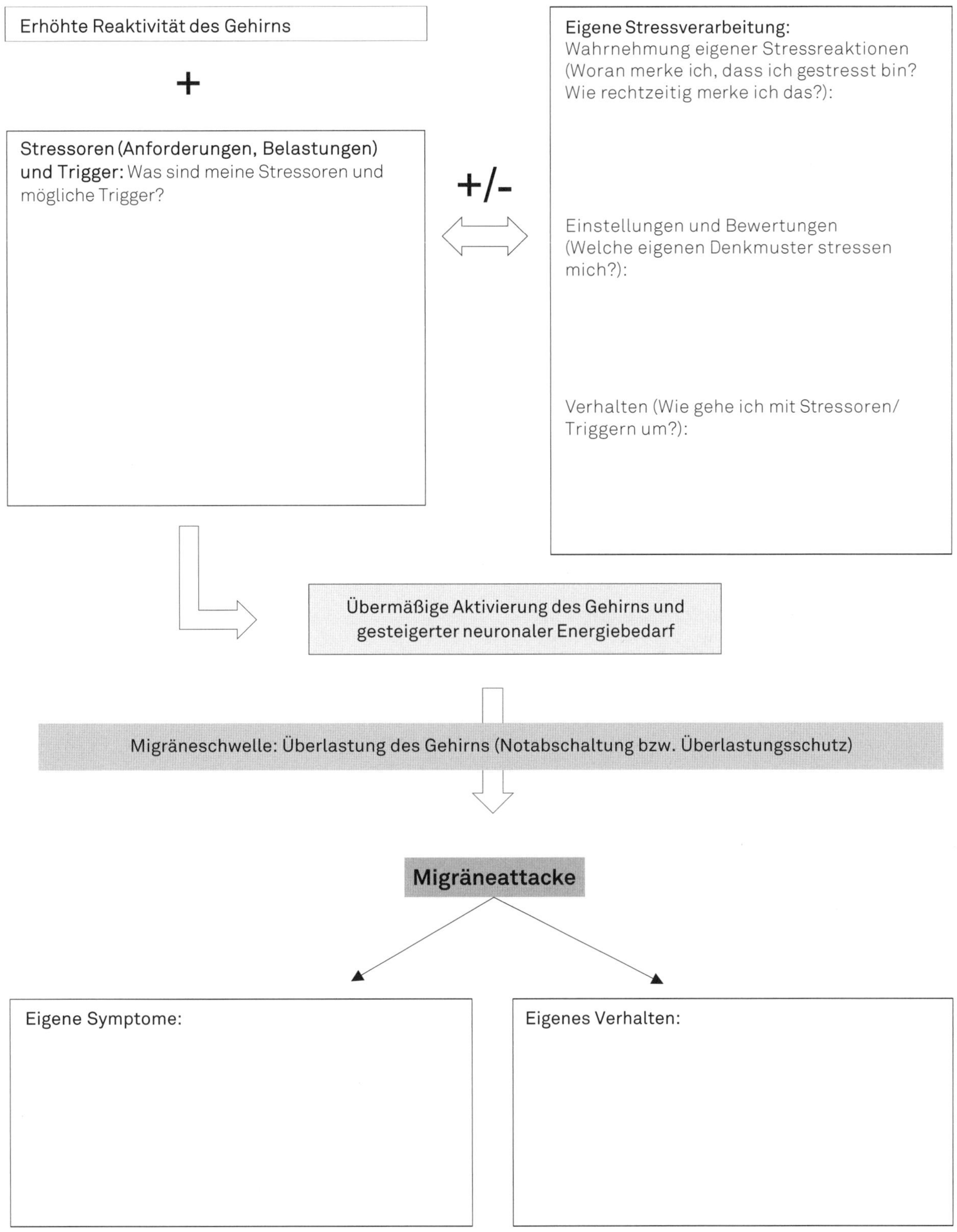

Erhöhte Reaktivität des Gehirns

+

Stressoren (Anforderungen, Belastungen) und Trigger: Was sind meine Stressoren und mögliche Trigger?

+/-

Eigene Stressverarbeitung:
Wahrnehmung eigener Stressreaktionen (Woran merke ich, dass ich gestresst bin? Wie rechtzeitig merke ich das?):

Einstellungen und Bewertungen (Welche eigenen Denkmuster stressen mich?):

Verhalten (Wie gehe ich mit Stressoren/Triggern um?):

Übermäßige Aktivierung des Gehirns und gesteigerter neuronaler Energiebedarf

Migräneschwelle: Überlastung des Gehirns (Notabschaltung bzw. Überlastungsschutz)

Migräneattacke

Eigene Symptome:

Eigenes Verhalten:

Arbeitsblatt 1.2 **Seite 1/1**

Checkliste eigene Stressverarbeitung

Zur Unterstützung bei der Entwicklung des Entstehungsmodells Ihrer Migräne können Sie diese Checkliste verwenden. Kreuzen Sie zutreffendes an und ergänzen Sie ggf. Text.

Mögliche Stressreaktionen: Woran merke ich, dass ich gestresst bin?

☐ körperliche Reaktionen (z. B. Muskelanspannung, Herzklopfen, Schwitzen):

____

☐ Verhalten (z. B. hektisch, keine Pausen mehr machen, gereizt, rauchen, nebenbei essen):

____

☐ Gedanken (z. B. „Ich schaffe das nicht.“, „Das ist mir zu blöd.“, „Das bringt alles nichts.“):

____

☐ Gefühle (z. B. Angst, Unsicherheit, Ärger, Wut, Niedergeschlagenheit):

____

Stressförderliche Einstellungen und Bewertungen: Welche eigenen Denkmuster stressen mich?

☐ „Ich darf keine Fehler machen.“

☐ „Es ist wichtig, von allen gemocht zu werden.“

☐ „Ich darf keine Schwäche zeigen.“

☐ „Man sollte immer sein Bestes geben.“

☐ „Ich bin nicht kompetent genug.“

☐ „Es muss so laufen, wie ich will.“

☐ „Ich muss vorsichtig sein.“

☐ Sonstiges: ______________________________

Verhalten: Wie gehe ich mit Stressoren um?

☐ Ich versuche, mir nichts anmerken zu lassen.

☐ Ich ziehe mich zurück.

☐ Ich mache das Problem mit mir selbst aus.

☐ Ich versuche, Konflikte aktiv zu klären.

☐ Ich grüble über mögliche Szenarien.

☐ Ich entspanne mich.

☐ Sonstiges: ______________________________

Arbeitsblatt 1.3

Seite 1/1

Kopfschmerztagebuch

verwendete Medikamente:

A: ____________

B: ____________

C: ____________

Schmerzstärke (0–10):

0 = kein Schmerz

10 = stärkster Schmerz

Dauer der Schmerzen:

Bitte in Stunden angeben. Bei mehrtägigen Attacken bitte zusätzlich einen vertikalen Pfeil eintragen. ↕

Auslöser:

1: Stress

2: Schlafmangel

3: ____________

4: ____________

5: ____________

Aurassymptom:

A: Sehstörungen

B: Kribbeln/Pelzigkeit

C: Sprach-/Sprechstörung

D: ____________

		Schmerz					Begleitsymptome							Medikamente		
Tag	Auslöser	Stärke (0–10)	Dauer (h)	pulsierend/ stechend	dumpf/drückend	einseitig (e)/ beidseitig (b)	Aurasymptome	Erbrechen	Übelkeit	Lärmscheu	Lichtscheu	geruchs- empfindlich	andere Symptome	Medikament (A, B, C)	Anzahl (Tabletten/ Tropfen/ Zäpfchen)	Wirkung (0–100 %) 0 = keine 100 = max. Wirkung
1																
2																
3																
4																
5																
6																
7																
8																
9																
10																
11																
12																
13																
14																
15																
16																
17																
18																
19																
20																
21																
22																
23																
24																
25																
26																
27																
28																
29																
30																
31																

Informationsblatt 2.1 Seite 1/1

Ausbalancierter Lebensstil als Grundlage der Migräneprophylaxe

Es hat sich gezeigt, dass ein *ausbalancierter Lebensstil* nicht nur allgemein gesundheitsförderlich ist, sondern auch die Migräneerkrankung günstig beeinflussen kann. Zu einem ausbalancierten Lebensstil gehören

a) *migränespezifische Basismaßnahmen (Alltagsstrategien)* wie das Einplanen von Pausen und Auszeiten, ein geregelter Schlaf-Wach-Rhythmus, regelmäßige Mahlzeiten sowie regelmäßige Entspannung und Bewegung, um aufgebaute Anspannung abzubauen (s. *Arbeitsblatt 2.1*), sowie

b) eine insgesamt *ausgewogene Energiebilanz („Work-Life-Balance")* im Sinne einer gesunden Balance zwischen Aktivität und Ruhe sowie zwischen Pflichten und Erholung (s. *Arbeitsblatt 2.2*).

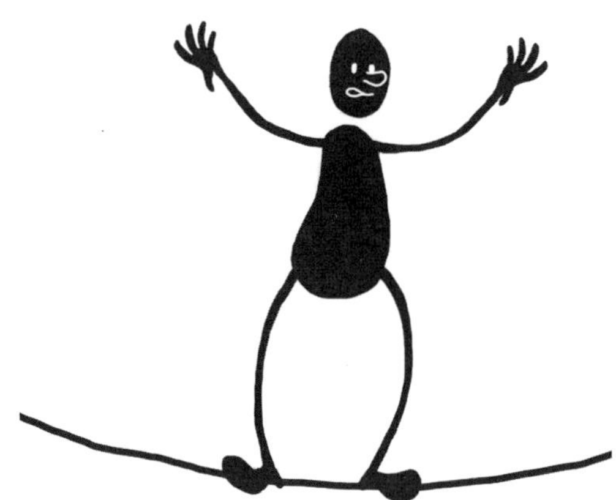

Während die unter dem ersten Punkt (a) genannten migränespezifischen Basismaßnahmen teilweise recht unkompliziert in den alltäglichen Tagesablauf integriert werden können, stellt die Herstellung einer ausgewogenen Energiebilanz (Punkt b) mitunter hohe Anforderungen an die gesamte Lebensplanung. Für viele Menschen stellt es eine große Herausforderung dar, Familie, Freunde und Beruf „unter einen Hut" zu bringen und dann auch noch „Zeit für sich selbst" zu haben.

Literaturempfehlungen[1] zur Förderung einer gelasseneren Lebenseinstellung:

Tommy Jaud (2015). *Sean Brummel: Einen Scheiß muss ich. Das Manifest gegen das schlechte Gewissen*. Frankfurt am Main: Fischer Verlag.

Alexandra Reinwarth (2016). *Am Arsch vorbei geht auch ein Weg. Wie sich dein Leben verbessert, wenn du dich endlich locker machst*. München: mvg Verlag.

[1] *Disclaimer:* Die beiden genannten Quellen nähern sich dem Thema „Lebenseinstellung" unter mehr oder weniger humoristischen Aspekten und sind daher nicht als wissenschaftlich fundierte Ratgeberliteratur anzusehen.

Informationsblatt 2.2

Seite 1/1

Reizabschirmung

Eine migränespezifische Strategie zur Vermeidung von Überlastung ist die sogenannte *Reizabschirmung*. Hierbei wird dem „Migränehochleistungsgehirn" die Möglichkeit gegeben, sich kurzfristig zu regenerieren. Um einer Überreizung vorzubeugen, ist es sinnvoll, sich regelmäßig in oder nach einer reizintensiven Situation (z. B. Großeinkauf, volle öffentliche Verkehrsmittel, Party, Meeting am Arbeitsplatz) kurz von Reizen abzuschirmen.

Es gibt folgende Möglichkeiten:

- *äußere Reizabschirmung:* kurzfristiger Rückzug an einen ruhigeren Ort
- *innere Reizabschirmung*
  - Fokussierung auf einen inneren Reiz (z. B. den Atem beobachten)
  - Imaginative Abschirmung: Hierbei distanziert man sich bildlich von der reizintensiven Situation, entweder durch Vorstellung einer imaginativen Schutzhülle, die einen umgibt (s. Glaskugelübung) oder durch ein entspannungsförderndes Vorstellungsbild (z. B. Insel)
  - Innere Distanzierung: sich gedanklich ausklinken („Tagträumen") oder eine passive Beobachterrolle einnehmen („Film vorbeiziehen lassen").

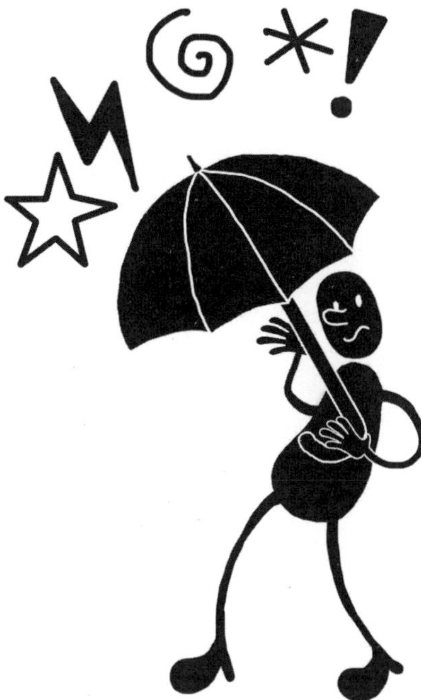

Äußere und innere Reizabschirmung können miteinander kombiniert werden (z. B. beim längeren Einkaufen Rückzug in einen ruhigeren Bereich und dort Fokussierung auf die Atmung oder Durchführung einer Kurzentspannung).

Bei Durchführung der inneren Reizabschirmung in einer sozialen Situation (z. B. Familienessen, Meeting) ist es hilfreich, einen Satz parat zu haben, wenn man plötzlich angesprochen wird. Zum Beispiel kann man auf die Frage, „Wie siehst du das denn, du hast schon lange nichts mehr gesagt?" mit „Entschuldigung, ich war gedanklich noch woanders." antworten.

Arbeitsblatt 2.1

Seite 1/1

Migränespezifische Basismaßnahmen zur Verringerung der Attackenbereitschaft

Basismaßnahmen	**Aktuelle Situation** Bitte geben Sie an, ob Sie diese Maßnahme derzeit anwenden.	**Zukünftiges Vorhaben** Bitte geben Sie an, ob Sie diese Maßnahme zukünftig anwenden bzw. noch ausbauen möchten.	**Umsetzung** Bitte beschreiben Sie möglichst konkret, wie Sie die jeweilige Maßnahme in Ihrem Alltag umsetzen.
Regelmäßige Bewegung	☐ **ja,** wird angewendet ☐ **nein,** wird nicht angewendet	☐ nicht anwenden ☐ anwenden/ausbauen	
Regelmäßige Entspannungsübung	☐ **ja,** wird angewendet ☐ **nein,** wird nicht angewendet	☐ nicht anwenden ☐ anwenden/ausbauen	
Regelmäßige Auszeit/Pause	☐ **ja,** wird angewendet ☐ **nein,** wird nicht angewendet	☐ nicht anwenden ☐ anwenden/ausbauen	
Gezielte Reizabschirmung	☐ **ja,** wird angewendet ☐ **nein,** wird nicht angewendet	☐ nicht anwenden ☐ anwenden/ausbauen	
Geregelter Schlaf-Wach-Rhythmus	☐ **ja,** wird angewendet ☐ **nein,** wird nicht angewendet	☐ nicht anwenden ☐ anwenden/ausbauen	
Regelmäßige Mahlzeiten	☐ **ja,** wird angewendet ☐ **nein,** wird nicht angewendet	☐ nicht anwenden ☐ anwenden/ausbauen	
Vermindern von ...	☐ **ja,** wird angewendet ☐ **nein,** wird nicht angewendet	☐ nicht anwenden ☐ anwenden/ausbauen	
Durchführung von ...	☐ **ja,** wird angewendet ☐ **nein,** wird nicht angewendet	☐ nicht anwenden ☐ anwenden/ausbauen	

Arbeitsblatt 2.2

Seite 1/3

Ausgewogene Energiebilanz im Alltag – Übung „Energiekuchen“

Zu viele Aktivitäten und die übermäßige Orientierung auf die Anforderungen anderer (Beruf, Familie, Bekannte, Freunde) sind Risikofaktoren einer Überlastung. Die Gefahr einer häufigen Überschreitung der Migräneschwelle steigt. Deshalb ist die Optimierung der Energiebilanz zugunsten einer Balance zwischen Aktivität und Ruhe bzw. zwischen Pflichten und Erholung ein wichtiger Baustein in der Migräneprophylaxe.

In der folgenden Übung „Energiekuchen“ schätzen Sie hierzu im ersten Schritt den aktuellen IST-Zustand ihrer Energieverteilung hinsichtlich unterschiedlicher Lebensbereiche ein, dargestellt als Größe der „Kuchenstücke“ (s. Beispiel). Im nächsten Schritt überlegen Sie, wie der SOLL-Zustand Ihrer Energieverteilung aussehen sollte, um ausreichend Raum zur Regeneration und für eigene Bedürfnisse zu haben. Im letzten Schritt gilt es, Möglichkeiten zur Annäherung an den SOLL-Zustand zu entwickeln.

Beispiel für einen Energiekuchen:

Frau M., 38 Jahre alt, Angestellte in einem IT-Unternehmen, verheiratet, eine Tochter (16 Jahre). Einen Großteil Ihrer Energie (45%) bringt sie im Beruf auf. Auch stellt sie fest, dass sie relativ viel Energie (18%) im Haushalt einsetzt. Nach Reflexion ihrer Energiebilanz möchte Frau M. ihren Energieeinsatz im beruflichen Bereich von 45% auf 40% reduzieren. Diese Veränderung stellt keine größere Herausforderung für sie dar. Ihr Ehrenamt im Naturschutz möchte sie beibehalten, da ihr dies auch „viel zurückgibt“. Allerdings strebt sie eine Reduktion ihres Energieeinsatzes im Bereich „Haushaltsarbeit“ um die Hälfte von 18% auf 9% an. Dafür möchte sie mehr Zeit in ihre eigene, allein verbrachte Freizeit investieren („ich möchte mehr für mich tun und wieder regelmäßig Yoga-Übungen machen“), was einer Energiezunahme von 6% auf 20% im Bereich „Zeit für mich“ entspricht. Nun gilt es zu überlegen, wie sie Ihr Engagement im Haushalt halbieren kann. Nach einem Brainstorming von Möglichkeiten, ihre Aktivitäten im Haushalt zu verringern, entscheidet sie sich, (a) ihren eigenen Anspruch an die Sauberkeit zu reduzieren („ich muss nicht täglich saugen, einmal pro Woche reicht aus“) und (b) einen Teil der Hausarbeit an die mittlerweile fast erwachsene Tochter zu delegieren. Das Engagement einer Reinigungskraft kommt für Frau M. hingegen nicht in Frage („eine fremde Person möchte ich nicht im Haus haben“).

Energiekuchen IST-Zustand

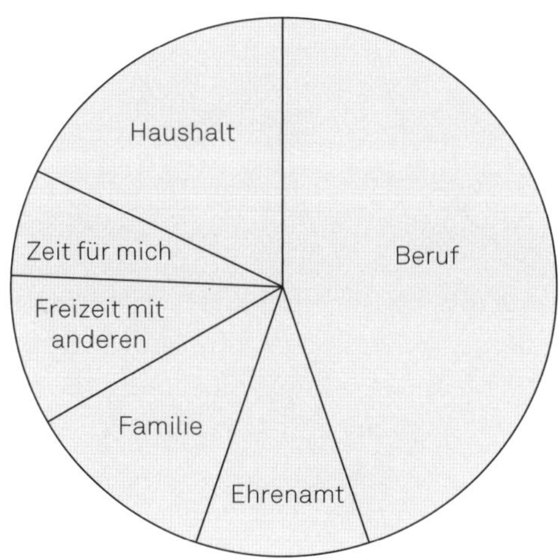

Energiekuchen SOLL-Zustand

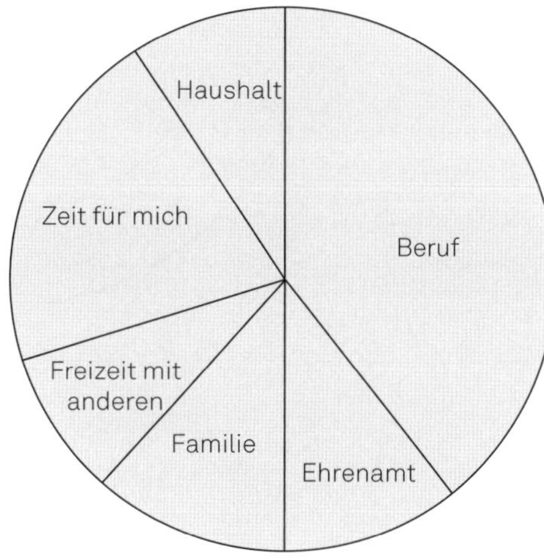

Arbeitsblatt 2.2

Nun sind Sie dran:

1. Schritt: Bitte erstellen Sie den IST- Zustand Ihres Energiekuchens!

Wie verteilt sich aktuell Ihre Energie auf Ihre Lebensbereiche?

2. Schritt: Bitte erstellen Sie den SOLL-Zustand Ihres Energiekuchens!

Wie sollte sich in Zukunft Ihre Energie auf Ihre Lebensbereiche verteilen?

Arbeitsblatt 2.2 **Seite 3/3**

3. Schritt: Beseitigung der IST-SOLL-Diskrepanz. Bitte überlegen Sie: Wie können Sie sich dem SOLL-Zustand annähern? Entwickeln Sie hierzu konkrete Veränderungsmöglichkeiten nach dem folgenden Schema:

I. In welchen Bereichen gibt es die größten IST-SOLL-Diskrepanzen?

II. Welche Möglichkeiten zur Beseitigung der Diskrepanzen gibt es?

Brainstorming: Bitte sammeln Sie alle Ideen, die Ihnen einfallen, auch wenn diese Ihnen zunächst unsinnig oder unrealistisch vorkommen.

III. Bitte wählen Sie die beste(n) Möglichkeit(en) aus und formulieren Sie für diese konkrete Umsetzungspläne.

Informationsblatt 3.1

Seite 1/1

Teufelskreis der Attackenangst

Viele Betroffene kennen die Angst vor einer Migräneattacke, beispielsweise im Vorfeld eines wichtigen Ereignisses, bei dem man nicht ausfallen will, oder im Vorfeld einer Situation, die man schon einmal mit der Auslösung einer Migräneattacke in Zusammenhang gebracht hat. Nicht selten werden dabei „Worst-case-Szenarien" in der Vorstellung ausgemalt. Die Aufmerksamkeit wird auf mögliche erste Anzeichen einer Migräne fokussiert und mit der Angst einhergehende vegetative Reaktionen (z.B. muskuläre Anspannung, Pulsanstieg) können ausgelöst werden. Durch diese Erwartungsangst entsteht damit bereits in der kopfschmerzfreien Phase eine Stressreaktion, welche dann im Sinne einer „selbsterfüllenden Prophezeiung" tatsächlich zur Auslösung einer Migräneattacke führen kann. Folgende Abbildung veranschaulicht den „Angstteufelskreis", der im ungünstigen Fall auch zu einer fortschreitenden Vermeidung von Aktivitäten oder einer zu frühen und übermäßigen Medikamenteneinnahme führen kann.

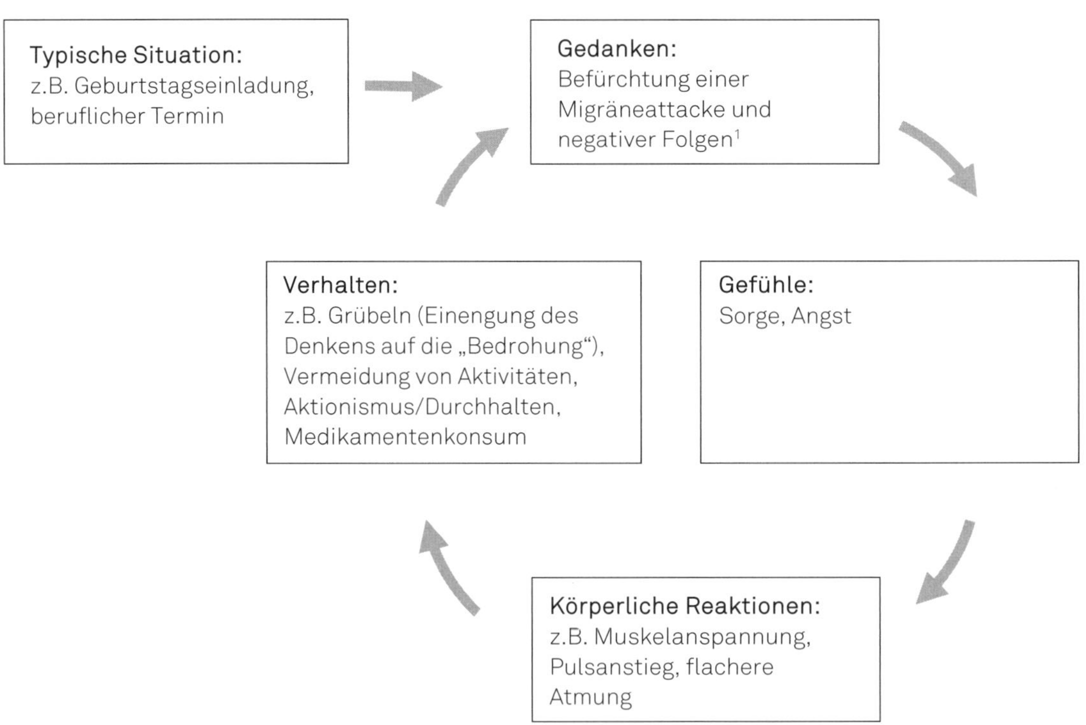

[1]Befürchtungen können sich beziehen auf

- Funktionseinbußen (z.B. „Ich darf nicht wieder ausfallen.")
- negative Reaktionen anderer („Die denken, ich will mich drücken.", „Ich falle negativ auf.")
- die Schmerzen und Beschwerden selbst (z.B. „Ich halte das nicht mehr aus.")

Informationsblatt 3.2

Seite 1/1

Beispiel für einen individuellen Bewältigungskreis der Attackenangst

Der Bewältigungskreis von Frau M.:

Frau M., 38 Jahre alt, Angestellte in einem IT-Unternehmen, verheiratet, eine Tochter (16 Jahre). Frau M. kennt Erwartungsängste vor allem vor beruflichen Terminen. Ihre Sorge ist es, migränebedingt auszufallen und dadurch wichtige Dinge nicht erledigen zu können (z.B. „Wenn ich an dem Meeting nicht teilnehmen kann, könnte das Projekt scheitern."). Das führt dazu, dass sie im Vorfeld derartiger Termine häufig besorgt und angespannt ist, was eine zusätzliche Belastung darstellt. Sie neigt dann zu einem hektischen Arbeiten. Das Risiko für eine Migräneattacke steigt.

Um die Belastung für solche zukünftigen Situationen zu verringern, entwickelt sie folgende hilfreiche Strategien:

Kritische Situation:
wichtiges Meeting, geplanter Vertragsabschluss mit anderem Unternehmen

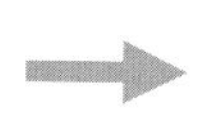

Hilfreiche Gedanken:
– „Ich hatte schon mehrere Meetings ohne Migräneattacke."
– „Wenn es dazu kommen sollte, muss ich nicht gegen die Attacke ankämpfen – entweder ich kann delegieren oder der Termin muss verschoben werden."
– „Ich mache im Vorfeld langsam."

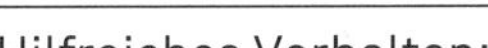

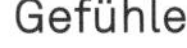

Gefühle:
– weniger Angst
– mehr Zuversicht

Körperliche Reaktionen:
– weniger Anspannung

Hilfreiches Verhalten:
„Anstatt vor dem Meeting noch schnell einen anderen Punkt von der To-do-Liste zu bearbeiten, nehme ich eine kurze Auszeit und mache insgesamt langsamer."

Arbeitsblatt 3.1

Seite 1/1

Individueller Teufelskreis der Attackenangst

Bitte beschreiben Sie Ihren eigenen Teufelskreis der Attackenangst.

Typische Situation:

Gedanken:

Verhalten:

Gefühle:

Körperliche Reaktionen:

Folgende Fragen können helfen, den Teufelskreis auszufüllen:

- *Gedanken:* Welche Gedanken und Bilder gehen mir im Falle kopfschmerzbezogener Erwartungsängste durch den Kopf, was befürchte ich konkret? (s. *Informationsblatt 3.1,* mögliche Befürchtungen)
- *Gefühle:* Wie fühle ich mich angesichts einer möglichen Migräneattacke (z.B. besorgt, ängstlich, nervös, genervt, unzufrieden, verärgert)?
- *Körperliche Reaktion:* Gibt es Zeichen von Anspannung im Körper? Wie macht sich diese Anspannung bemerkbar?
- *Verhalten:* Was tue ich bewusst oder unbewusst im Hinblick auf eine mögliche Migräneattacke bzw. resultierende Ausfallzeit?

Notizen:

___

___

___

Arbeitsblatt 3.2

Seite 1/1

Bewältigung der Attackenangst

1. Ansatzpunkt: Die Gedanken → *Veränderung der Bewertungen und Einstellungen*

Hinterfragen Sie Ihre Befürchtungen, indem Sie folgende Punkte beantworten:

- Habe ich nicht schon ähnliche Situationen erlebt, ohne dass eine Migräneattacke ausgelöst wurde?
- Was spricht dagegen, dass das „Worst-case-Szenario" eintritt?

Für den Fall, dass das „Worst-case-Szenario" doch eintritt ... Machen Sie sich eigene Bewältigungsstrategien bewusst, indem Sie folgende Fragen beantworten:

- Was hilft mir bei einer Migräneattacke?
- Wie kann ich mit negativen Folgen umgehen?

- Welche Gedanken könnten noch hilfreich sein, um mich zu ermutigen und Anspannung zu reduzieren?

2. Ansatzpunkt: Das Verhalten → *Veränderung des Verhaltens*

- Wie könnten Sie sich in der Situation anders verhalten?
- Was wäre sinnvoller?

Bei starker Fokussierung auf mögliche Migräneanzeichen bzw. „Worst-case-Szenarien":

- Worauf kann ich meine Aufmerksamkeit stattdessen lenken?

Arbeitsblatt 3.3

Seite 1/1

Individueller Bewältigungskreis der Attackenangst

Bitte beschreiben Sie – ausgehend von *Arbeitsblatt 3.2* – hilfreiche Gedanken und hilfreiches Verhalten für eine typische kritische Situation („Bewältigungskreis").

Kritische Situation:

Hilfreiche Gedanken:

Hilfreiches Verhalten:

Gefühle:

Körperliche Reaktionen:

Überlegen Sie sich eine konkrete Situation, in der Sie die gesammelten Strategien ausprobieren könnten:

____

____

____

Vervollständigen Sie – nachdem Sie eine reale Situation tatsächlich erlebt haben – den Bewältigungskreis, indem Sie Ihre Erfahrungen (Gefühle und körperliche Reaktionen) in den Kreis eintragen. Weitere Anmerkungen (z.B. neue hilfreiche Gedanken) können Sie hier machen:

____

____

____

Informationsblatt 4.1 Seite 1/3

Medikamentöse Behandlung der Migräne – Akuttherapie und Attackenprophylaxe

Die folgenden Informationen orientieren sich an der Leitlinie der *Deutschen Gesellschaft für Neurologie (DGN)* zur Therapie der Migräne und an den Empfehlungen der *Deutschen Migräne- und Kopfschmerzgesellschaft (DMKG)*. Generell ist die Wahl eines Medikamentes individuell bedingt und muss mögliche Nebenwirkungen und Gegenanzeigen berücksichtigen. Sprechen Sie deshalb in jedem Fall mit Ihrem Arzt oder Ihrer Ärztin über die für Sie am besten geeignete Behandlung Ihrer Migräne.

Bei der medikamentösen Akuttherapie von Migräneattacken können sogenannte einfache Schmerzmittel, spezifische Migränemittel (Triptane) und Mittel gegen Übelkeit und Erbrechen (Antiemetika) unterschieden werden (siehe Tabelle „Medikamente zur Therapie akuter Migräneattacken" auf der nächsten Seite). Die vor der Einführung der Triptane weit verbreiteten Ergotamine werden mit Ausnahme weniger Einzelfälle nicht mehr empfohlen. Opioide sollten in der Therapie akuter Migräneattacken aufgrund ihrer unzureichenden Wirksamkeit und des Abhängigkeitspotentials nicht verwendet werden.

In manchen Fällen ist eine vorbeugende medikamentöse Migränebehandlung (Prophylaxe) sinnvoll, die hier eingesetzten Medikamente stammen aus unterschiedlichen Bereichen (s.u.). In der genannten Leitlinie wird ausdrücklich darauf hingewiesen, dass die medikamentöse Therapie durch Verfahren der Verhaltenstherapie ergänzt werden soll. Zur Migräneprophylaxe kann eine Verhaltenstherapie auch als Alternative zur medikamentösen Therapie durchgeführt werden.

Akuttherapie

Schmerzmittel: Gemäß den Empfehlungen der *Deutschen Migräne- und Kopfschmerzgesellschaft* können leichte bis mittelschwere Migräneattacken mit sogenannten einfachen Schmerzmitteln (Analgetika) bzw. nichtsteroidalen Antirheumatika (NSAR) behandelt werden. Diese sind nichtmigränespezifische Wirksubstanzen, d.h. sie können im Gegensatz zu den Triptanen auch bei anderen Schmerzen gut wirken. Eine regelmäßige Einnahme von Schmerzmitteln sollte aufgrund des erhöhten Risikos für Nebenwirkungen (z.B. Schädigung der Magenschleimhaut, Leber-/Nierenschäden) und zur Vorbeugung eines Kopfschmerzes durch Analgetikaübergebrauch (s.u.) vermieden werden.

Triptane: Die Serotonin-5-$HT_{1B/1D/1F}$-Rezeptoragonisten (sogenannte Triptane) werden bei mittelschweren und schweren Migräneattacken empfohlen, die nicht oder nicht ausreichend auf eine Therapie mit Analgetika oder NSAR ansprechen. Triptane sind Medikamente, die speziell für die Migränebehandlung entwickelt wurden. Neben einer verminderten Schmerzweiterleitung im Gehirn wirken sie dadurch, dass sie die im Migräneanfall erweiterten Gefäße des Gehirns und der Hirnhaut wieder verengen, außerdem hemmen sie die CGRP-Freisetzung. Gegenanzeigen für die Verwendung von Triptanen sind Herz-Kreislauf-Erkrankungen. Die einzelnen Triptane unterscheiden sich in ihrer Anwendungsform (z.B. als Tablette, Nasenspray, Injektion in die Haut), in ihrer Wirkstärke, der Schnelligkeit des Wirkungseintritts, der Wirkungsdauer und des Auftretens von Nebenwirkungen. Welches Triptan im individuellen Fall am besten geeignet ist, kann letztlich nur durch eine vergleichende Einnahme herausgefunden werden. Um eine Aussage über die Wirksamkeit machen zu können, wird empfohlen, das jeweilige Triptan in mindestens drei verschiedenen Migräneattacken auszuprobieren. Triptane wirken besser, wenn sie früh in der Migräneattacke eingenommen werden, allerdings wird von der

Informationsblatt 4.1 Seite 2/3

Einnahme während einer Aura abgeraten. Bei Wiederkehren des Kopfschmerzes sollte ein weiteres Triptan frühestens nach 2 Stunden eingenommen werden. Eine weitere Strategie bei Wiederkehrkopfschmerzen kann die Kombination eines Triptans mit einem lang wirksamen Analgetikum (z.B. Naproxen) sein. Zur Verhinderung eines Kopfschmerzes durch Medikamentenübergebrauch (s.u.) sollen Triptane an nicht mehr als 10 Tagen im Monat eingenommen werden.

Antiemetika: Viele Migränepatienten leiden während einer Attacke unter Übelkeit und Erbrechen. Durch Antiemetika wie Domperidon und Metoclopramid werden diese typischen Begleitsymptome gebessert. Zudem können sie zu einer verbesserten Aufnahme der Schmerz- und Migränemittel beitragen, indem sie die zu Beginn der Migräneattacke beeinträchtigte Magentätigkeit wieder anregen. Das Antiemetikum sollte 10–15 Minuten vor der Einnahme des Migränemittels eingenommen werden. Metoclopramid sollte nicht bei Kindern und Jugendlichen verwendet werden, da der Wirkstoff vorübergehende Bewegungsstörungen auslösen kann und dies bei Kindern deutlich häufiger auftritt als bei Erwachsenen.

Medikamente zur Therapie akuter Migräneattacken[1]

Schmerzmittel	Triptane	Antiemetika
• Acetylsalicylsäure 1.000 mg • Paracetamol 1.000 mg • Ibuprofen 400–600 mg • Naproxen 500–1.000 mg • Diclofenac 50–100 mg • Metamizol 1.000 mg • ASS 500 mg + Paracetamol 400 mg + Koffein 100 mg	• Sumatriptan 50–100 mg (10–20 mg nasal) • Zolmitriptan 2,5–5 mg (5 mg nasal) • Rizatriptan 5–10 mg • Naratriptan 2,5 mg • Almotriptan 12,5 mg • Eletriptan 20–80 mg • Frovatriptan 2,5 mg	• Metoclopramid 10–20 mg • Domperidon 20–30 mg

Anmerkung: [1]gemäß den aktuellen Empfehlungen der Deutschen Migräne- und Kopfschmerzgesellschaft (Stand 05/2016)

Kopfschmerz durch Medikamentenübergebrauch

Betroffene, die unter einer primären Kopfschmerzerkrankung leiden, laufen Gefahr, bei einem zu häufigen Gebrauch von Kopfschmerzmitteln einen sogenannten *Kopfschmerz durch Medikamentenübergebrauch* zu entwickeln. Der Kopfschmerz bei Übergebrauch von Schmerz- oder Migränemitteln ist definiert als ein chronischer Kopfschmerz (≥15 Tage pro Monat), der infolge einer regelmäßigen Schmerz- oder Migränemitteleinnahme (an mindestens 10–15 Tage pro Monat, seit ≥3 Monaten) entsteht. Dieser Kopfschmerz zeichnet sich oft durch einen dumpf-drückenden, häufiger auch beidseitig ausgeprägten Dauerkopfschmerz aus. Der migräneartige Kopfschmerz mit den typischen Begleitsymptomen besteht dann nur noch an einem Teil der Kopfschmerztage. Gemäß der Internationalen Kopfschmerzklassifikation liegt der Grenzwert für Triptane sowie für Kombinationsanalgetika (z.B. Kombination von ASS + Paracetamol + Koffein) bei 10 und mehr Einnahmetagen im Monat, der Grenzwert für einfache Analgetika (z.B. ASS, Ibuprofen) liegt bei 15 und mehr Einnahmetagen im Monat.

Als Faustregel für die Einnahme von Triptanen oder Schmerzmitteln gilt:

Nicht mehr als 10-mal im Monat,
nicht mehr als 3 Tage hintereinander.

Informationsblatt 4.1 Seite 3/3

Um einen besseren Überblick über die Häufigkeit der Medikamenteneinnahme zu behalten, empfiehlt sich für Betroffene mit häufigen Kopfschmerzen das Führen eines Kopfschmerztagebuchs mit einer zusätzlichen Dokumentation der Medikamenteneinnahme.

Medikamentöse Migräneprophylaxe

Bei häufigen Migräneattacken bzw. Migräneattacken mit ausgeprägten Beschwerden, einem hohem Leidensdruck und Einschränkung der Lebensqualität kann eine medikamentöse Migräneprophylaxe angezeigt sein. Ziel der medikamentösen Prophylaxe ist eine Reduzierung von Häufigkeit, Schwere und Dauer der Migräneattacken und die Vorbeugung eines Kopfschmerzes bei Medikamentenübergebrauch. Hierfür stehen mehrere Substanzen zur Verfügung. Um beurteilen zu können, ob die prophylaktische Medikation wirksam ist, sollte diese über drei Monate in ausreichender Dosierung eingenommen und der Verlauf in einem Kopfschmerztagebuch dokumentiert werden.

Die Medikamente zur Prophylaxe stammen aus ganz unterschiedlichen Bereichen, wie z.B. der Therapie von Bluthochdruck *(Betablocker)*, der Therapie von Anfallsleiden *(Valproinsäure, Topiramat)*, der Schwindelbehandlung *(Flunarizin)* oder der Depressionsbehandlung *(Amitriptylin)*. In der vorbeugenden Therapie von Kopfschmerzen reichen meist geringere Dosierungen aus, als sie in der Behandlung für den ursprünglichen Verwendungszweck vorgesehen sind. Es handelt sich nicht um eine lebenslange Therapie. Eine erfolgreiche Migräneprophylaxe sollte nach 6–12 Monaten durch Reduktion der Dosis und ggf. Absetzen der Medikation auf ihre Notwendigkeit überprüft werden. Verschlechtert sich die Migräne wieder, kann ein weiterer Behandlungszyklus erfolgen.

Mittel der ersten Wahl sind die Betablocker *Propranolol* und *Metoprolol*, der Kalziumantagonist *Flunarizin* sowie die Antikonvulsiva *Valproinsäure* und *Topiramat*. Für Substanzen der zweiten Wahl liegen weniger kontrollierte Studien vor oder die Wirksamkeit ist nicht so ausgeprägt. Sie werden dann eingesetzt, wenn die Mittel der ersten Wahl nicht wirksam gewesen sind oder wenn gegen diese Kontraindikationen vorliegen. Zu den Substanzen der zweiten Wahl gehören u.a. *Amitriptylin, Venlafaxin, Naproxen* und *ASS*. Im Falle der chronischen Migräne haben sich *Topiramat* und *OnabotulinumtoxinA* als wirksam erwiesen. Die Injektion von *Botulinumtoxin* erfolgt an definierten Stellen im Kopf- und Nackenbereich in einem zeitlichen Abstand von ca. drei Monaten und sollte von einem erfahrenen Neurologen bzw. einem ärztlichen Schmerztherapeuten durchgeführt werden. Eine neue Medikamentengruppe in der Prophylaxe der Migräne stellen die monoklonalen Antikörper gegen die CGRP oder CGRP-Rezeptoren dar.

Diese zeichnen sich im Vergleich zu den herkömmlichen medikamentösen Prophylaktika durch eine ähnliche Wirksamkeit bei tendenziell geringerem Nebenwirkungsprofil aus. Allerdings gibt es noch keine Studien zu Langzeiteffekten.

Weiterhin gibt es Substanzen, deren Stellenwert nicht sicher geklärt ist, für die es jedoch wenigstens eine positive kontrollierte Studie gibt. Hierzu gehören *Magnesium, Riboflavin, Pestwurz (Petadolex)* und *Coenzym Q10*.

Weitere hilfreiche und aktuelle Informationen finden Sie auf den Internetseiten der Deutschen Migräne- und Kopfschmerzgesellschaft (www.dmkg.de/patienten.html).

Informationsblatt 4.2

Seite 1/1

Nichtmedikamentöse Behandlungsmaßnahmen in der Migräneattacke

Sehen wir die Überschreitung der Migräneschwelle als Überlastungsschutz unseres Gehirns, so wird die Bedeutsamkeit einer *Auszeit* und *Reizabschirmung* in der Migräneattacke deutlich. Diese gilt auch dann, wenn mithilfe einer wirksamen Akutmedikation die Kopfschmerzen zurückgehen. Versuchen Sie deshalb, wann immer es möglich ist, eine Pause einzulegen und sich an einen ruhigen, reizarmen Ort zurückzuziehen. Schlaf während der Migräneattacke hilft vielen Betroffenen gut.

Nicht immer müssen Kopfschmerzen medikamentös behandelt werden. In leichteren Fällen oder ergänzend kann eine *lokale Kühlung* der Stirn und des Nackens mit Eisbeuteln (sog. Cool-Packs) oder das Einreiben der Schläfe mit *Pfefferminzöl* zu einer Linderung der Beschwerden führen. Manche Betroffenen berichten auch über eine lindernde Wirkung von *Wärmekissen* im Bereich der Nackenmuskulatur. Viele Menschen haben die Erfahrung gemacht, dass eine Tasse starken *Kaffees* gegen Kopfschmerzen hilft.

Sehr effektiv können auch *Eisabreibungen* sein (s. Foto unten). Durch den Kältereiz werden schmerzleitende Nervenfasern irritiert, wodurch eine Schmerzlinderung oder Schmerzdurchbrechung resultieren kann. Zudem kommt es durch die Kälte reflektorisch zu einer Mehrdurchblutung des Gewebes und im Verlauf zu einer muskulären Entspannung. Die Herstellung eines „Eis-Lollys" ist relativ einfach. In einen geeigneten Becher (kein Glas!) Wasser einfüllen, einen Holzspatel hineinstellen und im Eisschrank gefrieren lassen. Zur Anwendung den Becher entfernen und großflächig mit langsamer Streichbewegung an den Fingerspitzen beginnen, in einem Zug durchgehend bis zum Nacken- und Hinterkopf hochstreichen, absetzen und wieder bei den Fingerspitzen beginnen. Im Gesicht von der Mitte der Stirn über die Schläfe und Wange zum Hals bis zum Brustmuskel hinabstreichen. Hierbei abwechselnd die linke und rechte Seite mit jeweils ca. 5–10 Wiederholungen behandeln. Bei Durchblutungsstörungen oder Gefäßerkrankungen sollten Sie vorab mit Ihrem Arzt oder Ihrer Ärztin über mögliche Kontraindikationen der Eisabreibung sprechen.

Eisabreibung – Anwendung Eis-Lolly

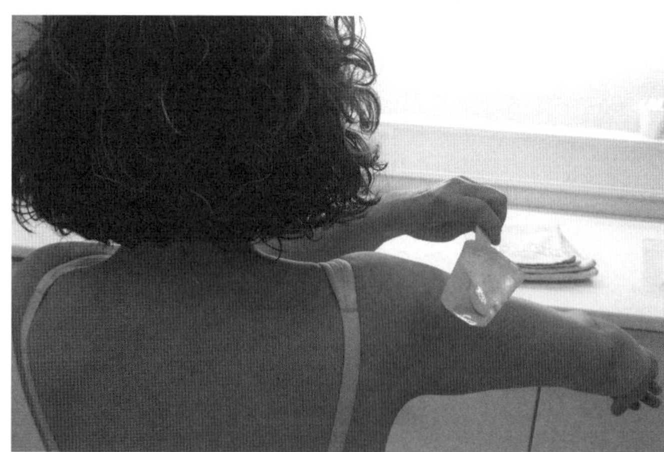

Durch den Einsatz von *Entspannungs-*, *Imaginations-* oder *Achtsamkeitsübungen* (z.B. den Atem beobachten) kann eine Schmerzdistanzierung bzw. -linderung in der Migräneattacke erreicht werden. Vor dem Einsatz in der Migräneattacke selbst ist ein Einüben dieser Techniken in schmerzfreien Phasen notwendig.

Arbeitsblatt 4.1 Seite 1/1

Mein Verhalten in der Attacke – IST-Zustand

Peng – die Migräneattacke geht los! Trotz aller Therapien und Einhaltung von Verhaltensregeln lässt es sich in der Regel nicht völlig verhindern, dass eine Migräneattacke auftritt. Doch auch dann, wenn es „schon zu spät ist", gilt: Es gibt hilfreiche und weniger hilfreiche Arten, eine Migräneattacke zu bewältigen.

1. Bitte beschreiben Sie, was Sie normalerweise in einer Migräneattacke tun. Wenn es Unterschiede in verschiedenen Lebensbereichen (z. B. Durchhalten im Beruf und bei Pflichten, Schonen in der Freizeit) gibt, benennen Sie diese:

____

____

____

2. **Verhalten** im Verlauf der Migräneattacke in speziellen Bereichen:
   - Durchhalten vs. Schonen: Bitte stufen Sie Ihr Verhalten in der Attacke auf einer Skala von 0 bis 10 ein. Gegebenenfalls sind mehrere Kreuze möglich (z. B. Beruf vs. Freizeit):

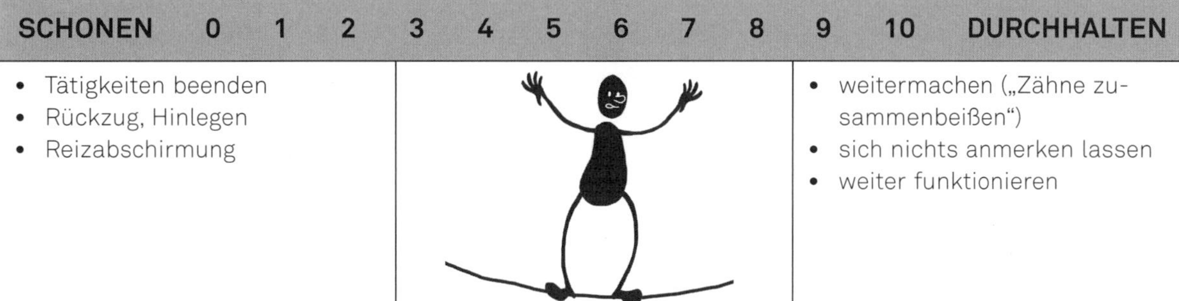

SCHONEN 0 1 2 3	4 5 6 7	8 9 10 DURCHHALTEN
• Tätigkeiten beenden • Rückzug, Hinlegen • Reizabschirmung		• weitermachen („Zähne zusammenbeißen") • sich nichts anmerken lassen • weiter funktionieren

   - Medikamenteneinnahme im Zusammenhang mit Attacken (z. B. Menge, Zeitpunkt):

____

____

____

   - Kommunikation (Partner, Familie, Freunde, Arbeitskollegen, Vorgesetzte, ...): Wem berichte ich etwas von meinen Beschwerden und in welcher Form tue ich das?

____

____

____

3. Benennen Sie Ihre typischen **Gedanken** im Verlauf einer Migräneattacke:

____

____

____

Arbeitsblatt 4.2 Seite 1/1

Mein Verhalten in der Attacke – SOLL-Zustand

1. Bitte notieren Sie zunächst in freier Form, was Sie bei einer Migräneattacke in Zukunft anders machen möchten. Was könnte hilfreich sein?

____

____

____

2. Wie könnten Sie ihr **Verhalten** in einer Migräneattacke konkret ändern – hinsichtlich:
   - Durchhalten vs. Schonen in der Attacke: Wo möchten Sie in Zukunft stehen? Gegebenenfalls können wieder mehrere Kreuze (z. B. Freizeit vs. Beruf) sinnvoll sein.

SCHONEN 0 1 2 3	4 5 6 7	8 9 10 DURCHHALTEN
• Tätigkeiten beenden • Rückzug, Hinlegen • Reizabschirmung		• weitermachen („Zähne zusammenbeißen") • sich nichts anmerken lassen • weiter funktionieren

In Zukunft will ich Folgendes anders machen:

____

____

____

   - Medikamenteneinnahme im Zusammenhang mit Attacken (z. B. Menge, Zeitpunkt):

____

____

____

   - Kommunikation (Partner, Familie, Freunde, Arbeitskollegen, Vorgesetzte, ...): Wem teile ich etwas von meinen Beschwerden mit und in welcher Form tue ich das?

____

____

____

3. Was könnten hilfreiche **Gedanken** in einer Migräneattacke sein?

____

____

____

Arbeitsblatt 4.3 Seite 1/1

Mein persönlicher Erste-Hilfe-Koffer

Bei Kopfschmerzen ist es oft hilfreich, einen Plan zu haben. Vor allem wenn man gestresst oder unter Zeitdruck ist, kann eine Liste mit hilfreichen Maßnahmen ein größeres Gefühl von Sicherheit geben.

Helfen können Entspannung, frische Luft, Reizabschirmung, Kühlung, ermutigende und beruhigende Gedanken sowie schon feststehende eigene Entscheidungsregeln für eine Medikamenteneinnahme und ggf. eine notwendige Krankmeldung.

Was hilft Ihnen bei beginnenden Kopfschmerzen?

Welche Maßnahmen helfen Ihnen in der Attacke?

Welches Verhalten ist nach der Attacke günstig?

Erstellen Sie sich Ihren eigenen, individuellen Notfallplan! Sinnvoll ist es, den Notfallplan im Sinne eines „Erste-Hilfe-Koffers" immer bei sich zu haben (z.B. als Zettel im Portemonnaie).

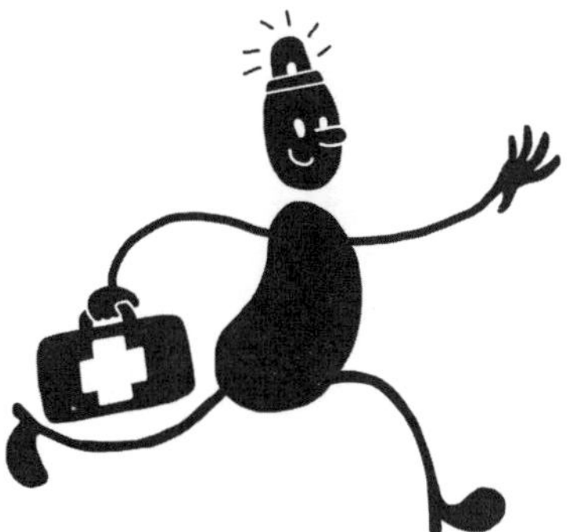

Erste-Hilfe-Koffer bei Kopfschmerzen:

Bei beginnenden Kopfschmerzen

1. ______________________________
2. ______________________________
3. ______________________________

In der laufenden Migräneattacke

1. ______________________________
2. ______________________________
3. ______________________________

Nach der Migräneattacke

1. ______________________________
2. ______________________________
3. ______________________________

Informationsblatt 5.1

Seite 1/1

Trigger

Unter Triggern (Auslösefaktoren) werden innere oder äußere Einflüsse verstanden, die das Auftreten einer Migräneattacke begünstigen bzw. auslösen können. Viele Betroffene können verschiedene Trigger für ihre Migräneattacken identifizieren. Häufig genannte Auslöser sind:

- Stress
- Hormonschwankungen (bei Frauen)
- Unregelmäßigkeiten im Schlaf-Wach-Rhythmus, Schlafmangel, langes Schlafen
- Wetterumschwünge
- ausgelassene Mahlzeiten, Dehydrierung (Flüssigkeitsmangel)
- bestimmte Duftstoffe, grelles Licht, Lärm, Hitze
- Genuss von Alkohol
- bestimmte Nahrungsmittel
- körperliche Anstrengung

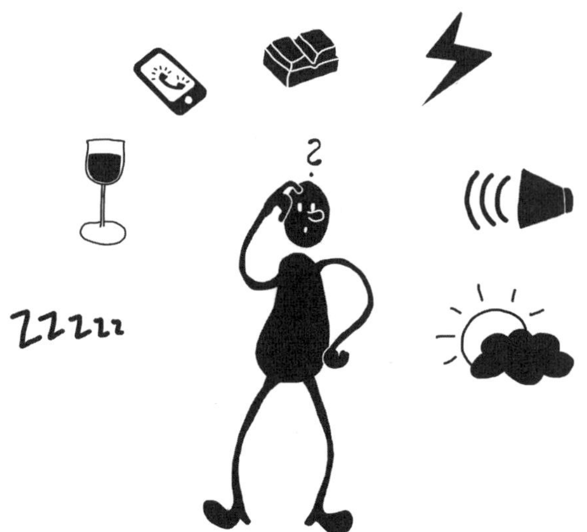

Für die meisten Trigger gilt jedoch, dass diese oft nicht verlässlich sind, also nicht immer eine Attacke auslösen oder nur in Kombination mit anderen potenziellen Auslösefaktoren wirken. Zum Teil werden Trigger auch mit Vorläufersymptomen der Migräneattacke verwechselt, wie das Essen von Schokolade bei Heißhunger auf Süßes. Wann ein potenzieller Trigger Kopfschmerzattacken auslöst, hängt auch davon ab, wie hoch bereits die aktuelle „Attackenbereitschaft“ ist, also wie nah man sich schon an der „Kopfschmerzschwelle“ befindet. Im Vergleich zu dem einzelnen Trigger war dann eher die Summe der Belastungen in der Zeit zwischen den Attacken für die Überschreitung der Migräneschwelle entscheidend (s. *Informationsblatt 1.5: Das Schwellenmodell der Migräne*).

Zwar mag es zunächst sinnvoll erscheinen, Trigger möglichst zu vermeiden. Folgende Argumente sprechen jedoch gegen die ausschließliche Vermeidung von Triggern:

1. Bestimmte Trigger (z.B. Wetterwechsel) können nicht vermieden werde. Auch Stress lässt sich nicht immer vermeiden.
2. Das Streben, Trigger stets zu vermeiden, kann selbst zum Stressfaktor werden, Erwartungsängste verstärken und den eigenen Handlungsspielraum auf Kosten der Lebensqualität einschränken.
3. Extreme Vermeidung von Reizen kann zu einer erhöhten Empfindlichkeit des Gehirns führen. Genauso wie zu viel Schonung die körperliche Belastbarkeit verringern kann.

Hiervon ausgehend wird statt genereller Vermeidung das *Triggermanagement,* also ein individueller und flexibler Umgang mit Triggern empfohlen.

Informationsblatt 5.2 Seite 1/2

Triggermanagement

Vermutete Trigger werden zunächst gesammelt, dann nach bestimmten Kriterien bewertet und hinsichtlich ihres Auslösepotentials überprüft. Schließlich wird ein individuell günstiger Umgang mit dem jeweiligen Trigger entwickelt.

Umgang mit Triggern:

a) *Experiment:* In einigen Fällen kann sich herausstellen, dass der angenommene Trigger gar kein echter Trigger ist und deswegen keine Vermeidung erforderlich ist. Dies kann bei bestimmten Nahrungsmitteln der Fall sein (z.B. Schokoladenkonsum als Folge des Heißhungers auf Süßes in der Prodromalphase).
b) *Bewältigung:* Es werden Bewältigungsstrategien erarbeitet und eingeübt, die das Auslösepotential der Trigger (z.B. reizintensive Situation wie längere Einkaufstour) reduzieren (z.B. zwischendurch kurze Pausen einlegen, ohne Hektik einkaufen, Reizabschirmung anwenden, den Einkauf zeitlich begrenzen).
c) *Gewöhnungstraining:* Durch stufenweise Konfrontation kann eine Steigerung der Belastbarkeit für sensorische Reize (z.B. Licht, Geräusche, Bildschirmarbeit) und körperliche Aktivität (z.B. Sport) erfolgen. Hierzu wird ein systematischer Trainingsplan mit allmählicher Dosissteigerung erstellt.
d) *Vermeidung:* Bei potenziell gesundheitsschädlichen Triggern ist es sinnvoll, diese zu vermeiden (z.B. sollte Flüssigkeitsmangel vermieden werden).
e) *Akzeptanz:* Bei bestimmten Triggern ist keine Vermeidung möglich (z.B. Wetterumschwung) oder eine Vermeidung würde eine starke Einschränkung der Lebensqualität (z.B. Vermeiden von Feiern) bedeuten. In diesem Fall kann eine akzeptierende Haltung im Hinblick auf die Erhöhung des Kopfschmerzrisikos hilfreich sein.

Bei der Anwendung der einzelnen Strategien sollte auch der eigene Gesamtzustand im Sinne des Schwellenmodells berücksichtigt werden. So kann es bei einer bereits vorhandenen hohen Gesamtbelastung sinnvoll sein, sich für Vermeidung (d) statt für Konfrontation und Bewältigung (b) zu entscheiden (z.B. Verzicht auf den großen Wochenendeinkauf nach sehr anstrengender Woche). Oder es kann sinnvoll sein, die Dosis anzupassen (z.B. nur das Nötigste einkaufen). In bestimmten Fällen sind Kombinationen von mehreren Strategien hilfreich. Zum Beispiel kann das Auslösepotential von Urlaubsreisen reduziert werden, indem nicht „alles auf den letzten Drücker" erledigt wird (Bewältigung) und zusätzlich akzeptiert wird, dass eine Migräneattacke zu Beginn des Urlaubs auftreten kann („Urlaub lohnt sich trotzdem!").

Insgesamt umfasst das Triggermanagement vier Schritte:

1. Sammlung von eigenen Triggern („Was sind meine Trigger?")
2. Bewertung der Trigger („Welche Eigenschaften haben meine Trigger?")
3. Erarbeitung eines individuell günstigen Umgangs mit jedem Trigger (Triggermanagement im engeren Sinne)
4. Bilanzierung („Was hat sich für mich verändert?")

Informationsblatt 5.2

Seite 2/2

Empfehlungen für den Umgang mit bestimmten Triggerarten

Je nach Triggerart haben sich verschiedene Ansätze als geeignet erwiesen. Nachfolgend werden Empfehlungen für die Auswahl einer günstigen Methode gegeben.

- **Stress, Anspannung, negative Gefühle:** Hier eignet sich die Erprobung von Bewältigungsstrategien (Strategie b). Stress durch Alltagshektik kann z.B. entgegengewirkt werden durch ein verbessertes Zeitmanagement und realistische Zielsetzungen, was auch ein Hinterfragen eigener überhöhter Standards erfordern kann. Anstrengende Diskussionen in sozialen Situationen (z.B. bei Familientreffen) können beispielsweise durch eine Einstellungsänderung (z.B. „Ich muss nicht zu allem eine Meinung äußern.") als weniger emotional belastend erlebt werden.

- **Sensorische Reize (Licht, Lärm, Gerüche, Bildschirmarbeit):** Ausgehend von neuropsychologischen Erkenntnissen kann durch ein gezieltes Gewöhnungstraining (Strategie c) vor allem bei sensorischen Reizen die Empfindlichkeit herabgesetzt werden. Allerdings gilt es zu beachten, dass zu intensive Reizexpositionen auch zu einer Überreizung führen können, sodass als Einstieg eine niedrige Reizintensität empfohlen wird. Auch gilt es zu beachten, dass bestimmte gesundheitsschädliche Reize vermieden werden sollten (Strategie d, z.B. bei Farbdämpfen sinnvoll).

- **Körperliche Aktivität:** Ähnlich wie bei sensorischen Reizen bietet sich ein gezieltes Gewöhnungstraining an. Durch eine dosierte und kontinuierliche Steigerung der körperlichen Belastungen können in der Regel gute Trainingseffekte erzielt werden. Dadurch lässt sich das Auslösepotential von körperlichen Aktivitäten und Sport oft reduzieren. Moderate und regelmäßige körperliche Aktivität hat zudem einen generell positiven Einfluss auf die Gesundheit, auch im Sinne einer Basismaßnahme zur Verringerung der Attackenbereitschaft.

- **Hunger:** Unterzuckerung und längere Hungergefühle sollten vermieden werden (Strategie d). Eine zu starke Fixierung auf regelmäßige Essenszeiten kann allerdings selbst zum Stressfaktor werden.

- **Schlaf:** Wie beim Hunger sollte dem natürlichen Schlafbedürfnis nachgekommen werden und extreme Schwankungen im Schlaf-Wach-Rhythmus sollten vermieden werden (Strategie d).

- **Essen und Trinken:** Hier bieten sich Verhaltensexperimente an (Strategie a). So kann sich beispielsweise herausstellen, dass der Konsum von Schokolade kein Auslösefaktor ist. Bei bestimmten Nahrungsmittelintoleranzen kann sich Vermeidung (Strategie d) als der geeignete Weg herausstellen. Alkohol wird von vielen Betroffenen als Trigger genannt, jedoch kann hier die Dosis und Art entscheidend sein, was im Verhaltensexperiment überprüft werden kann. Selbstverständlich sollte ein übermäßiger bzw. unangemessener Konsum von Alkohol generell vermieden werden.

Arbeitsblatt 5.1

Seite 1/2

Triggeranalyse

1. Sammlung von eigenen Kopfschmerztriggern

Bitte notieren Sie Ihre vermuteten Trigger, und versuchen Sie möglichst konkret zu sein. Denken Sie daran, dass das Auslösepotential eines Triggers von seiner Dosis (Dauer, Menge, Intensität) abhängig sein kann. Zudem kann erst das Zusammenspiel mehrerer Faktoren (Hektik, viele Reize, Müdigkeit) zur Auslösung einer Attacke beitragen. Es kann sinnvoll sein, sich bei der Sammlung zunächst auf die wesentlichen Trigger (maximal 5) zu beschränken.

Trigger	Beschreibung (Art und Dosis)
Bsp. 1: Einkaufen	*am Wochenende mehrere Stunden im Einkaufszentrum*
Bsp. 2: Sport	*1h Nordic Walking*
Bsp. 3: Kinobesuch	*Samstag abends 2h Film im Kino*

Arbeitsblatt 5.1 Seite 2/2

2. Bewertung der Kopfschmerztrigger

Bitte bewerten Sie nun jeden der von Ihnen genannten Trigger anhand einer Skala von 0 bis 10 hinsichtlich folgender Merkmale:

a) Zuverlässigkeit	Wie zuverlässig löst dieser Trigger eine Migräneattacke aus? *0 = sehr unzuverlässig/selten* bis *10 = immer*
b) Vermeidung	Wie stark versuchen Sie, den Trigger zu vermeiden? *0 = gar nicht/keine Vermeidung möglich* bis *10 = extreme Vermeidung*
c) Einschränkung durch die Vermeidung bzw. den Verzicht	Wie eingeschränkt erleben Sie sich durch eine Vermeidung? *0 = gar nicht eingeschränkt* bis *10 = extrem eingeschränkt*

Trigger	a) Zuverlässigkeit	b) Vermeidung	c) Einschränkung
Bsp. 1: mehrere Stunden im Einkaufszentrum	*4: Wenn ich schon gestresst bin, kann der längere Aufenthalt im Einkaufszentrum eine Migräneattacke auslösen, ansonsten eher nicht.*	*9: Ich versuche gar nicht erst, in ein Einkaufszentrum zu gehen.*	*6: Früher bin ich gerne ins Einkaufszentrum shoppen gegangen, das fehlt mir schon.*
Bsp. 2: Nordic Walking	*7: Oft habe ich nach dem Walken eine Migräneattacke, v. a. bei schwülem und heißem Wetter.*	*10: Im letzten halben Jahr war ich gar nicht mehr Walken.*	*9: Das Walken war für mich immer ein wichtiger Stressausgleich.*
Bsp. 3: Kinobesuch	*5: In ca. einem Drittel der Fälle hatte ich nach einem Kinobesuch eine Migräneattacke.*	*10: Ich gehe gar nicht mehr ins Kino.*	*7: Kinobesuche habe ich immer sehr genossen.*

Arbeitsblatt 5.2

Seite 1/1

Triggermanagement

Bitte überlegen Sie sich für Ihre Trigger ein für Sie günstiges Vorgehen. Folgende Strategien bieten sich an:

a) *Experiment:* Testen des Auslösepotentials (z. B. wiederholter Konsum von Schokolade, um auszuschließen, dass Schokolade ein Auslöser von Migräneattacken ist)
b) *Bewältigung:* Konfrontation mit dem Trigger unter Einsatz von Bewältigungsstrategien (z. B. Einkaufen mit Pausen und Reizabschirmung)
c) *Gewöhnungstraining:* Steigerung der Belastbarkeit (z. B. Nordic Walking mit schrittweiser Steigerung der Gehstrecke)
d) *Vermeidung:* z. B. Verzicht auf Rotwein; Vermeiden von Schlafmangel
e) *Akzeptanz:* In Kauf nehmen der Migräneattacke (z. B. nach Kinobesuch) und/oder sich nicht auf Unbeeinflussbares (z. B. Wetter) fixieren

Tragen Sie in die folgende Tabelle die Strategien ein, und beschreiben Sie diese. In manchen Fällen sind auch Kombinationen von mehreren Strategien sinnvoll (s. Beispiel 2).

Trigger	**Strategie (a, b, c, d, e)**	**Umsetzung**
Bsp. 1: mehrere Stunden im Einkaufszentrum	*b*	*ohne Hektik Einkaufen mit Einbau von Pausen und Reizabschirmung*
Bsp. 2: Nordic Walking	*c, d*	*schrittweise Steigerung der Gehstrecke, aber Verzicht auf Nordic Walking bei extremer Hitze*
Bsp. 3: Kinobesuch	*e*	*Ich gehe ins Kino und genieße es. Wenn ich danach eine Migräneattacke bekommen sollte, hadere ich nicht damit.*

Arbeitsblatt 5.3

Seite 1/1

Bilanzierung des Triggermanagements

Bitte fassen Sie hier für sich die Ergebnisse Ihres Triggermanagements zusammen. Dazu listen Sie alle die Trigger auf, bei denen Sie etwas verändert haben (im Sinne eines anderen Umgangs mit diesem Trigger).

Bewerten Sie jeweils, was Sie durch den veränderten Umgang mit diesem Trigger erreicht haben.

Trigger	Strategie (a, b, c, d, e)	Ergebnis
Bsp. 1: mehrere Stunden im Einkaufszentrum	*b*	*Wenn ich Pausen einlege, kann ich einen mehrstündigen Einkauf tätigen, ohne eine Migräneattacke auszulösen.*
Bsp. 2: Nordic Walking	*c, d*	*Eine ¾-Stunde Nordic Walking kann ich mir inzwischen erlauben, ohne dass es zu einer Migräneattacke kommt. Bei starker Hitze verzichte ich aber auf das Walken.*
Bsp. 3: Kinobesuch	*e*	*Ich gehe wieder öfters ins Kino. Wenn ich danach tatsächlich eine Attacke habe, sage ich mir „Das Risiko war es wert." und akzeptiere, dass ich mich dann für eine gewisse Zeit zurückziehen muss und ein Kopfschmerzmedikament einnehme.*

Informationsblatt 6.1 Seite 1/1

Beispiel stressbezogene Verhaltensanalyse

Dieser Bogen soll Ihnen helfen, individuelle Stresssituationen zu analysieren. Bitte beschreiben Sie auf diesem Blatt möglichst genau, was in einer Ihrer typischen Stresssituationen geschieht.

In folgender **Situation** treten immer oder meistens die Belastung bzw. die Beschwerden auf (Wo? Wann? Wer ist dabei? Was ist passiert?):

Ich will pünktlich um 17:00 Uhr Feierabend machen, um dann zum Yoga zu gehen. Kurz vor 17:00 Uhr kommt noch eine E-Mail mit einer Anfrage von einer Kollegin.

Folgende **Gedanken** treten dann auf (Versuchen Sie, maximal drei zentrale Gedanken zu benennen):

1) Ich will nicht unzuverlässig oder faul erscheinen.

2) Ich mache es lieber heute als morgen.

3) Wenn ich es gleich mache, habe ich morgen außerdem Luft für meine andere Arbeit.

Lebenseinstellungen:

- Sei zuverlässig!
- Verhindere, dass andere schlecht über dich denken!
- Man sollte immer sein Bestes geben.

Folgende **Gefühle** treten dann auf (Wie fühle ich mich? Bitte mit jeweils einem Wort beschreiben, z.B. Unsicherheit, Ärger, Wut):

Sorge („Ich will nicht negativ auffallen."), Genervtheit („Es wäre mir lieber, wenn ich jetzt gleich, aber beruhigt in den Feierabend gehen könnte.")

Folgende **körperlichen Erscheinungen** treten dann auf (Was spüre ich im Körper?)

Anspannung im Nackenbereich

Ich **verhalte** mich dann folgendermaßen:

- Ich bearbeite gewissenhaft die E-Mail und erledige die damit verbundene Recherche.
- Konsequenzen sind: Ich komme erst um 18:00 Uhr aus dem Büro und es ist zu spät, um zum Yoga zu gehen. Erschöpft sehe ich noch etwas fern, gehe dann relativ unausgeglichen ins Bett.

Arbeitsblatt 6.1

Seite 1/1

Stressbewältigung – Verhaltensanalyse

Dieser Bogen soll Ihnen helfen, individuelle Stresssituationen zu analysieren. Bitte beschreiben Sie auf diesem Blatt möglichst genau, was in einer Ihrer typischen Stresssituationen geschieht.

In folgender **Situation** treten immer oder meistens die Belastung bzw. die Beschwerden auf (Wo? Wann? Wer ist dabei? Was ist passiert?):

____

____

____

Folgende **Gedanken** treten dann auf (Versuchen Sie, maximal drei zentrale Gedanken zu benennen):

1) ______________________________

____

2) ______________________________

____

3) ______________________________

____

Lebenseinstellungen:

Folgende **Gefühle** treten dann auf (Wie fühle ich mich?
Bitte mit jeweils einem Wort beschreiben, z.B. Unsicherheit, Ärger, Wut):

____

____

Folgende **körperlichen Erscheinungen** treten dann auf (Was spüre ich im Körper?)

____

____

Ich **verhalte** mich dann folgendermaßen:

____

____

____

____

____

Arbeitsblatt 6.2 — Seite 1/1

Stressbewältigung – Lösungsansätze

Bitte überlegen Sie im Hinblick auf Ihre belastende Stresssituation, was Sie in Zukunft tun könnten, um die Stressbelastung zu verringern. Es gibt drei Ebenen der Stressbewältigung:

1) Situative Ebene: Die sog. *instrumentelle Stressbewältigung* zielt auf eine Veränderung oder Verhinderung der Stresssituation ab (z.B. Umorganisation am Arbeitsplatz, Delegieren, Aufgaben ablehnen).
2) Kognitive Ebene: Die sog. *mentale Stressbewältigung* beinhaltet eine Veränderung oder Distanzierung von belastenden Gedanken und Lebenseinstellungen.
3) Ebene der Stressreaktion: Die sog. *regenerative Stressbewältigung* setzt an bereits eingetretenen körperlichen und psychischen Stressreaktionen an und soll eine nachträgliche Verringerung der Stressbelastung erreichen (z.B. Kurzentspannung direkt nach Stresssituation, Sport zum Abbau von Anspannung und Ärgergefühlen).

Notieren Sie zunächst alle Möglichkeiten, die Ihnen einfallen, und überlegen Sie dann, welcher Ansatzpunkt der Stressbewältigung für Sie am ehesten geeignet ist.

1) Situation (instrumentelle Stressbewältigung)
Wie könnten Sie die belastende Situation verändern oder verhindern?

____

____

____

2) Kognitionen (mentale Stressbewältigung)
Welche gedanklichen Bewertungen und Einstellungen könnten Sie ändern? Wie könnte eine neue Bewertung der Situation aussehen? Wie könnte eine neue Lebenseinstellung lauten?

____

____

____

3) Regenerative Stressbewältigung
Was könnten Sie in dieser Situation im Nachhinein tun, um den Stress abzubauen?

____

____

____

Welchen **Ansatzpunkt** möchten Sie ausprobieren?
Bitte beschreiben Sie möglichst konkret, was Sie ändern wollen:

____

____

____

Arbeitsblatt 7.1

Seite 1/1

Bilanzierung I – Was nehme ich mit?

Sie haben es fast geschafft und das Therapieprogramm bald abgeschlossen – Glückwunsch!

Bitte ziehen Sie eine Bilanz, indem Sie zunächst die einzelnen Bausteine des Therapieprogramms Revue passieren lassen. Überlegen Sie sich, was Sie jeweils aus den Sitzungen mitnehmen, und versuchen Sie, dies in einer prägnanten Aussage zu formulieren.

1. Sitzung: Psychoedukation – Vermittlung eines Entstehungsmodells der Migräne

Am wichtigsten war für mich ______________________________

____

2. Sitzung: Ausbalancierter Lebensstil

Am wichtigsten war für mich ______________________________

____

3. Sitzung: Umgang mit Attackenangst

Am wichtigsten war für mich ______________________________

____

4. Sitzung: Bewältigung der Migräneattacke

Am wichtigsten war für mich ______________________________

____

5. Sitzung: Triggermanagement

Am wichtigsten war für mich ______________________________

____

6. Sitzung: Stressbewältigung

Am wichtigsten war für mich ______________________________

____

Gesamtfazit: Bitte beschreiben Sie nun kurz, was für Sie persönlich insgesamt am wichtigsten war: ______________________________

____

____

____

____

Arbeitsblatt 7.2

Seite 1/1

Bilanzierung II – Was habe ich mir vorgenommen?

Reflektieren Sie nun Ihre Veränderungsziele. Bitte überlegen Sie sich – orientiert an den einzelnen Sitzungen – was Sie zukünftig verändern möchten bzw. welche bereits erfolgreich eingeleitete Veränderung Sie beibehalten möchten. Je nachdem können Sie schreiben „Zukünftig möchte ich ..." oder „Zukünftig möchte ich *weiterhin* ...". Überlegen Sie sich außerdem, was Ihnen bei der Umsetzung helfen könnte (z.B. Erinnerungshilfe). Nehmen Sie sich nicht zu viel vor und formulieren Sie pro Sitzung maximal ein Veränderungsziel. Auch ist es nicht erforderlich, für jede Sitzung eine Veränderung zu formulieren – weniger ist mehr!

1. Sitzung: Psychoedukation – Vermittlung eines Entstehungsmodells der Migräne

Zukünftig möchte ich ____________________

Zur Umsetzung hilft mir ____________________

2. Sitzung: Ausbalancierter Lebensstil

Zukünftig möchte ich ____________________

Zur Umsetzung hilft mir ____________________

3. Sitzung: Umgang mit Attackenangst

Zukünftig möchte ich ____________________

Zur Umsetzung hilft mir ____________________

4. Sitzung: Bewältigung der Migräneattacke

Zukünftig möchte ich ____________________

Zur Umsetzung hilft mir ____________________

5. Sitzung: Triggermanagement

Zukünftig möchte ich ____________________

Zur Umsetzung hilft mir ____________________

6. Sitzung: Stressbewältigung

Zukünftig möchte ich ____________________

Zur Umsetzung hilft mir ____________________

Zentrale Veränderung

Worauf ich mich in Zukunft konzentrieren möchte:

____

____

Verankern Sie Ihr Ziel, indem Sie ein bildliches Symbol benennen:

____

____

Zertifikat

Herr/Frau: ____

hat in der Zeit vom ____________ bis zum ____________

an dem Therapieprogramm *Migränemanagement* erfolgreich teilgenommen.

Folgende Inhalte wurden vermittelt:

- Psychoedukation – Vermittlung eines Entstehungsmodells der Migräne
- Ausbalancierter Lebensstil (Basismaßnahmen & Energiebilanz)
- Umgang mit Attackenangst
- Bewältigung der Migräneattacke
- Triggermanagement
- Stressbewältigung
- Abschluss und Transfer

Rückmeldung und weitere Empfehlungen:

_________________________ _________________________

Ort, Datum Name Therapeut/Therapeutin

Praktische Übungen zur Entspannung: Übungsbeschreibungen

Übung 1 Seite 1/2

Achtsames Atmen – Atemmeditation

Die Konzentration auf die Atmung ist eine unkomplizierte Möglichkeit, zur Ruhe zu kommen. Außerdem bietet die Wahrnehmung der Atmung eine gute Grundlage für weitere Entspannungsübungen. Die Atemmeditation bietet sich daher als Einstiegsübung an.

Hinweise zur Übung:

- Bequeme und ungestörte Situation herstellen: Mobiltelefone auf aus oder lautlos stellen, ggf. Kleidung lockern und Brille absetzen, Licht abdunkeln, der Raum sollte wohl temperiert sein (wer friert, kann nicht entspannen), ggf. Schild „Bitte nicht stören" an die Tür.
- Bei Unwohlsein und/oder Hustenanfall ggf. den Übungsraum verlassen.
- Es ist normal, dass während der Übung auch andere Gedanken oder Empfindungen auftreten. Wenn die Gedanken abschweifen, nehmen Sie das kurz zur Kenntnis. Dann bringen Sie die Aufmerksamkeit wieder zu Ihrer Atmung zurück, ohne sich dabei zu sehr anzustrengen oder zu ärgern. Die Übung besteht darin, mit der Aufmerksamkeit immer wieder zur Atmung zurückzukehren.
- Download-Empfehlung: https://www.tk.de/techniker/magazin/life-balance/aktiv-entspannen/atementspannung-zum-download-2007126

Instruktionstext (Dauer: ca. 5 Minuten)

Einstimmung

„Nehmen Sie eine möglichst bequeme Sitzhaltung ein. ... Der Rücken sollte angelehnt sein. ... Die Handflächen liegen entspannt auf den Oberschenkeln. ... Die Arme liegen auf den Stuhllehnen oder auf den Oberschenkeln. ... Die Füße setzen Sie nebeneinander flach auf den Boden auf. ... Lassen Sie die Schultern locker fallen. ... Balancieren Sie den Kopf auf Ihrem Hals aus, so dass sie ihn ohne Anstrengung aufrecht halten können. ... Wenn es Ihnen angenehm ist, schließen Sie die Augen. ... Ansonsten schauen Sie auf einen Punkt, z.B. in der Mitte auf dem Boden."

Atemwahrnehmung (ca. 1 Minute)

„Beobachten Sie nun Ihren eigenen Atem, ohne ihn zu beeinflussen oder zu bewerten. ... Vielleicht merken Sie: Der Atem kommt und geht ganz von allein, in seinem eigenen Rhythmus. ... Wo können Sie Ihren Atem spüren? ... Vielleicht spüren Sie, wie die Atemluft durch die Nase einströmt, wieder ausströmt ... oder wie sich der Brustkorb hebt und senkt ... vielleicht spüren Sie Ihren Bauch beim Atmen ... Lassen Sie Ihren Atem frei fließen. ... Wo immer Sie den Atem spüren, ist es gut. ... Ihr Körper weiß von selbst, wie er atmen soll."

Atemmeditation (ca. 1 Minute)

„Richten Sie Ihre Aufmerksamkeit nun auf Ihre Körpermitte, auf Ihren Bauch ... versuchen Sie, zu spüren, wie sich die Bauchdecke mit der Atmung hebt und senkt ... wie sie sich ausdehnt und wieder zusammenzieht. ... Versuchen Sie, bei dieser Empfindung zu bleiben. ... Wenn Sie merken, dass Gedanken Sie ablenken, kehren Sie mit Ihrer Aufmerksamkeit zu Ihrer Atmung und Ihrem Bauch zurück. ..."

Übung 1

Rücknahme

„Beenden Sie nun langsam und in Ihrem eigenen Tempo die Übung, indem Sie zunächst in Ihrer Vorstellung in den Raum zurückkommen. ... Spüren Sie, wie Sie auf Ihrem Stuhl sitzen. ... Nehmen Sie die Geräusche war, die um Sie herum zu hören sind. ... Wenn Sie mögen, halten Sie die Augen noch geschlossen. ... Atmen Sie nun ein paar Mal tief ein und aus und dehnen und strecken Sie sich. ... Öffnen Sie zum Schluss langsam die Augen."

(in Anlehnung an Segal, Williams & Teasdale, 2008; Potreck-Rose & Jacob, 2006)

Übung 2 Seite 1/4

Progressive Muskelrelaxation – Kurzform

Die Progressive Muskelrelaxation (PMR) wurde in den 1930er-Jahren von dem amerikanischen Arzt Edmund Jacobson entwickelt und später in der Technik vereinfacht. Mittlerweile ist die PMR ein weitverbreitetes Standardverfahren zur Entspannung. Das Grundprinzip der PMR besteht darin, bestimmte Muskelgruppen erst an- und dann zu entspannen. Dabei sollte eine Konzentration auf die Empfindungen in den jeweiligen Muskelgruppen erfolgen. Es gibt eine Langform (16 Muskelgruppen) sowie mehrere Kurzformen.

Hinweise zum Üben:

- Vor der Übung bequeme und ungestörte Situation herstellen: Mobiltelefone aus oder lautlos stellen, Kleidung lockern, ggf. Brille absetzen, Licht abdunkeln, der Raum sollte wohl temperiert sein (wer friert, kann nicht entspannen), ggf. Schild „Bitte nicht stören." an die Tür.
- Bei Unwohlsein und/oder Hustenanfall ggf. den Übungsraum verlassen.
- Im Falle störender Geräusche oder störender Gedanken versuchen, in die laufende Übung wieder einzusteigen („Gedanken und Geräusche sind wie Wolken am Himmel, sie kommen und gehen.").
- Der Ablauf für jede Muskelgruppe besteht aus drei Phasen:
  1. Konzentration auf die Empfindungen in der jeweiligen Muskelgruppe (ca. 10 Sek.).
  2. Kurze Anspannung (ca. 6 Sek.). Eine leichte Anspannung ist ausreichend.
  3. Längere Entspannung (ca. 15 Sek.).
- Download-Empfehlung „Wirksam entspannen: Progressive Muskelentspannung zum Download" von der Techniker Krankenkasse: https://www.tk.de/techniker/magazin/life-balance/aktiv-entspannen/progressive-muskelentspannung-zum-download-2021142

Übungsbeschreibung der Kurzform (PMR mit 7 Muskelgruppen)

1. Rechter Arm (Hand, Unterarm, Oberarm) → *Ballen Sie die rechte Hand zur Faust und beugen Sie den rechten Ellbogen in Richtung Schulter.*
2. Linker Arm (Hand, Unterarm, Oberarm) → *Ballen Sie die linke Hand zur Faust und beugen Sie den linken Ellbogen in Richtung Schulter.*
3. Gesicht (Augen, Nase, Kiefer) → *Spannen Sie Augen, Nase und Kiefer gleichzeitig an, indem sie die Augen zusammenkneifen, die Nase rümpfen und die Zähne aufeinanderbeißen („Grimasse ziehen, als würde man in eine saure Zitrone beißen.").*
4. Nacken und Schulterbereich → *Ziehen Sie die Schultern nach oben.*
5. Rumpf: Rücken und Bauch → *Ziehen Sie die Schulterblätter nach hinten zueinander und spannen Sie die Bauchmuskeln an, aber atmen Sie weiter.*
6. Rechtes Bein (Unter- und Oberschenkel) → *Spannen Sie den rechten Oberschenkel an und ziehen die rechte Fußspitze nach oben.*
7. Linkes Bein (Unter- und Oberschenkel) → *Spannen Sie den linken Oberschenkel an und ziehen Sie die linke Fußspitze nach oben.*

Übung 2

Seite 2/4

Instruktionstext zur PMR-Kurzform (7 Muskelgruppen)

Einleitung

„Nehmen Sie eine möglichst bequeme Sitzhaltung ein. Der Rücken sollte angelehnt sein. Beide Füße stehen fest auf dem Boden. Arme und Hände ruhen locker im Schoß, oder sie liegen auf den Lehnen des Stuhls. Sie können die Augen jetzt oder später schließen. Wenn Sie Ihre Augen lieber geöffnet lassen wollen, richten Sie Ihren Blick auf einen festen Punkt, z.B. auf dem Boden vor Ihnen. Vielleicht möchten Sie es sich noch etwas bequemer machen. Prüfen Sie nach, ob ein Kleidungsstück oder Gürtel Sie einengt. Wenn ja, öffnen Sie dieses.

Gehen Sie nun mit Ihrer Aufmerksamkeit zu Ihrer Atmung. ... Beobachten Sie Ihre Atmung, ohne diese verändern zu wollen. ... Vielleicht spüren Sie, wie sich Ihre Bauchdecke beim Einatmen hebt, ... und beim Ausatmen wieder senkt."

1. Rechter Arm (Hand, Unterarm, Oberarm)

Aufmerksamkeit:
„Richten Sie Ihre Aufmerksamkeit zunächst auf Ihren rechten Arm ... Wie fühlt sich der rechte Arm an? ... Vielleicht fühlt sich der Arm angenehm warm oder angenehm kühl an, ... vielleicht eher leicht oder eher schwer. Vielleicht verspüren Sie ein leichtes Kribbeln."

Anspannung (ca. 6 Sekunden):
„Spannen Sie die Muskeln in Ihrem rechten Arm jetzt leicht an, indem Sie Ihre rechte Hand zu einer Faust ballen und den rechten Ellbogen in Richtung Schultern beugen. Richten Sie Ihre Aufmerksamkeit auf das Spannungsgefühl in diesen Muskeln. Es sollte eine leichte, angenehme Spannung sein."

Entspannung (15–20 Sekunden):
„Beim nächsten Ausatmen lassen Sie die Anspannung los, indem Sie den Arm wieder absenken und die Faust wieder lockerlassen. Achten Sie auf die Empfindungen in Ihren Muskeln, vielleicht spüren Sie den Unterschied zwischen der Anspannung vorher und der Entspannung jetzt."

2. Linker Arm (Hand, Unterarm, Oberarm)

Aufmerksamkeit:
„Als nächstes richten Sie Ihre Aufmerksamkeit nun auf Ihren linken Arm ... Wie fühlt sich der linke Arm an? ... Vielleicht fühlt sich der Arm angenehm warm oder angenehm kühl an, ... vielleicht eher leicht oder eher schwer. Vielleicht verspüren Sie ein leichtes Kribbeln."

Anspannung (ca. 6 Sekunden):
„Spannen Sie die Muskeln in Ihrem linken Arm jetzt leicht an, indem Sie Ihre linke Hand zu einer Faust ballen und den linken Ellbogen in Richtung Schultern beugen. Richten Sie Ihre Aufmerksamkeit auf das Spannungsgefühl in diesen Muskeln. Es sollte eine leichte, angenehme Spannung sein."

Entspannung (15–20 Sekunden):
„Beim nächsten Ausatmen lassen Sie die Anspannung los, indem Sie den Arm wieder absenken und die Faust wieder lockerlassen. Achten Sie auf die Empfindungen in Ihren Muskeln, vielleicht spüren Sie den Unterschied zwischen der Anspannung vorher und der Entspannung jetzt."

Übung 2 Seite 3/4

3. Gesicht (Augen, Nase, Mund, Kiefermuskeln)

Aufmerksamkeit:
„Wandern Sie mit Ihrer Aufmerksamkeit nun etwas nach oben in den Bereich Ihres Gesichts. ... Achten Sie auf die Empfindungen in Ihrem Gesicht. ... Wie fühlt sich Ihr Gesicht gerade an?"

Anspannung (ca. 6 Sekunden):
„Spannen Sie die Muskeln in Ihrem Gesicht jetzt an, indem Sie die Augen zusammenkneifen, die Nase rümpfen und Ihre Zähne leicht aufeinanderpressen – so, als würden Sie in eine saure Zitrone beißen. Achten Sie auf das Spannungsgefühl in Ihrem Gesicht."

Entspannung (15–20 Sekunden):
„Beim nächsten Ausatmen lassen Sie die Anspannung im Gesicht wieder los, indem Sie die Kiefermuskulatur lockerlassen, die Muskulatur im Bereich der Augen loslassen, die Nase ist nicht mehr gerümpft und die Zahnreihen sind nicht mehr aufeinandergepresst. ... Achten Sie auf den Unterschied zwischen der Anspannung vorher und der Entspannung jetzt."

4. Nacken und Schultern

Aufmerksamkeit:
„Gehen Sie nun mit der Aufmerksamkeit in Ihrem Körper wieder etwas weiter nach unten, in den Bereich des Nackens und der Schultern. ... Achten Sie auf die Empfindungen, die Sie dort haben. ... Wie fühlen sich Nacken- und Schultermuskulatur gerade an?"

Anspannung (ca. 6 Sekunden):
„Spannen Sie Ihren Nacken und die Schultern jetzt an, indem Sie Ihre Schultern etwas hoch, in Richtung der Ohren ziehen. Achten Sie darauf, wie sich die Spannung in der Nackenmuskulatur anfühlt, es sollte eine leichte Spannung sein. Halten Sie die Spannung etwas."

Entspannung (15–20 Sekunden):
„Und mit dem nächsten Ausatmen lassen Sie die Anspannung los, indem Sie Ihre Schultern wieder lockerlassen. ... Beobachten Sie nun die Empfindungen, die Sie jetzt im Nacken- und Schulterbereich spüren. Achten Sie auf den Unterschied zwischen der Anspannung vorher und der Entspannung jetzt."

5. Rumpf (Rücken und Bauch)

Aufmerksamkeit:
„Als nächstes richten Sie Ihre Aufmerksamkeit nun auf Ihren Rumpf, also den Rücken und Ihren Bauch. ... Achten Sie auf die Empfindungen, die Sie dort haben. ... Machen Sie sich bewusst, wie sich dieser Körperbereich im Moment gerade anfühlt."

Anspannung (ca. 6 Sekunden):
„Spannen Sie Ihren Rumpf jetzt an, indem Sie die Schulterblätter nach hinten zueinander ziehen, so als ob diese sich berühren sollten, und gleichzeitig spannen Sie Ihre Bauchmuskeln an. Atmen Sie ruhig weiter. Achten Sie auf das Spannungsgefühl im gesamten Rumpfbereich. Es sollte eine leichte, angenehme Spannung sein."

Entspannung (15–20 Sekunden):
„Beim nächsten Ausatmen lassen Sie die Anspannung wieder los, indem Sie Ihre Schulterblätter und den Bauch wieder lockerlassen. ... Achten Sie darauf, wie sich die Muskeln nun im Vergleich zu vorher anfühlen."

Übung 2 Seite 4/4

6. Rechtes Bein (Unter- und Oberschenkel)

Aufmerksamkeit:
„Kommen Sie nun mit Ihrer Aufmerksamkeit zu Ihrem rechten Bein. ... Wie fühlt sich das Bein in diesem Moment an? Vielleicht fühlt sich das Bein angenehm warm an, vielleicht aber auch angenehm kühl."

Anspannung (ca. 6 Sekunden):
„Spannen Sie Ihr rechtes Bein jetzt an, indem Sie die rechte Fußspitze nach oben ziehen und Ihren rechten Oberschenkel anspannen, ohne dass es unangenehm oder schmerzhaft wird. Achten Sie auf das Spannungsgefühl in diesem Bereich. Es sollte eine leichte, angenehme Spannung sein."

Entspannung (15–20 Sekunden):
„Beim nächsten Ausatmen lassen Sie die Anspannung wieder los, indem Sie den Oberschenkel wieder lockerlassen und die Fußspitze wieder absetzen. ... Beobachten Sie die Empfindungen in Ihrem rechten Bein. ... Vielleicht spüren Sie ein angenehmes Gefühl der Entspannung."

7. Linkes Bein (Unter- und Oberschenkel)

Aufmerksamkeit:
„Gehen Sie mit Ihrer Aufmerksamkeit nun zu Ihrem linken Bein. ... Wie fühlt sich das Bein in diesem Moment an? Vielleicht fühlt sich das Bein angenehm warm an, vielleicht aber auch angenehm kühl."

Anspannung (ca. 6 Sekunden):
„Spannen Sie Ihr linkes Bein jetzt an, indem Sie die linke Fußspitze nach oben ziehen und Ihren linken Oberschenkel anspannen, ohne dass es unangenehm oder schmerzhaft wird. Achten Sie auf das Spannungsgefühl in diesem Bereich. Es sollte eine leichte, angenehme Spannung sein."

Entspannung (15–20 Sekunden):
„Beim nächsten Ausatmen lassen Sie die Anspannung wieder los, indem Sie den Oberschenkel wieder lockerlassen und die Fußspitze wieder absetzen. ... Beobachten Sie die Empfindungen in Ihrem linken Bein. ... Achten Sie auf den Unterschied zwischen der Anspannung vorher und der Entspannung jetzt."

Rücknahme

„Kommen Sie nun mit der Aufmerksamkeit zu Ihrem ganzen Körper. ... Achten Sie auf Ihre Atmung, spüren Sie, wie Sie ganz von allein ein- ... und ausatmen. Spüren Sie noch einmal nach, wie sich Ihr Körper jetzt anfühlt. ...

Beenden Sie nun die Übung allmählich, ... indem Sie zunächst mit Ihrer Vorstellung in diesen Raum zurückkehren. Bewegen Sie nun Ihre Hände und Füße, ... dann die Arme und Beine ... Sie können sich strecken und räkeln. ... Atmen Sie ein paar Mal tief durch und öffnen Sie dann die Augen. Sie können auch aufstehen und etwas im Raum herumlaufen, um wieder ganz hier zu sein."

Übung 3 Seite 1/1

Halswirbelsäulengymnastik zur Reduktion der Muskelspannung

Einige Studien weisen auf eine wechselseitige Beeinflussung von Muskelverspannungen im Bereich der Halswirbelsäule und der Migräne hin. Es kann daher sinnvoll sein, durch gezielte Übungen die Muskulatur im Bereich der Halswirbelsäule zu mobilisieren und zu dehnen.

Ausgangsposition:

- Gerade, aufrechte Sitzhaltung oder Stand.
- Die Füße stehen schulterbreit auseinander.
- Die Hände liegen entspannt auf den Oberschenkeln oder hängen locker neben dem Körper, die Schultern sind entspannt.

Beschreibung der Übungen

1. Rechts- und Linksrotation:

- Den Kopf in sechs Atmungszyklen in kleinen, sanften Schritten nach rechts drehen: Beim Einatmen Position halten, beim nächsten Ausatmen weiterdrehen.
- Den ersten fühlbaren Widerstand nicht überschreiten, sondern hier verharren und in den folgenden Atemzyklen die Bewegung nur „vorstellen".
- Langsames Zurückführen des Kopfes in die Mittelstellung beim erneuten Einatmen.
- Dann analog Rotation nach links in sechs Atemzyklen.
- Die Rotationen nach rechts und links insgesamt dreimal im Wechsel durchführen.

2. Seitenneigung:

- Den Kopf in sechs Atmungszyklen (jeweils beim Ausatmen) in kleinen, sanften Schritten zur rechten Seite neigen („als ob man eine Flüssigkeit aus dem Ohr auf die Schulter ausgießen wollte"). Dabei die Schulter nicht anheben. Der Oberkörper soll sich nicht mitbewegen.
- Den ersten fühlbaren Widerstand nicht überschreiten, sondern hier verharren und in den folgenden Atemzyklen die Bewegung nur „vorstellen".
- Langsames Zurückführen des Kopfes in die Mittelstellung beim erneuten Einatmen.
- Dann analog Seitenneigung nach links in sechs Atemzyklen.
- Die Seitenneigung nach rechts und links insgesamt dreimal im Wechsel durchführen.

3. Vor- und Rückneigung:

- Den Kopf in sechs Atmungszyklen (jeweils beim Ausatmen) in kleinen, sanften Schritten nach vorne sinken lassen.
- Dann langsames Aufrichten des Kopfes in die Ausgangsstellung beim erneuten Einatmen.
- Die **Rückneigung** des Kopfes erfolgt hier **nur in zwei Ausatmungsphasen,** um eine Überstreckung zu vermeiden. Es findet nur eine kleine Bewegung statt und nicht bis zur Endstellung! Der Unterkiefer hängt entspannt.
- Die Vor- und Rückneigung insgesamt dreimal im Wechsel durchführen.

Übung 4 Seite 1/1

Qigong – Einstiegsübung

Qigong kommt aus der chinesischen Medizin und hat jahrtausendealte Wurzeln. Das Qigong ist eine bewegungsorientierte Meditationsform, die langsame, fließende Körperübungen enthält. Neben spirituellen Elementen gibt es Einflüsse aus der Kampfkunst. Die Übungen fördern insgesamt die Gesundheit, können außerdem zur Entspannung und auch zur Schmerztherapie eingesetzt werden.

Stichworte zu den Einstiegsübungen

1. Stehen wie ein Baum

- Füße hüftbreit
- Knie leicht gebeugt (nicht durchgedrückt)
- Becken leicht nach vorne (leichte Spannung in der Bauchmuskulatur)
- Aufmerksamkeit nach innen, nur wenig Aufmerksamkeit nach außen
- Stehen wie ein Baum

2. Das Wecken des Qi

- Bindfäden an den Handgelenken vorstellen, die die Arme sanft nach oben heben.
- Die Schultern bleiben entspannt.
- An den Bindfäden die Arme wieder sinken lassen.
- Den Atem ganz entspannt mitfließen lassen.
- Das Becken schwingt leicht mit, hebt sich und senkt sich.

3. Das Öffnen und Erweitern des Brustraums

- Beide Arme sind vor dem Brustkorb, öffnen sich dann weit nach außen.
- Beide Arme kommen wieder zur Mitte zurück.

Abschluss:
Stehen wie ein Baum, nachspüren.

Videoempfehlung:

QiGong – Die 18 Übungen für Anfänger
- Auf You-Tube: www.youtube.com/watch?v=DzCrNUViMtM
- Auf der Homepage der *Health Coaching Academy, München:* www.health-coaching-academy.de

Übung 5 Seite 1/1

Imagination – Die Trauminsel

Imagination bedeutet „Vorstellung". Im Bereich der Psychologie können Vorstellungsbilder zu vielfältigen Zwecken eingesetzt werden (z.B. Mentales Training im Sport zur Stabilisierung einer Bewegung). Natürlich kann Imagination auch zur Entspannung eingesetzt werden. Die Übung „Trauminsel" kann zu folgenden Zwecken eingesetzt werden:

1) als regelmäßig durchgeführte Entspannungsübung (Basismaßnahme zur Verringerung der Attackenhäufigkeit),
2) als schmerzdistanzierende Maßnahme zur Unterstützung bei der Bewältigung der akuten Migräneattacke,
3) als Methode der inneren Reizabschirmung.

Die Anwendung von Imagination ist isoliert oder in Kombination mit anderen Verfahren (z.B. zur Vertiefung der Entspannung bei vorgeschalteter PMR oder Atemmeditation) möglich.

Literaturempfehlung:

Else Müller (2006). *Du spürst unter deinen Füßen das Gras. Autogenes Training in Phantasie- und Märchenreisen*. Frankfurt am Main: Fischer Taschenbuch Verlag.

Instruktionstext (Dauer: 5 bis 10 Minuten)

„Bitte nehmen Sie eine entspannte Haltung ein. ... Wenn es Ihnen angenehmer ist, können Sie die Augen schließen, ... oder Sie schauen auf einen Punkt auf dem Boden vor Ihnen.

Versuchen Sie zunächst, Ihre Atmung zu spüren. Beobachten Sie, wie Sie einatmen ... und ausatmen, ... ohne dabei die Atmung verändern zu wollen.

Gehen Sie nun in Ihrer Vorstellung zu einer Insel – zu IHRER Insel. Das kann eine Insel sein, die es tatsächlich gibt, auf der Sie schon einmal waren ... oder eine Phantasie-Insel, die es nur in Ihrer Vorstellung gibt.

Schauen Sie sich einmal um auf dieser Insel, auf IHRER Insel. Was sehen Sie? ... Gibt es bestimmte Farben? ... Welche Farbe hat das Wasser? ... Gibt es Pflanzen auf Ihrer Insel? ... Was können Sie noch sehen?

Achten Sie nun auf Geräusche, was gibt es für Geräusche auf Ihrer Insel, was können Sie hören?

Wie ist das Wetter auf Ihrer Insel, ist es eher angenehm warm oder angenehm kühl? ... Was tun Sie auf Ihrer Insel? ... Wie fühlt sich der Boden unter Ihnen an? ...

Vielleicht gibt es sogar bestimmte Gerüche oder Düfte auf Ihrer Insel, was können Sie alles riechen? ...

Schauen Sie sich zum Abschluss noch einmal um auf Ihrer Insel, genießen Sie die Empfindungen, die Sie haben ... genießen Sie es, dort zu sein.

Beenden Sie nun die Übung, indem Sie in Ihrer Vorstellung hierher zurückkehren ... etwas tiefer atmen, ... Arme und Beine etwas bewegen ... und zum Schluss die Augen allmählich wieder öffnen."

Übung 6 Seite 1/1

Innere Reizabschirmung – Die Glaskugelübung

Die „Glaskugelübung“ ist eine imaginative Form der inneren Reizabschirmung. Zur Erinnerung: Weitere Varianten oder Komponenten der inneren Reizabschirmung sind:

- die Fokussierung auf einen realen inneren Reiz (z.B. den Atem) oder
- die innere Distanzierung (das gezielte gedankliche Abschweifen oder Einnehmen einer passiven Beobachterposition).

Die Glaskugelübung hat sich als spezielle Form der Reizabschirmung bei vielen Migränebetroffenen bewährt. Diese Übung kann bei Bedarf und nach Möglichkeit immer dann eingesetzt werden, wenn eine sensorische Überlastung droht.

Einsatzgebiet sind Situationen, in denen *keine erhöhte Wachsamkeit/Reaktionsbereitschaft erforderlich* ist bzw. in denen es möglich ist, für einen gewissen Zeitraum auf aktive Handlungen zu verzichten (z.B. beim Zugfahren oder kurzes „Ausklinken“ aus anstrengenden Gesprächsrunden).

Hinweise zur Durchführung:

- mit geöffneten Augen!
- im Sitzen
- Dauer: 1 Minute bis maximal 15 Minuten

Instruktionstext

„Beginnen Sie die Übung, indem Sie sich zunächst auf Ihre Atmung konzentrieren. ... Beobachten Sie Ihre Atmung, ohne diese verändern zu wollen. ... Vielleicht merken Sie, dass die Atmung ganz von selbst kommt ... und geht.

Sie nehmen die Umgebung war, ohne darauf einzugehen. ... Schaffen Sie nun eine Distanz zu Ihrer Umgebung, indem Sie sich vorstellen, von einer schützenden Glaskugel[8] umgeben zu sein. ... Welche Beschaffenheit hat Ihre Glaskugel? ...

Die Dinge um Sie herum sind da, jedoch ist alles irgendwie entfernter, weiter weg, gedämpft. ... Alle einfließenden Sinneseindrücke werden durch Ihre Glaskugel angenehm gefiltert und abgeschwächt. ...

Zentrieren Sie sich, indem Sie mit Ihrer Aufmerksamkeit noch einmal zu Ihrer Atmung gehen. Beobachten Sie, wie Sie einatmen ... und ausatmen ...

Beenden Sie die Übung allmählich, indem Sie sich vorstellen, wie sich Ihre Glaskugel langsam auflöst ... mit dem Wissen, dass sie diese jederzeit wiederherstellen können.“

8 Alternativ zur Glaskugel können je nach individueller Präferenz auch andere Formen von „Schutzhüllen“ in der Vorstellung erschaffen werden (z.B. schützendes Energiefeld, Seifenblase, hochgezogener Mantel)

Übung 7

Seite 1/1

Eigenes Massieren der Gesichts-, Hals- und Schultermuskulatur

Die Massage als Heilbehandlung wurde vermutlich schon vor mehreren Tausend Jahren eingesetzt und ist auch heute ein anerkanntes Therapieverfahren. Wahrscheinlich hat schon jeder einmal instinktiv eine schmerzende oder verspannte Körperstelle selbst massiert.

Es kann sehr wohltuend sein, die in Verbindung mit Migräne oft verspannten Körperregionen durch eigenes Drücken, Reiben oder Kneten zu lockern. In einigen Studien konnte ein positiver Effekt für Migränebetroffene nachgewiesen werden.

Massieren Sie die Muskeln wie unten gezeigt in kreisenden Bewegungen mit Ihren Fingern jeweils ca. 1 Minute lang. Üben Sie dabei einen leichten, noch angenehmen, aber spürbaren Druck auf die entsprechenden Partien aus.

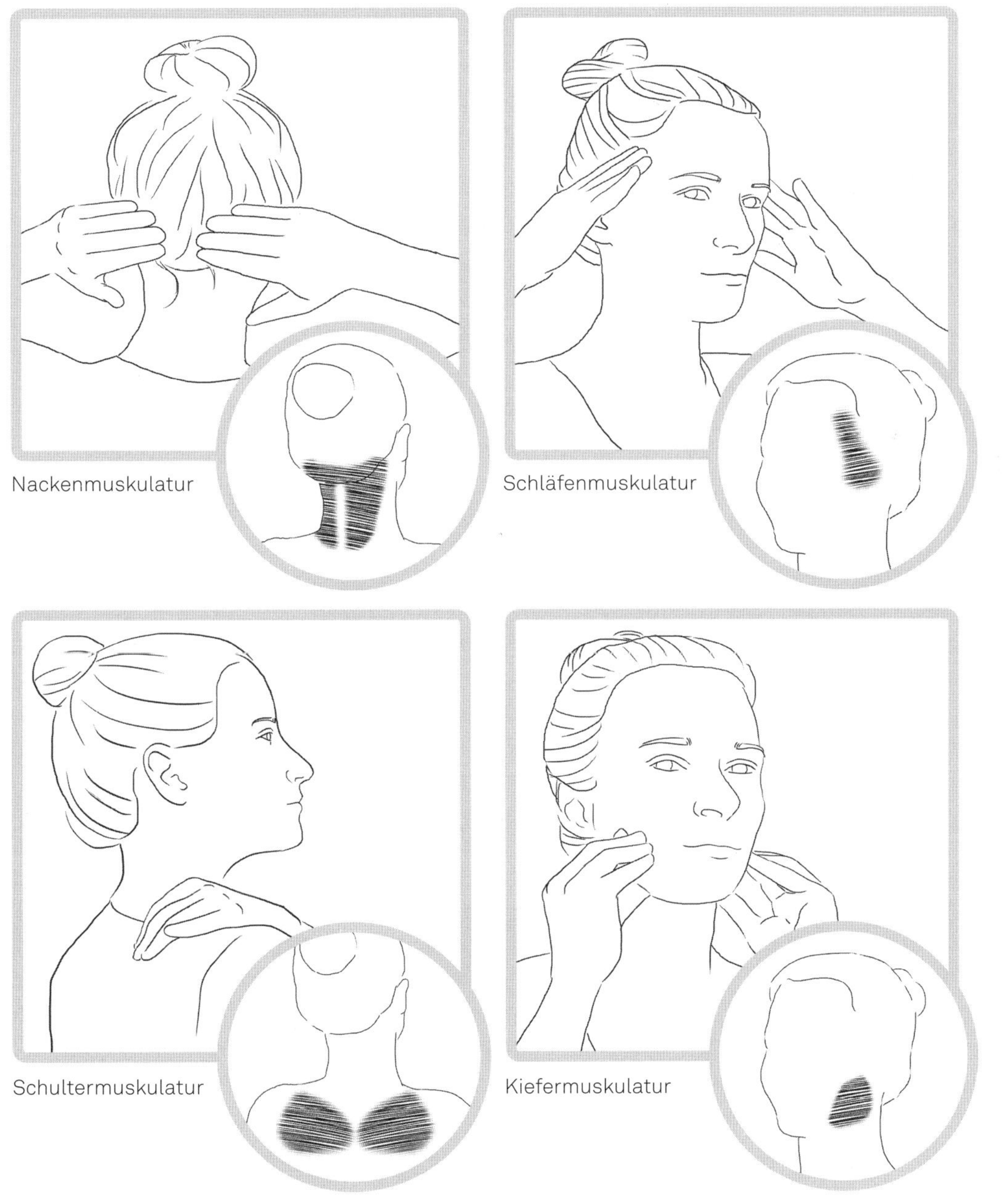

Gewöhnungstraining

Information für Therapeuten

Ein Gewöhnungstraining im Rahmen des Triggermanagements bietet sich insbesondere bei sensorischen Reizen (Bildschirmarbeit, Licht, Gerüchen, Geräuschen) sowie körperlicher und geistiger Anstrengung und Sport als Kopfschmerzauslösern an.

Die Indikationsstellung, Planung und Durchführung eines migränespezifischen Gewöhnungstrainings wird individuell auf den Patienten abgestimmt. Die Durchführung sollte unter engmaschigem Monitoring des Therapeuten erfolgen. Bei der gemeinsamen Erstellung eines Trainingsplans fließen (1) Grundprinzipien der Trainingslehre (z. B. Superkompensationsmodell; s. z. B. Hottenrott & Seidel, 2017), (2) der gesunde Menschenverstand und (3) die Erfahrungswerte des Patienten ein. Es ist sinnvoll, insbesondere die folgenden Aspekte zu beachten:

Die *Frequenz der Übungen* sollte weder zu hoch noch zu niedrig sein. Bei zu niedriger Übungsfrequenz (z. B. Durchführung einer Übungseinheit von einmal pro Monat) besteht die Gefahr, dass sich keine Übungseffekte einstellen. Bei zu häufigem Üben besteht die Gefahr einer Überlastung und des Auslösens einer Migräneattacke, was zu Frustration und zu Compliance-Schwierigkeiten führen kann.

Auch der *Umfang der Übungen* sollte individuell angepasst werden. Das Formular zum Gewöhnungstraining *(Übungsplan und Protokollbogen)* ist zwar auf 7 Einheiten ausgelegt, es sind ohne Weiteres aber auch mehr als 7 Trainingseinheiten möglich.

Die *Intensität bzw. Dauer der Übungseinheiten* sollte im Zweifelsfall eher niedrig gehalten und langsam gesteigert werden. Im Gegensatz zur Konfrontation im Rahmen der Behandlung einer Angststörung (hier werden sinnvollerweise oft nicht graduierte Konfrontationen favorisiert, das Ziel ist eine möglichst starke Auslösung von Angstreaktionen) sollte beim Gewöhnungstraining für Migränepatienten möglichst graduiert, d. h. eher langsam gestuft vorgegangen werden. Der Hauptgrund hierfür ist, dass durch zu lange oder intensive Reize tatsächlich die Wahrscheinlichkeit des Auftretens von Migräneattacken steigen kann.

Qualitatives Vorgehen: Der Einsatz von Entspannungsübungen o. Ä. wird bei Konfrontationsübungen im Rahmen der Angstbehandlung als eher kontraproduktiv angesehen, da korrektive Erfahrungen oder Inhibitionslernen beeinträchtig werden können. Im Rahmen eines migränespezifischen Gewöhnungstrainings kann die Kombination der Übungseinheiten mit Entspannungsübungen, dem Einlegen von Pausen oder einer Reizabschirmung hingegen sehr sinnvoll sein, denn hier ist das primäre Ziel die *allmähliche* Steigerung der neuronalen und psychovegetativen Belastbarkeit.

Auf dem Übungsplan und Protokollbogen für Patienten wird der tatsächlich erfolgte Übungsumfang in der zweiten Spalte auf Seite 2 des Protokollbogens dokumentiert. Erfahrungsgemäß kann es – z. B. bei einer auftretenden Migräneattacke oder zusätzlich auftretenden Stressoren – zu einer Verzögerung des geplanten Ablaufes kommen. Der Wiedereinstieg erfolgt entsprechend der erarbeiteten Schutzmaßnahmen. Die Anpassung des Trainingsplans an vorhandene Frühwarnzeichen geschieht individuell orientiert an den Erfahrungswerten des Patienten (s. auch das aufgeführte Beispiel zur Bildschirmarbeit).

Gewöhnungstraining

Seite 1/2

Übungsplan und Protokollbogen

Teil 1: Planung und Schutzmaßnahmen

Trigger	
Beschreibung des Triggers (Dosis, Art, etc.)	
Vorhaben und Ziel	
eigene Frühwarnzeichen der Überlastung bzw. der Migräne (Prodromalsymptome)	
Schutzmaßnahmen	

Gewöhnungstraining

Seite 2/2

Teil 2: Planung der Trainingseinheiten und Dokumentation

Übungsplan: geplante Übungen		**Dokumentation:** tatsächlich durchgeführte Übungen
1. Einheit Datum:		
2. Einheit Datum:		
3. Einheit Datum:		
4. Einheit Datum:		
5. Einheit Datum:		
6. Einheit Datum:		
7. Einheit Datum:		
Anmerkung:		

Gewöhnungstraining – Beispiel: Bildschirmarbeit

Seite 1/2

Übungsplan und Protokollbogen

Teil 1: Planung und Schutzmaßnahmen

Trigger	Bildschirmarbeit/Beanspruchung der Augen
Beschreibung des Triggers (Dosis, Art, etc.)	Arbeit am Bildschirm (mehr als eine Stunde am Stück) führt oft zu Kopfschmerzen und kann eine Migräneattacke auslösen
Vorhaben und Ziel	• schrittweise Steigerung der Dauer der Bildschirmarbeit mit Einbau von kurzen Pausen und Entspannungsübungen • am Ende des Trainings soll Bildschirmarbeit von 3 Stunden am Stück möglich sein
eigene Frühwarnzeichen der Überlastung bzw. der Migräne (Prodromalsymptome)	• ausgeprägte Müdigkeit, Erschöpfung • erhöhte Reizbarkeit • „Zukneifen" der Augen • Nackenschmerzen • Auftreten von Konzentrationsstörungen • Gefühl von „Hallen im Kopf"
Schutzmaßnahmen	Beim Vorliegen der genannten Frühwarnzeichen entweder Verschieben der Übung oder Anpassung der Übungsdauer sowie längere Pausen einlegen. Im Falle einer Migräneattacke wird der Übungsplan ausgesetzt und nach der Erholungsphase mit dem vorletzten Schritt wieder eingestiegen.

Gewöhnungstraining – Beispiel: Bildschirmarbeit Seite 2/2

Teil 2: Planung der Trainingseinheiten und Dokumentation

Übungsplan: geplante Übungen		**Dokumentation:** tatsächlich durchgeführte Übungen
1. Einheit Datum: Mo, 06.08.	1,5h Bildschirmarbeit. Ca. alle 30 Min. eine kurze Entspannungsübung von ca. 5 Min. (z. B. Atemmeditation oder HWS-Gymnastik)	06.08.: Für 1,5h Bildschirmarbeit gemacht, mit 2 Pausen zu je 5 Min. Danach kurze Zeit leichte Kopfschmerzen, sonst keine Beschwerden.
2. Einheit Datum: Di, 07.08.	Wiederholung: 1,5h Bildschirmarbeit, alle 30 Min. Entspannungsübung (5 Min.), danach 1 Ruhetag (keine Tätigkeiten am PC bzw. Bildschirm)	07.08.: Für 1,5h Bildschirmarbeit gemacht, mit nur einer Pause (5 Min. nach 1h). Danach keine Kopfschmerzen und auch keine weiteren Beschwerden. ☺
3. Einheit Datum: Do, 09.08.	2h Bildschirmarbeit. Ca. alle 30 Min. eine kurze Entspannungsübung (ca. 5 Min.)	08.08.: Ruhetag 09.08.: ca. 2h Bildschirmarbeit, mit insgesamt 3 Pausen zu je 5 Min. Gut vertragen.
4. Einheit Datum: Fr, 10.08.	Wiederholung: 2h Bildschirmarbeit, alle 30 Min. Entspannungsübung (5 Min.), danach 1 Ruhetag (keine Tätigkeiten am PC bzw. Bildschirm)	10.08.: nicht gut gefühlt, starke Erschöpfung und Konzentrationsschwierigkeiten. Ruhetag daher vorverlegt. 11.08.: besser gefühlt, Übung nachgeholt: aber nur 1,5h Bildschirmarbeit, 1 x 5 Min. Pause
5. Einheit Datum: So, 12.08.	2,5h Bildschirmarbeit. Nach ca. 60 Min. kurze Entspannungsübung (ca. 5 Min. Atemmeditation oder HWS-Gymnastik)	12.08.: für 2h Bildschirmarbeit (mit einer Pause nach 60 Min, ca. 5 Min.), alles gut vertragen. ☺
6. Einheit Datum: Mo, 13.08.	Wiederholung: 2,5h Bildschirmarbeit, alle 60 Min. Entspannungsübung (5 Min.), danach 1 Ruhetag (keine Tätigkeiten am PC bzw. Bildschirm)	13.08.: etwa 2,5h Bildschirmarbeit (mit einer Pause von ca. 5 Min.), alles gut vertragen. ☺
7. Einheit Datum: Mi, 15.08.	3h Bildschirmarbeit. Ca. alle 60 Min. kurze Entspannungsübung (5 Min.)	14.08.: Ruhetag 15.08.: für 3h Bildschirmarbeit gemacht, mit 2 Pausen zu je 5 Min. (jeweils nach 1h). Danach gut gefühlt. Ziel erreicht! ☺
Anmerkung:	Ziel wurde erreicht, 3h Bildschirmarbeit mit kurzen Pausen jeweils nach 1h sind möglich! Bei schlechtem Befinden sollte ich pausieren.	

Diagnostik

FKMS-K
Fragebogen zum Kopfschmerzmanagement und zur Selbstwirksamkeit – Kurzversion
Deutsche Version der Headache Management Self-Efficacy Scale

Sie finden auf dieser Seite eine Reihe von Aussagen, die sich auf Kopfschmerzen beziehen. Lesen Sie bitte jede Aussage sorgfältig durch, und geben Sie anschließend an, inwiefern diese Aussage auf Sie und Ihre Kopfschmerzen zutrifft, indem Sie die nebenstehende Zahl ankreuzen. Bitte verwenden Sie dabei folgendes Bewertungsschema:

1 – stimme nicht zu
2 – stimme überwiegend nicht zu
3 – stimme eher nicht zu
4 – weder/noch
5 – stimme eher zu
6 – stimme überwiegend zu
7 – stimme zu

	stimme nicht zu						**stimme zu**
1. Ich kann die Intensität einer Kopfschmerzattacke verringern, indem ich mich entspanne.	☐ 1	☐ 2	☐ 3	☐ 4	☐ 5	☐ 6	☐ 7
2. Es gibt Dinge, die ich tun kann, um den Kopfschmerz zu lindern.	☐ 1	☐ 2	☐ 3	☐ 4	☐ 5	☐ 6	☐ 7
3. Ich kann Kopfschmerzen verhindern, indem ich deren Auslöser erkenne.	☐ 1	☐ 2	☐ 3	☐ 4	☐ 5	☐ 6	☐ 7
4. Ich kann Kopfschmerzen verhindern, indem ich die Art und Weise verändere, wie ich auf Stress reagiere.	☐ 1	☐ 2	☐ 3	☐ 4	☐ 5	☐ 6	☐ 7
5. Ich kann Dinge tun, um zu kontrollieren, inwieweit meine Kopfschmerzen mein Leben beeinträchtigen.	☐ 1	☐ 2	☐ 3	☐ 4	☐ 5	☐ 6	☐ 7
6. Ich kann Dinge unternehmen, die eine Kopfschmerzattacke nicht mehr so schlimm erscheinen lassen.	☐ 1	☐ 2	☐ 3	☐ 4	☐ 5	☐ 6	☐ 7

Diagnostik

Auswertung und Interpretation des FKMS-K

1) *Gesamtsummenwert berechnen*
Die Punktwerte der sechs Items werden zu einem Gesamtsummenwert addiert. Ein hoher Gesamtsummenwert weist auf eine hohe Selbstwirksamkeitserwartung hin.

2) *Vergleich des Gesamtsummenwertes mit Normwerten*
Der Gesamtsummenwert kann mit den Werten in der folgenden Tabelle verglichen werden. Diese enthält die Normwerte einer Referenzstichprobe von $N = 304$ Patienten mit mindestens einer primären Kopfschmerzerkrankung (Graef, Rief, French, Nilges & Nestoriuc, 2015).

Perzentile und T-Werte des FKMS-K
(aus Graef et al., 2015)

Gesamtsummenwert	Perzentil	T-Wert
12	5	30
19	16	40
26	47	50
35	85	60
41	99–100	69–71

3) *Interpretation*
Gemäß der Tabelle weisen Gesamtsummenwerte < 19 auf eine im Vergleich mit anderen Kopfschmerzpatienten unterdurchschnittliche Selbstwirksamkeitserwartung und Gesamtsummenwerte > 35 auf eine im Vergleich mit anderen Kopfschmerzpatienten überdurchschnittlich ausgeprägte Selbstwirksamkeitserwartung hin.

Diagnostik

Seite 1/1

IBK
Inventar zur Beeinträchtigung durch Kopfschmerzen
Deutsche Version des Headache Disability Inventory

Bitte beantworten Sie jede Frage mit „ja", „manchmal" oder „nein" (Bitte kreuzen Sie ein Kästchen für jede Frage an).

		ja	manchmal	nein
E1.	Aufgrund meiner Kopfschmerzen fühle ich mich beeinträchtigt.	☐	☐	☐
F2.	Aufgrund meiner Kopfschmerzen fühle ich mich eingeschränkt bei meinen alltäglichen Aktivitäten.	☐	☐	☐
E3.	Keiner versteht, wie sehr sich die Kopfschmerzen auf mein Leben auswirken.	☐	☐	☐
F4.	Ich habe aufgrund meiner Kopfschmerzen meine Freizeitaktivitäten (z. B. Sport, Hobbys) eingeschränkt.	☐	☐	☐
E5.	Meine Kopfschmerzen ärgern mich.	☐	☐	☐
E6.	Manchmal habe ich das Gefühl, dass ich wegen meiner Kopfschmerzen die Beherrschung verlieren könnte.	☐	☐	☐
F7.	Durch meine Kopfschmerzen habe ich weniger soziale Kontakte.	☐	☐	☐
E8.	Mein Partner oder meine Familie und Freunde haben keine Vorstellung, was ich wegen meiner Kopfschmerzen durchmache.	☐	☐	☐
E9.	Meine Kopfschmerzen sind so schlimm, dass ich das Gefühl habe, ich könnte verrückt werden.	☐	☐	☐
E10.	Meine Lebenseinstellung ist durch meine Kopfschmerzen beeinflusst.	☐	☐	☐
E11.	Ich habe Angst auszugehen, wenn ich Kopfschmerzen bekomme.	☐	☐	☐
E12.	Meine Kopfschmerzen bringen mich zur Verzweiflung.	☐	☐	☐
F13.	Ich mach mir Sorgen, dass meine Kopfschmerzen mir im Beruf oder zu Hause Nachteile bringen könnten.	☐	☐	☐
E14.	Meine Kopfschmerzen beeinträchtigen die Beziehung zu meiner Familie oder zu Freunden.	☐	☐	☐
F15.	Wenn ich Kopfschmerzen habe, ziehe ich mich zurück.	☐	☐	☐
F16.	Ich glaube, dass meine Kopfschmerzen es mir erschweren, gesteckte Ziele zu erreichen.	☐	☐	☐
F17.	Ich kann wegen meiner Kopfschmerzen nicht klar denken.	☐	☐	☐
F18.	Meine Kopfschmerzen führen zu Verspannungen (z. B. Muskelverspannungen).	☐	☐	☐
F19.	Ich habe an sozialen Aktivitäten keine Freude aufgrund meiner Kopfschmerzen.	☐	☐	☐
E20.	Ich fühle mich wegen meiner Kopfschmerzen leicht reizbar.	☐	☐	☐
F21.	Wegen meiner Kopfschmerzen vermeide ich Reisen.	☐	☐	☐
E22.	Meine Kopfschmerzen bringen mich durcheinander.	☐	☐	☐
E23.	Meine Kopfschmerzen frustrieren mich.	☐	☐	☐
F24.	Wegen meiner Kopfschmerzen fällt mir das Lesen schwer.	☐	☐	☐
F25.	Es fällt mir schwer, mich von meinen Kopfschmerzen abzulenken.	☐	☐	☐

Diagnostik

Auswertung und Interpretation des IBK

1) *Gesamtsummenwert berechnen*
   Die Antworten werden pro Item folgendermaßen bewertet:
   - „ja" = 4 Punkte
   - „manchmal" = 2 Punkte
   - „nein" = 0 Punkte

Die Punktwerte können zu einem Gesamtsummenwert (alle 25 Items) sowie zwei Subskalen aufaddiert werden (die Items mit der Kennung „E" zählen zur Subskala „Emotion", die Items mit der Kennung „F" zählen zur Subskala „Funktion"). Ein hoher Gesamtsummenwert weist auf eine starke kopfschmerzassoziierte Beeinträchtigung hin.

2) *Vergleich der Summenwerte mit Normwerten*
   Der Gesamtsummenwert und die Summenwerte pro Subskala können mit den Referenzwerten zum *Gesamtsummenwert,* zum Score der *Subskala Emotion* und zum Score der *Subskala Funktion* der folgenden Tabelle verglichen werden. Die Tabelle enthält die Kennwerte einer Referenzstichprobe von *N* = 94 Patienten mit chronischen primären Kopfschmerzen (Bauer, Evers, Gralow & Husstedt, 1999).

Kennwerte (M ± SD) einer Referenzstichprobe
(aus Bauer, Evers, Gralow & Husstedt, 1999)

Gesamtsummenwert	Subskala Emotion	Subskala Funktion
57,3 ± 20,1	30,8 ± 11,2	26,4 ± 9,8

Anmerkung: M = Mittelwert, SD = Standardabweichung

3) *Interpretation*
   Gemäß der Tabelle weisen Summenwerte, die über dem Wertebereich liegen (M + 1 SD; also Gesamtsummenwerte > 77,4; Summenwerte der Subskala Emotion > 42; Summenwerte der Subskala Funktion > 36,2) auf eine überdurchschnittliche *kopfschmerzassoziierte Beeinträchtigung* im Vergleich mit chronischen Kopfschmerzpatienten hin. Summenwerte, die *unter* dem Wertebereich liegen (M – 1 SD; also Gesamtsummenwerte < 37,2; Summenwerte der Subskala Emotion < 19,6; Summenwerte der Subskala Funktion < 16,6), weisen auf eine *unterdurchschnittliche kopfschmerzassoziierte Beeinträchtigung* im Vergleich mit chronischen Kopfschmerzpatienten hin.

Diagnostik

Seite 1/9

HTSAQ-G
Fragebogen zur Triggerempfindlichkeit und -vermeidung bei Kopfschmerzen
Deutsche Version des Headache Triggers Sensitivity and Avoidance Questionnaire

Kopfschmerztrigger sind Faktoren, die – entweder einzeln oder in Kombination – Kopfschmerzen bei bestimmten Personen auslösen oder verschlimmern können.

Es gibt individuelle Unterschiede in der Empfindlichkeit gegenüber Triggern bzw. in dem Ansprechen auf Trigger. Die Stärke/Dosis eines Triggers, die notwendig ist, um Kopfschmerzen bzw. eine Migräneattacke auszulösen, kann von Person zu Person variieren. Zum Beispiel löst bei manchen Personen nur sehr lauter Lärm Kopfschmerzen aus, während bei anderen bereits eine geringere Lautstärke zu Kopfschmerzen führen kann. Außerdem kann sich die Empfindlichkeit für Trigger im Laufe der Zeit ändern (d.h. je nach Lebensphase kann eine niedrige oder hohe Stärke/Dosis des Triggers Kopfschmerzen auslösen). Manche Menschen versuchen Kopfschmerztrigger gezielt zu vermeiden, um das Auftreten von Kopfschmerzen zu verhindern.

Die häufigsten Trigger sind nachfolgend aufgelistet. Davon betreffen 22 Trigger potenziell jeden, ein Trigger betrifft Raucher und ein Trigger betrifft ausschließlich Frauen. Dann haben Sie noch die Möglichkeit, zwei weitere Kopfschmerztrigger zusätzlich zu nennen, falls diese nicht in der Liste vorkommen.

Bitte beantworten Sie jede Frage, indem Sie die zutreffende Antwortmöglichkeit ankreuzen.

1	**Stress**				
A	Wie oft löst Stress bei Ihnen Kopfschmerzen aus?				
	☐ Nie	☐ Selten	☐ Manchmal	☐ Meistens	☐ Immer
B	Wie empfindlich reagieren Sie zurzeit auf Stress als Kopfschmerztrigger, verglichen mit anderen Menschen?				
	☐ Überhaupt nicht empfindlich	☐ Leicht empfindlich	☐ Mäßig empfindlich	☐ Hoch empfindlich	☐ Sehr hoch empfindlich
C	Wie empfindlich reagieren Sie zurzeit auf Stress als Kopfschmerztrigger, verglichen mit dem Zeitpunkt in Ihrem Leben, als Sie am wenigsten empfindlich auf Stress reagiert haben?				
	☐ Gleich empfindlich	☐ Etwas empfindlicher	☐ Mäßig empfindlicher	☐ Viel empfindlicher	☐ Sehr viel empfindlicher
D	Wie stark versuchen Sie, Stress zu vermeiden?				
	☐ Überhaupt nicht	☐ Ein wenig	☐ Mittelmäßig	☐ Sehr	☐ Um jeden Preis
2	**Angst**				
A	Wie oft löst Angst bei Ihnen Kopfschmerzen aus?				
	☐ Nie	☐ Selten	☐ Manchmal	☐ Meistens	☐ Immer
B	Wie empfindlich reagieren Sie zurzeit auf Angst als Kopfschmerztrigger, verglichen mit anderen Menschen?				
	☐ Überhaupt nicht empfindlich	☐ Leicht empfindlich	☐ Mäßig empfindlich	☐ Hoch empfindlich	☐ Sehr hoch empfindlich

Diagnostik

Seite 2/9

C	Wie empfindlich reagieren Sie zurzeit auf Angst als Kopfschmerztrigger, verglichen mit dem Zeitpunkt in Ihrem Leben, als Sie am wenigsten empfindlich auf Angst reagiert haben? ☐ Gleich empfindlich ☐ Etwas empfindlicher ☐ Mäßig empfindlicher ☐ Viel empfindlicher ☐ Sehr viel empfindlicher
D	Wie stark versuchen Sie, Angst zu vermeiden? ☐ Überhaupt nicht ☐ Ein wenig ☐ Mittelmäßig ☐ Sehr ☐ Um jeden Preis
3	**Ärger**
A	Wie oft löst Ärger bei Ihnen Kopfschmerzen aus? ☐ Nie ☐ Selten ☐ Manchmal ☐ Meistens ☐ Immer
B	Wie empfindlich reagieren Sie zurzeit auf Ärger als Kopfschmerztrigger, verglichen mit anderen Menschen? ☐ Überhaupt nicht empfindlich ☐ Leicht empfindlich ☐ Mäßig empfindlich ☐ Hoch empfindlich ☐ Sehr hoch empfindlich
C	Wie empfindlich reagieren Sie zurzeit auf Ärger als Kopfschmerztrigger, verglichen mit dem Zeitpunkt in Ihrem Leben, als Sie am wenigsten empfindlich auf Ärger reagiert haben? ☐ Gleich empfindlich ☐ Etwas empfindlicher ☐ Mäßig empfindlicher ☐ Viel empfindlicher ☐ Sehr viel empfindlicher
D	Wie stark versuchen Sie, Ärger zu vermeiden? ☐ Überhaupt nicht ☐ Ein wenig ☐ Mittelmäßig ☐ Sehr ☐ Um jeden Preis
4	**Niedergeschlagenheit**
A	Wie oft löst Niedergeschlagenheit bei Ihnen Kopfschmerzen aus? ☐ Nie ☐ Selten ☐ Manchmal ☐ Meistens ☐ Immer
B	Wie empfindlich reagieren Sie zurzeit auf Niedergeschlagenheit als Kopfschmerztrigger, verglichen mit anderen Menschen? ☐ Überhaupt nicht empfindlich ☐ Leicht empfindlich ☐ Mäßig empfindlich ☐ Hoch empfindlich ☐ Sehr hoch empfindlich
C	Wie empfindlich reagieren Sie zurzeit auf Niedergeschlagenheit als Kopfschmerztrigger, verglichen mit dem Zeitpunkt in Ihrem Leben, als Sie am wenigsten empfindlich auf Niedergeschlagenheit reagiert haben? ☐ Gleich empfindlich ☐ Etwas empfindlicher ☐ Mäßig empfindlicher ☐ Viel empfindlicher ☐ Sehr viel empfindlicher
D	Wie stark versuchen Sie, Niedergeschlagenheit zu vermeiden? ☐ Überhaupt nicht ☐ Ein wenig ☐ Mittelmäßig ☐ Sehr ☐ Um jeden Preis
5	**Grelles Licht**
A	Wie oft löst grelles Licht bei Ihnen Kopfschmerzen aus? ☐ Nie ☐ Selten ☐ Manchmal ☐ Meistens ☐ Immer
B	Wie empfindlich reagieren Sie zurzeit auf grelles Licht als Kopfschmerztrigger, verglichen mit anderen Menschen? ☐ Überhaupt nicht empfindlich ☐ Leicht empfindlich ☐ Mäßig empfindlich ☐ Hoch empfindlich ☐ Sehr hoch empfindlich
C	Wie empfindlich reagieren Sie zurzeit auf grelles Licht als Kopfschmerztrigger, verglichen mit dem Zeitpunkt in Ihrem Leben, als Sie am wenigsten empfindlich auf grelles Licht reagiert haben? ☐ Gleich empfindlich ☐ Etwas empfindlicher ☐ Mäßig empfindlicher ☐ Viel empfindlicher ☐ Sehr viel empfindlicher

Diagnostik

Seite 3/9

D	Wie stark versuchen Sie, grelles Licht zu vermeiden? ☐ Überhaupt nicht ☐ Ein wenig ☐ Mittelmäßig ☐ Sehr ☐ Um jeden Preis
6	**Flimmerndes Licht**
A	Wie oft löst flimmerndes Licht bei Ihnen Kopfschmerzen aus? ☐ Nie ☐ Selten ☐ Manchmal ☐ Meistens ☐ Immer
B	Wie empfindlich reagieren Sie zurzeit auf flimmerndes Licht als Kopfschmerztrigger, verglichen mit anderen Menschen? ☐ Überhaupt nicht empfindlich ☐ Leicht empfindlich ☐ Mäßig empfindlich ☐ Hoch empfindlich ☐ Sehr hoch empfindlich
C	Wie empfindlich reagieren Sie zurzeit auf flimmerndes Licht als Kopfschmerztrigger, verglichen mit dem Zeitpunkt in Ihrem Leben, als Sie am wenigsten empfindlich auf flimmerndes Licht reagiert haben? ☐ Gleich empfindlich ☐ Etwas empfindlicher ☐ Mäßig empfindlicher ☐ Viel empfindlicher ☐ Sehr viel empfindlicher
D	Wie stark versuchen Sie, flimmerndes Licht zu vermeiden? ☐ Überhaupt nicht ☐ Ein wenig ☐ Mittelmäßig ☐ Sehr ☐ Um jeden Preis
7	**Starke Beanspruchung der Augen**
A	Wie oft löst eine starke Beanspruchung der Augen bei Ihnen Kopfschmerzen aus? ☐ Nie ☐ Selten ☐ Manchmal ☐ Meistens ☐ Immer
B	Wie empfindlich reagieren Sie zurzeit auf eine starke Beanspruchung der Augen als Kopfschmerztrigger, verglichen mit anderen Menschen? ☐ Überhaupt nicht empfindlich ☐ Leicht empfindlich ☐ Mäßig empfindlich ☐ Hoch empfindlich ☐ Sehr hoch empfindlich
C	Wie empfindlich reagieren Sie zurzeit auf eine starke Beanspruchung der Augen als Kopfschmerztrigger, verglichen mit dem Zeitpunkt in Ihrem Leben, als Sie am wenigsten empfindlich auf eine starke Beanspruchung der Augen reagiert haben? ☐ Gleich empfindlich ☐ Etwas empfindlicher ☐ Mäßig empfindlicher ☐ Viel empfindlicher ☐ Sehr viel empfindlicher
D	Wie stark versuchen Sie, eine starke Beanspruchung der Augen zu vermeiden? ☐ Überhaupt nicht ☐ Ein wenig ☐ Mittelmäßig ☐ Sehr ☐ Um jeden Preis
8	**Lärm**
A	Wie oft löst Lärm bei Ihnen Kopfschmerzen aus? ☐ Nie ☐ Selten ☐ Manchmal ☐ Meistens ☐ Immer
B	Wie empfindlich reagieren Sie zurzeit auf Lärm als Kopfschmerztrigger, verglichen mit anderen Menschen? ☐ Überhaupt nicht empfindlich ☐ Leicht empfindlich ☐ Mäßig empfindlich ☐ Hoch empfindlich ☐ Sehr hoch empfindlich
C	Wie empfindlich reagieren Sie zurzeit auf Lärm als Kopfschmerztrigger, verglichen mit dem Zeitpunkt in Ihrem Leben, als Sie am wenigsten empfindlich auf Lärm reagiert haben? ☐ Gleich empfindlich ☐ Etwas empfindlicher ☐ Mäßig empfindlicher ☐ Viel empfindlicher ☐ Sehr viel empfindlicher
D	Wie stark versuchen Sie, Lärm zu vermeiden? ☐ Überhaupt nicht ☐ Ein wenig ☐ Mittelmäßig ☐ Sehr ☐ Um jeden Preis

Diagnostik

Seite 4/9

9	*Gerüche/Gestank/Düfte*				
A	Wie oft lösen Gerüche/Gestank/Düfte bei Ihnen Kopfschmerzen aus?				
	☐ Nie	☐ Selten	☐ Manchmal	☐ Meistens	☐ Immer
B	Wie empfindlich reagieren Sie zurzeit auf Gerüche/Gestank/Düfte als Kopfschmerztrigger, verglichen mit anderen Menschen?				
	☐ Überhaupt nicht empfindlich	☐ Leicht empfindlich	☐ Mäßig empfindlich	☐ Hoch empfindlich	☐ Sehr hoch empfindlich
C	Wie empfindlich reagieren Sie zurzeit auf Gerüche/Gestank/Düfte als Kopfschmerztrigger, verglichen mit dem Zeitpunkt in Ihrem Leben, als Sie am wenigsten empfindlich auf Gerüche/Gestank/Düfte reagiert haben?				
	☐ Gleich empfindlich	☐ Etwas empfindlicher	☐ Mäßig empfindlicher	☐ Viel empfindlicher	☐ Sehr viel empfindlicher
D	Wie stark versuchen Sie, Gerüche/Gestank/Düfte zu vermeiden?				
	☐ Überhaupt nicht	☐ Ein wenig	☐ Mittelmäßig	☐ Sehr	☐ Um jeden Preis
10	**Hunger/Nichts-Essen**				
A	Wie oft lösen Hunger/Nichts-Essen bei Ihnen Kopfschmerzen aus?				
	☐ Nie	☐ Selten	☐ Manchmal	☐ Meistens	☐ Immer
B	Wie empfindlich reagieren Sie zurzeit auf Hunger/Nichts-Essen als Kopfschmerztrigger, verglichen mit anderen Menschen?				
	☐ Überhaupt nicht empfindlich	☐ Leicht empfindlich	☐ Mäßig empfindlich	☐ Hoch empfindlich	☐ Sehr hoch empfindlich
C	Wie empfindlich reagieren Sie zurzeit auf Hunger/Nichts-Essen als Kopfschmerztrigger, verglichen mit dem Zeitpunkt in Ihrem Leben, als Sie am wenigsten empfindlich auf Hunger/Nichts-Essen reagiert haben?				
	☐ Gleich empfindlich	☐ Etwas empfindlicher	☐ Mäßig empfindlicher	☐ Viel empfindlicher	☐ Sehr viel empfindlicher
D	Wie stark versuchen Sie, Hunger/Nichts-Essen zu vermeiden?				
	☐ Überhaupt nicht	☐ Ein wenig	☐ Mittelmäßig	☐ Sehr	☐ Um jeden Preis
11	**Dehydrierung/Wassermangel**				
A	Wie oft lösen Dehydrierung/Wassermangel bei Ihnen Kopfschmerzen aus?				
	☐ Nie	☐ Selten	☐ Manchmal	☐ Meistens	☐ Immer
B	Wie empfindlich reagieren Sie zurzeit auf Dehydrierung/Wassermangel als Kopfschmerztrigger, verglichen mit anderen Menschen?				
	☐ Überhaupt nicht empfindlich	☐ Leicht empfindlich	☐ Mäßig empfindlich	☐ Hoch empfindlich	☐ Sehr hoch empfindlich
C	Wie empfindlich reagieren Sie zurzeit auf Dehydrierung/Wassermangel als Kopfschmerztrigger, verglichen mit dem Zeitpunkt in Ihrem Leben, als Sie am wenigsten empfindlich auf Dehydrierung/Wassermangel reagiert haben?				
	☐ Gleich empfindlich	☐ Etwas empfindlicher	☐ Mäßig empfindlicher	☐ Viel empfindlicher	☐ Sehr viel empfindlicher
D	Wie stark versuchen Sie, Dehydrierung/Wassermangel zu vermeiden?				
	☐ Überhaupt nicht	☐ Ein wenig	☐ Mittelmäßig	☐ Sehr	☐ Um jeden Preis
12	**Verzehr von bestimmten Nahrungsmitteln**				
A	Wie oft löst der Verzehr von bestimmten Nahrungsmitteln bei Ihnen Kopfschmerzen aus?				
	☐ Nie	☐ Selten	☐ Manchmal	☐ Meistens	☐ Immer

Diagnostik

Seite 5/9

B	Wie empfindlich reagieren Sie zurzeit auf den Verzehr von bestimmten Nahrungsmitteln als Kopfschmerztrigger, verglichen mit anderen Menschen? ☐ Überhaupt nicht empfindlich ☐ Leicht empfindlich ☐ Mäßig empfindlich ☐ Hoch empfindlich ☐ Sehr hoch empfindlich
C	Wie empfindlich reagieren Sie zurzeit auf den Verzehr von bestimmten Nahrungsmitteln als Kopfschmerztrigger, verglichen mit dem Zeitpunkt in Ihrem Leben, als Sie am wenigsten empfindlich auf den Verzehr dieser Nahrungsmittel reagiert haben? ☐ Gleich empfindlich ☐ Etwas empfindlicher ☐ Mäßig empfindlicher ☐ Viel empfindlicher ☐ Sehr viel empfindlicher
D	Wie stark versuchen Sie, den Verzehr von bestimmten Nahrungsmitteln zu vermeiden? ☐ Überhaupt nicht ☐ Ein wenig ☐ Mittelmäßig ☐ Sehr ☐ Um jeden Preis
13	**Alkoholkonsum**
A	Wie oft löst Alkoholkonsum bei Ihnen Kopfschmerzen aus? ☐ Nie ☐ Selten ☐ Manchmal ☐ Meistens ☐ Immer
B	Wie empfindlich reagieren Sie zurzeit auf Alkoholkonsum als Kopfschmerztrigger, verglichen mit anderen Menschen? ☐ Überhaupt nicht empfindlich ☐ Leicht empfindlich ☐ Mäßig empfindlich ☐ Hoch empfindlich ☐ Sehr hoch empfindlich
C	Wie empfindlich reagieren Sie zurzeit auf Alkoholkonsum als Kopfschmerztrigger, verglichen mit dem Zeitpunkt in Ihrem Leben, als Sie am wenigsten empfindlich auf Alkoholkonsum reagiert haben? ☐ Gleich empfindlich ☐ Etwas empfindlicher ☐ Mäßig empfindlicher ☐ Viel empfindlicher ☐ Sehr viel empfindlicher
D	Wie stark versuchen Sie, Alkoholkonsum zu vermeiden? ☐ Überhaupt nicht ☐ Ein wenig ☐ Mittelmäßig ☐ Sehr ☐ Um jeden Preis
14	**Hohe Luftfeuchtigkeit**
A	Wie oft löst eine hohe Luftfeuchtigkeit bei Ihnen Kopfschmerzen aus? ☐ Nie ☐ Selten ☐ Manchmal ☐ Meistens ☐ Immer
B	Wie empfindlich reagieren Sie zurzeit auf eine hohe Luftfeuchtigkeit als Kopfschmerztrigger, verglichen mit anderen Menschen? ☐ Überhaupt nicht empfindlich ☐ Leicht empfindlich ☐ Mäßig empfindlich ☐ Hoch empfindlich ☐ Sehr hoch empfindlich
C	Wie empfindlich reagieren Sie zurzeit auf eine hohe Luftfeuchtigkeit als Kopfschmerztrigger, verglichen mit dem Zeitpunkt in Ihrem Leben, als Sie am wenigsten empfindlich auf eine hohe Luftfeuchtigkeit reagiert haben? ☐ Gleich empfindlich ☐ Etwas empfindlicher ☐ Mäßig empfindlicher ☐ Viel empfindlicher ☐ Sehr viel empfindlicher
D	Wie stark versuchen Sie, eine hohe Luftfeuchtigkeit zu vermeiden? ☐ Überhaupt nicht ☐ Ein wenig ☐ Mittelmäßig ☐ Sehr ☐ Um jeden Preis
15	**Hohe Temperaturen**
A	Wie oft lösen hohe Temperaturen bei Ihnen Kopfschmerzen aus? ☐ Nie ☐ Selten ☐ Manchmal ☐ Meistens ☐ Immer
B	Wie empfindlich reagieren Sie zurzeit auf hohe Temperaturen als Kopfschmerztrigger, verglichen mit anderen Menschen? ☐ Überhaupt nicht empfindlich ☐ Leicht empfindlich ☐ Mäßig empfindlich ☐ Hoch empfindlich ☐ Sehr hoch empfindlich

Diagnostik

Seite 6/9

C	Wie empfindlich reagieren Sie zurzeit auf hohe Temperaturen als Kopfschmerztrigger, verglichen mit dem Zeitpunkt in Ihrem Leben, als Sie am wenigsten empfindlich auf hohe Temperaturen reagiert haben? ☐ Gleich empfindlich ☐ Etwas empfindlicher ☐ Mäßig empfindlicher ☐ Viel empfindlicher ☐ Sehr viel empfindlicher
D	Wie stark versuchen Sie, hohe Temperaturen zu vermeiden? ☐ Überhaupt nicht ☐ Ein wenig ☐ Mittelmäßig ☐ Sehr ☐ Um jeden Preis
16	**Niedrige Temperaturen**
A	Wie oft lösen niedrige Temperaturen bei Ihnen Kopfschmerzen aus? ☐ Nie ☐ Selten ☐ Manchmal ☐ Meistens ☐ Immer
B	Wie empfindlich reagieren Sie zurzeit auf niedrige Temperaturen als Kopfschmerztrigger, verglichen mit anderen Menschen? ☐ Überhaupt nicht empfindlich ☐ Leicht empfindlich ☐ Mäßig empfindlich ☐ Hoch empfindlich ☐ Sehr hoch empfindlich
C	Wie empfindlich reagieren Sie zurzeit auf niedrige Temperaturen als Kopfschmerztrigger, verglichen mit dem Zeitpunkt in Ihrem Leben, als Sie am wenigsten empfindlich auf niedrige Temperaturen reagiert haben? ☐ Gleich empfindlich ☐ Etwas empfindlicher ☐ Mäßig empfindlicher ☐ Viel empfindlicher ☐ Sehr viel empfindlicher
D	Wie stark versuchen Sie, niedrige Temperaturen zu vermeiden? ☐ Überhaupt nicht ☐ Ein wenig ☐ Mittelmäßig ☐ Sehr ☐ Um jeden Preis
17	**Schlafmangel**
A	Wie oft löst Schlafmangel bei Ihnen Kopfschmerzen aus? ☐ Nie ☐ Selten ☐ Manchmal ☐ Meistens ☐ Immer
B	Wie empfindlich reagieren Sie zurzeit auf Schlafmangel als Kopfschmerztrigger, verglichen mit anderen Menschen? ☐ Überhaupt nicht empfindlich ☐ Leicht empfindlich ☐ Mäßig empfindlich ☐ Hoch empfindlich ☐ Sehr hoch empfindlich
C	Wie empfindlich reagieren Sie zurzeit auf Schlafmangel als Kopfschmerztrigger, verglichen mit dem Zeitpunkt in Ihrem Leben, als Sie am wenigsten empfindlich auf Schlafmangel reagiert haben? ☐ Gleich empfindlich ☐ Etwas empfindlicher ☐ Mäßig empfindlicher ☐ Viel empfindlicher ☐ Sehr viel empfindlicher
D	Wie stark versuchen Sie, Schlafmangel zu vermeiden? ☐ Überhaupt nicht ☐ Ein wenig ☐ Mittelmäßig ☐ Sehr ☐ Um jeden Preis
18	**Übermäßiger Schlaf**
A	Wie oft löst übermäßiger Schlaf bei Ihnen Kopfschmerzen aus? ☐ Nie ☐ Selten ☐ Manchmal ☐ Meistens ☐ Immer
B	Wie empfindlich reagieren Sie zurzeit auf übermäßigen Schlaf als Kopfschmerztrigger, verglichen mit anderen Menschen? ☐ Überhaupt nicht empfindlich ☐ Leicht empfindlich ☐ Mäßig empfindlich ☐ Hoch empfindlich ☐ Sehr hoch empfindlich
C	Wie empfindlich reagieren Sie zurzeit auf übermäßigen Schlaf als Kopfschmerztrigger, verglichen mit dem Zeitpunkt in Ihrem Leben, als Sie am wenigsten empfindlich auf übermäßigen Schlaf reagiert haben? ☐ Gleich empfindlich ☐ Etwas empfindlicher ☐ Mäßig empfindlicher ☐ Viel empfindlicher ☐ Sehr viel empfindlicher

Diagnostik

Seite 7/9

D	Wie stark versuchen Sie, übermäßigen Schlaf zu vermeiden? ☐ Überhaupt nicht ☐ Ein wenig ☐ Mittelmäßig ☐ Sehr ☐ Um jeden Preis
19	**Erschöpfung/Müdigkeit**
A	Wie oft löst Erschöpfung/Müdigkeit bei Ihnen Kopfschmerzen aus? ☐ Nie ☐ Selten ☐ Manchmal ☐ Meistens ☐ Immer
B	Wie empfindlich reagieren Sie zurzeit auf Erschöpfung/Müdigkeit als Kopfschmerztrigger, verglichen mit anderen Menschen? ☐ Überhaupt nicht empfindlich ☐ Leicht empfindlich ☐ Mäßig empfindlich ☐ Hoch empfindlich ☐ Sehr hoch empfindlich
C	Wie empfindlich reagieren Sie zurzeit auf Erschöpfung/Müdigkeit als Kopfschmerztrigger, verglichen mit dem Zeitpunkt in Ihrem Leben, als Sie am wenigsten empfindlich auf Erschöpfung/Müdigkeit reagiert haben? ☐ Gleich empfindlich ☐ Etwas empfindlicher ☐ Mäßig empfindlicher ☐ Viel empfindlicher ☐ Sehr viel empfindlicher
D	Wie stark versuchen Sie, Erschöpfung/Müdigkeit zu vermeiden? ☐ Überhaupt nicht ☐ Ein wenig ☐ Mittelmäßig ☐ Sehr ☐ Um jeden Preis
20	**Kopf- und Nackenbewegungen**
A	Wie oft lösen Kopf- und Nackenbewegungen bei Ihnen Kopfschmerzen aus? ☐ Nie ☐ Selten ☐ Manchmal ☐ Meistens ☐ Immer
B	Wie empfindlich reagieren Sie zurzeit auf Kopf- und Nackenbewegungen als Kopfschmerztrigger, verglichen mit anderen Menschen? ☐ Überhaupt nicht empfindlich ☐ Leicht empfindlich ☐ Mäßig empfindlich ☐ Hoch empfindlich ☐ Sehr hoch empfindlich
C	Wie empfindlich reagieren Sie zurzeit auf Kopf- und Nackenbewegungen als Kopfschmerztrigger, verglichen mit dem Zeitpunkt in Ihrem Leben, als Sie am wenigsten empfindlich auf Kopf- und Nackenbewegungen reagiert haben? ☐ Gleich empfindlich ☐ Etwas empfindlicher ☐ Mäßig empfindlicher ☐ Viel empfindlicher ☐ Sehr viel empfindlicher
D	Wie stark versuchen Sie, Kopf- und Nackenbewegungen zu vermeiden? ☐ Überhaupt nicht ☐ Ein wenig ☐ Mittelmäßig ☐ Sehr ☐ Um jeden Preis
21	**Husten/Niesen**
A	Wie oft lösen Husten/Niesen bei Ihnen Kopfschmerzen aus? ☐ Nie ☐ Selten ☐ Manchmal ☐ Meistens ☐ Immer
B	Wie empfindlich reagieren Sie zurzeit auf Husten/Niesen als Kopfschmerztrigger, verglichen mit anderen Menschen? ☐ Überhaupt nicht empfindlich ☐ Leicht empfindlich ☐ Mäßig empfindlich ☐ Hoch empfindlich ☐ Sehr hoch empfindlich
C	Wie empfindlich reagieren Sie zurzeit auf Husten/Niesen als Kopfschmerztrigger, verglichen mit dem Zeitpunkt in Ihrem Leben, als Sie am wenigsten empfindlich auf Husten/Niesen reagiert haben? ☐ Gleich empfindlich ☐ Etwas empfindlicher ☐ Mäßig empfindlicher ☐ Viel empfindlicher ☐ Sehr viel empfindlicher
D	Wie stark versuchen Sie, Husten/Niesen zu vermeiden? ☐ Überhaupt nicht ☐ Ein wenig ☐ Mittelmäßig ☐ Sehr ☐ Um jeden Preis

Diagnostik

Seite 8/9

22	**Reisen/Ausflüge/Autofahren**				
A	Wie oft lösen Reisen/Ausflüge/Autofahren bei Ihnen Kopfschmerzen aus?				
	☐ Nie	☐ Selten	☐ Manchmal	☐ Meistens	☐ Immer
B	Wie empfindlich reagieren Sie zurzeit auf Reisen/Ausflüge/Autofahren als Kopfschmerztrigger, verglichen mit anderen Menschen?				
	☐ Überhaupt nicht empfindlich	☐ Leicht empfindlich	☐ Mäßig empfindlich	☐ Hoch empfindlich	☐ Sehr hoch empfindlich
C	Wie empfindlich reagieren Sie zurzeit auf Reisen/Ausflüge/Autofahren als Kopfschmerztrigger, verglichen mit dem Zeitpunkt in Ihrem Leben, als Sie am wenigsten empfindlich auf Reisen/Ausflüge/Autofahren reagiert haben?				
	☐ Gleich empfindlich	☐ Etwas empfindlicher	☐ Mäßig empfindlicher	☐ Viel empfindlicher	☐ Sehr viel empfindlicher
D	Wie stark versuchen Sie, Reisen/Ausflüge/Autofahren zu vermeiden?				
	☐ Überhaupt nicht	☐ Ein wenig	☐ Mittelmäßig	☐ Sehr	☐ Um jeden Preis

Wenn Sie **Zigaretten rauchen,** beantworten Sie bitte die Fragen zu Trigger Nr. 23, anderenfalls machen Sie bitte mit den Fragen zu Trigger Nr. 24 weiter.

23	**Zigarettenrauchen**				
A	Wie oft löst Zigarettenrauchen bei Ihnen Kopfschmerzen aus?				
	☐ Nie	☐ Selten	☐ Manchmal	☐ Meistens	☐ Immer
B	Wie empfindlich reagieren Sie zurzeit auf Zigarettenrauchen als Kopfschmerztrigger, verglichen mit anderen Menschen?				
	☐ Überhaupt nicht empfindlich	☐ Leicht empfindlich	☐ Mäßig empfindlich	☐ Hoch empfindlich	☐ Sehr hoch empfindlich
C	Wie empfindlich reagieren Sie zurzeit auf Zigarettenrauchen als Kopfschmerztrigger, verglichen mit dem Zeitpunkt in Ihrem Leben, als Sie am wenigsten empfindlich auf Zigarettenrauchen reagiert haben?				
	☐ Gleich empfindlich	☐ Etwas empfindlicher	☐ Mäßig empfindlicher	☐ Viel empfindlicher	☐ Sehr viel empfindlicher
D	Wie stark versuchen Sie, Zigarettenrauchen zu vermeiden?				
	☐ Überhaupt nicht	☐ Ein wenig	☐ Mittelmäßig	☐ Sehr	☐ Um jeden Preis

Wenn Sie **weiblich** sind, beantworten Sie bitte die Fragen zu Trigger Nr. 24, anderenfalls machen Sie bitte mit den Fragen zu den Triggern Nr. 25 und 26 weiter.

24	**Menstruationszyklus**				
A	Wie oft löst Ihr Menstruationszyklus bei Ihnen Kopfschmerzen aus?				
	☐ Nie	☐ Selten	☐ Manchmal	☐ Meistens	☐ Immer
B	Wie empfindlich reagieren Sie zurzeit auf Ihren Menstruationszyklus als Kopfschmerztrigger, verglichen mit anderen Menschen?				
	☐ Überhaupt nicht empfindlich	☐ Leicht empfindlich	☐ Mäßig empfindlich	☐ Hoch empfindlich	☐ Sehr hoch empfindlich
C	Wie empfindlich reagieren Sie zurzeit auf Ihren Menstruationszyklus als Kopfschmerztrigger, verglichen mit dem Zeitpunkt in Ihrem Leben, als Sie am wenigsten empfindlich auf Ihren Menstruationszyklus reagiert haben?				
	☐ Gleich empfindlich	☐ Etwas empfindlicher	☐ Mäßig empfindlicher	☐ Viel empfindlicher	☐ Sehr viel empfindlicher

Diagnostik

Seite 9/9

D	Wie stark versuchen Sie, Ihren Menstruationszyklus zu vermeiden?
	☐ Überhaupt nicht ☐ Ein wenig ☐ Mittelmäßig ☐ Sehr ☐ Um jeden Preis

Falls es Trigger für Ihre Kopfschmerzen gibt, die nicht in der obigen Liste der 24 möglichen Trigger erschienen sind, nennen Sie diese bitte (bis zu zwei Nennungen sind möglich) und beschreiben Sie diese unter Punkt 25 und 26.

25	**Sonstige Trigger (1)**
	Erster bislang nicht genannter Trigger: ____________________
A	Wie oft löst dieser Trigger bei Ihnen Kopfschmerzen aus?
	☐ Nie ☐ Selten ☐ Manchmal ☐ Meistens ☐ Immer
B	Wie empfindlich reagieren Sie zurzeit auf diesen Trigger als Kopfschmerztrigger, verglichen mit anderen Menschen?
	☐ Überhaupt nicht empfindlich ☐ Leicht empfindlich ☐ Mäßig empfindlich ☐ Hoch empfindlich ☐ Sehr hoch empfindlich
C	Wie empfindlich reagieren Sie zurzeit auf diesen Trigger als Kopfschmerztrigger, verglichen mit dem Zeitpunkt in Ihrem Leben, als Sie am wenigsten empfindlich auf diesen Trigger reagiert haben?
	☐ Gleich empfindlich ☐ Etwas empfindlicher ☐ Mäßig empfindlicher ☐ Viel empfindlicher ☐ Sehr viel empfindlicher
D	Wie stark versuchen Sie, diesen Trigger zu vermeiden?
	☐ Überhaupt nicht ☐ Ein wenig ☐ Mittelmäßig ☐ Sehr ☐ Um jeden Preis
26	**Sonstige Trigger (2)**
	Zweiter bislang nicht genannter Trigger: ____________________
A	Wie oft löst dieser Trigger bei Ihnen Kopfschmerzen aus?
	☐ Nie ☐ Selten ☐ Manchmal ☐ Meistens ☐ Immer
B	Wie empfindlich reagieren Sie zurzeit auf diesen Trigger als Kopfschmerztrigger, verglichen mit anderen Menschen?
	☐ Überhaupt nicht empfindlich ☐ Leicht empfindlich ☐ Mäßig empfindlich ☐ Hoch empfindlich ☐ Sehr hoch empfindlich
C	Wie empfindlich reagieren Sie zurzeit auf diesen Trigger als Kopfschmerztrigger, verglichen mit dem Zeitpunkt in Ihrem Leben, als Sie am wenigsten empfindlich auf diesen Trigger reagiert haben?
	☐ Gleich empfindlich ☐ Etwas empfindlicher ☐ Mäßig empfindlicher ☐ Viel empfindlicher ☐ Sehr viel empfindlicher
D	Wie stark versuchen Sie, diesen Trigger zu vermeiden?
	☐ Überhaupt nicht ☐ Ein wenig ☐ Mittelmäßig ☐ Sehr ☐ Um jeden Preis

Diagnostik

Seite 1/2

Auswertung und Interpretation des HTSAQ-G

Der *Fragebogen zur Triggerempfindlichkeit und -vermeidung bei Kopfschmerzen* (HTSAQ-G; Caroli et al., 2019) beinhaltet 24 der meistgenannten Trigger (z. B. Stress, Schlafmangel). Davon bezieht sich jeweils ein Trigger ausschließlich auf das weibliche Geschlecht (Menstruationszyklus als Trigger) sowie ausschließlich auf Raucher (Zigarettenrauchen als Trigger). Des Weiteren sind zwei offene Fragen für individuelle Trigger enthalten, die hinzugefügt werden können. Insgesamt werden also mindestens 22 bis maximal 26 Trigger beurteilt.

Die Trigger werden jeweils hinsichtlich vier Skalen beurteilt:

A. *Trigger* (Wie oft löst dieser Trigger Kopfschmerzen aus?)
B. *Empfindlichkeit im Vergleich zu anderen*
C. *Empfindlichkeit im Vergleich zu früher* (Zeitpunkt im Leben, als die Empfindlichkeit für diesen Trigger am geringsten ausgeprägt war)
D. *Vermeidung* (Wie stark wird versucht, den Trigger zu vermeiden?)

Die Beurteilung erfolgt für jede der vier Skalen (A bis D) anhand von fünf Stufen.

Auswertung

Die Antworten werden pro Item mit 1 bis 5 Punkten bewertet:

A. Skala Trigger: „Nie" = 1 Punkt bis „Immer" = 5 Punkte
B. Skala Empfindlichkeit im Vergleich zu anderen: „Überhaupt nicht empfindlich" = 1 Punkt bis „Sehr hoch empfindlich" = 5 Punkte
C. Skala Empfindlichkeit im Vergleich zu früher: „Gleich empfindlich" = 1 Punkt bis „Sehr viel empfindlicher" = 5 Punkte
D. Skala Vermeidung: „Überhaupt nicht" = 1 Punkt bis „Um jeden Preis" = 5 Punkte

Je höher der Wert pro Item ist, desto höher ist also das subjektive Auslösepotential des Triggers (Skala A, B, C) bzw. das entsprechende Vermeidungsverhalten (Skala D).

Interpretation

Grundsätzlich gibt es zwei Möglichkeiten der weiterführenden Auswertung und Interpretation.

1) *Vergleich mit einer Referenzstichprobe (Kopfschmerzpatienten)*
   Die Ergebnisse können mit einer Referenzstichprobe von $N = 204$ stationären Patienten einer Spezialklinik für Kopfschmerzen mit der Diagnose einer primären Kopfschmerzerkrankung verglichen werden (Caroli et al., 2019, siehe Tabelle unten).
   Hierzu werden die Antworten pro Skala (A bis D) jeweils zu einem Summenwert addiert und jeweils durch die Anzahl der beantworteten Items (mindestens 22 bis maximal 26 Trigger) dividiert. Die so berechneten *Skalenmittelwerte* können dann mit den Kennwerten der Referenzstichprobe von stationären Kopfschmerzpatienten verglichen werden.

Diagnostik

Seite 2/2

Kennwerte (M ± SD) einer Referenzstichprobe
(*N* = 204 stationäre Patienten mit primären Kopfschmerzen; aus Caroli et al., 2019)

Skala	M ± SD
A. Trigger	2,61 ± 0,58
B. Empfindlichkeit im Vergleich zu anderen	2,62 ± 0,61
C. Empfindlichkeit im Vergleich zu früher	2,46 ± 0,71
D. Vermeidung	2,66 ± 0,57

Anmerkung: M = Mittelwert, SD = Standardabweichung

Gemäß der Tabelle weisen Skalenmittelwerte, die *über* dem Wertebereich einer Standardabweichung liegen (also Skala A > 3,19; Skala B > 3,23; Skala C > 3,17; Skala D > 3,23) auf eine insgesamt überdurchschnittliche *Triggerempfindlichkeit (Skala A, B, C)* bzw. eine *überdurchschnittliche Vermeidung von Triggern (Skala D)* im Vergleich mit stationären Kopfschmerzpatienten hin.

Skalenmittelwerte, die *unter* dem Wertebereich einer Standardabweichung liegen (also Skala A < 2,03; Skala B < 2,01; Skala C < 1,75; Skala D < 2,09) weisen auf eine insgesamt *unterdurchschnittliche Triggerempfindlichkeit (Skala A, B, C)* bzw. eine *unterdurchschnittliche Vermeidung von Triggern (Skala D)* im Vergleich mit stationären Kopfschmerzpatienten hin.

Aus einer durchschnittlichen oder überdurchschnittlichen Triggerempfindlichkeit bei übermäßiger Vermeidung von Triggern kann sich die Indikation für ein kognitiv-verhaltenstherapeutisches Triggermanagement ableiten.

2) *Individuelles Ranking der Trigger*
   Zur Auswahl therapierelevanter Trigger kann ein *individuelles Ranking* erstellt werden. Direkt anhand der jeweiligen Bewertung der aufgelisteten Trigger können gemeinsam mit dem Patienten systematisch die „top items", d. h. therapierelevante Trigger ausgewählt werden. Dies sind Trigger, die entweder ein sehr hohes subjektives Auslösepotential haben (hohe Werte auf den Skalen A, B oder C) oder bei denen ein dysfunktionales Vermeidungsverhalten vorliegt. Der vorliegende Fragebogen kann somit das in Sitzung 5 beschriebene Triggermanagement in qualitativer Hinsicht unterstützen.

Literatur

Agosti, R., Chrubasik, J.E. & Kohlmann, T. (2008). Der MIDAS-Fragebogen. *Ars Medici, 16*, 700–701.

Albers, L., Straube, A., Landgraf, M.N., Filippopulos, F., Heinen, F. & Kries, R. von (2015). Migraine and tension type headache in adolescents at grammar school in Germany – burden of disease and health care utilization. *The Journal of Headache and Pain, 16*, 534. http://doi.org/10.1186/s10194-015-0534-4

American Psychiatric Association. (2013). *Diagnostic and Statistical Manual of Mental Disorders, Fifth Edition (DSM-5)*. Arlington, VA: American Psychiatric Association. http://doi.org/10.1176/appi.books.9780890425596

American Psychiatric Association (2018). *Diagnostisches und Statistisches Manual Psychischer Störungen – DSM-5* (Deutsche Ausgabe herausgegeben von P. Falkai und H.-U. Wittchen, mitherausgegeben von M. Döpfner, W. Gaebel, W. Maier, W. Rief, H. Saß und M. Zaudig) (2. korr. Aufl.). Göttingen: Hogrefe.

Andrasik, F. (2004). Behavioral treatment of migraine: Current status and future directions. *Expert Review of Neurotherapeutics, 4*, 403–413. http://doi.org/10.1586/14737175.4.3.403

Andrasik, F. (2007). What does the evidence show? Efficacy of behavioural treatments for recurrent headaches in adults. *Neurological Sciences : Official Journal of the Italian Neurological Society and of the Italian Society of Clinical Neurophysiology, 28* (Suppl. 2), 7. http://doi.org/10.1007/s10072-007-0754-8

Arnold, B., Lutz, J., Nilges, P., Pfingsten, M., Rief, W., Böger, A. et al. (2017). Chronische Schmerzstörung mit somatischen und psychischen Faktoren (F45.41): Prüfkriterien zur Operationalisierung der ICD-10-GM-Diagnose [Chronic pain disorder with somatic and psychological factors (F45.41): Validation criteria on operationalization of the ICD-10-GM diagnosis]. *Der Schmerz, 31*, 555–558. http://doi.org/10.1007/s00482-017-0251-9

Ashina, S., Bendtsen, L., Lyngberg, A.C., Lipton, R., Hajiyeva, N. & Jensen, R. (2015). Prevalence of neck pain in migraine and tension-type headache: A population study. *Cephalalgia, 35*, 211–219. http://doi.org/10.1177/0333102414535110

Asmundson, G.J.G., Norton, P.J. & Vlaeyen, J.W.S. (2007). Fear-avoidance models of chronic pain: an overview. In G.J.G. Asmundson, J.W.S. Vlaeyen & G. Crombez (Eds.), *Understanding and treating the fear of pain* (pp. 3–24). Oxford: Oxford University Press.

Aurora, S., Barrodale, P., Chronicle, E.P. & Mulleners, W.M. (2005). Cortical inhibition is reduced in chronic and episodic migraine and demonstrates a spectrum of illness. *Headache, 45*, 546–552. http://doi.org/10.1111/j.1526-4610.2005.05108.x

Aurora, S. & Wilkinson, F. (2007). The brain is hyperexcitable in migraine. *Cephalalgia, 27*, 1442–1453. http://doi.org/10.1111/j.1468-2982.2007.01502.x

Bauer, B., Evers, S., Gralow, I. & Husstedt, I.-W. (1999). Psychosoziale Beeinträchtigung durch chronische Kopfschmerzen. *Der Nervenarzt, 70*, 522–529. http://doi.org/10.1007/s001150050475

Bernstein, D.A. & Borkovec, T.D. (1973). *Progressive relaxation training: A manual for the helping professions.* Champaign: Research Press Company.

Bernstein, D.A. & Borkovec, T.D. (2013). *Entspannungstraining: Handbuch der Progressiven Muskelentspannung nach Jacobson* (13. Aufl.). Stuttgart: Klett-Cotta.

Brandt, J., Celentano, D., Stewart, W., Linet, M. & Folstein, M.F. (1990). Personality and emotional disorder in a community sample of migraine headache sufferers. *The American Journal of Psychiatry, 147*, 303–308.

Burch, R.C., Loder, S., Loder, E. & Smitherman, T.A. (2015). The prevalence and burden of migraine and severe headache in the United States: Updated statistics from government health surveillance studies. *Headache, 55*, 21–34. https://doi.org/10.1111/head.12482

Cady, R., Vause, C.V., Ho, T.W., Bigal, M. & Durham, P.L. (2009). Elevated saliva calcitonin gene-related peptide levels during acute migraine predict therapeutic response to rizatriptan. *Headache, 49*, 1258–1266. https://doi.org/10.1111/j.1526-4610.2009.01523.x

Campbell, J.K., Penzien, D. & Wall, E.M. (2000). *Evidence-Based Guidelines For Migraine Headache: Behavioral and Physical Treatments.* Retrieved from https://hpmaine.com/images/PDFs/aan-guidelines.pdf

Caroli, A., Klan, T., Liesering-Latta, E., Martin, P. & Witthöft, M. (2019). *Die Erfassung von Triggerempfindlichkeit und -vermeidung bei primären Kopfschmerzen: Entwicklung und psy-*

chometrische Erprobung einer deutschen Version des Headache Triggers Sensitivity and Avoidance Questionnaire (HTSAQ-G). Online first publication. https://doi.org/10.1159/000501218

Cinciripini, P.M., Williamson, D.A. & Epstein, L.H. (1981). Behavioral Treatment of Migraine Headaches. In J.M. Ferguson & C.B. Taylor (Eds.), *The Comprehensive Handbook of Behavioral Medicine* (pp. 207–227). Dordrecht: Springer Netherlands. http://doi.org/10.1007/978-94-011-7280-6_11

Deligianni, C.I., Vikelis, M. & Mitsikostas, D.D. (2012). Depression in headaches: Chronification. *Current Opinion in Neurology, 25*, 277–283. http://doi.org/10.1097/WCO.0b013e328352c416

Deutsches Institut für Medizinische Dokumentation und Information (DIMDI). (2019). *Internationale statistische Klassifikation der Krankheiten und verwandter Gesundheitsprobleme, 10. Revision, German Modification, Version 2019.* Verfügbar unter https://www.dimdi.de/static/de/klassifikationen/icd/icd-10-gm/kode-suche/htmlgm2019/

Diener, H.-C. (2006). *Migräne: Taschenatlas spezial* (2., überarb. u. erw. Aufl.). Stuttgart: Thieme.

Diener, H.-C., Gaul, C. & Kropp, P. (2018a). *Kopfschmerz bei Übergebrauch von Schmerz- oder Migränemitteln (Medication Overuse Headache=MOH): S1-Leitlinie.* Verfügbar unter https://www.awmf.org/leitlinien/detail/ll/030-131.html

Diener, H.-C., Gaul, C. & Kropp, P. (2018b). *Therapie der Migräneattacke und Prophylaxe der Migräne: S1-Leitlinie, 2018.* Verfügbar unter https://www.dgn.org/leitlinien/3583-ll-030-057-2018-therapie-der-migraeneattacke-und-prophylaxe-der-migraene

Diezemann, A. (2013). Kognitive Techniken. In G. Fritsche & C. Gaul (Hrsg.), *Multimodale Schmerztherapie bei chronischen Kopfschmerzen: Interdisziplinäre Behandlungskonzepte* (S. 111–119). Stuttgart: Thieme.

Diezemann, A. & Korb, J. (2017). Akzeptanz- und Commitment-Therapie. In B. Kröner-Herwig, J. Frettlöh, R. Klinger & P. Nilges (Hrsg.), *Schmerzpsychotherapie* (S. 337–348). Berlin: Springer. https://doi.org/10.1007/978-3-662-50512-0_18

Dilling, H. & Freyberger, H.J. (Hrsg.). (2014). *Taschenführer zur ICD-10-Klassifikation psychischer Störungen: Mit Glossar und diagnostischen Kriterien sowie Referenztabellen ICD-10 vs. ICD-9 und ICD-10 vs. DSM-IV-TR* (7., überarb. Aufl. unter Berücksichtigung der Änderungen entsprechend ICD-10-GM (German Modification) 2014). Bern: Huber.

Dresler, T., Klan, T., Kraya, T. & Kropp, P. (2019). Aktuelle Entwicklungen in der psychologischen Kopfschmerztherapie. *CME, 16* (3), 53–62. http://doi.org/10.1007/s11298-019-6902-7

Flor, H. (2017). Neurobiologische und psychobiologische Faktoren der Chronifizierung und Plastizität. In B. Kröner-Herwig, J. Frettlöh, R. Klinger & P. Nilges (Hrsg.), *Schmerzpsychotherapie* (S. 87–101). Berlin: Springer. https://doi.org/10.1007/978-3-662-50512-0_5

Förderreuther, S. & Straube, A. (2016). Sekundäre Kopfschmerzen. In C. Gaul & H.-C. Diener (Hrsg.), *Kopfschmerzen* (S. 132–144). Stuttgart: Thieme.

Fordyce, W.E. (1976). *Behavioral factors in chronic pain and illness.* St. Louis: Mosby.

Frampton, J.E. & Silberstein, S. (2018). Onabotulinumtoxina: A Review in the Prevention of Chronic Migraine. *Drugs, 78*, 589–600. https://doi.org/10.1007/s40265-018-0894-6

Frankfurter Allgemeine (2010). *Krisenjahr 2009: Daimler fährt Milliardenverlust ein.* Verfügbar unter https://www.faz.net/aktuell/wirtschaft/krisenjahr-2009-daimler-faehrt-milliardenverlust-ein-1635534.html

French, D.J., Holroyd, K., Pinell, C., Malinoski, P.T., O'Donnell, F. & Hill, K.R. (2000). Perceived Self-efficacy and Headache-Related Disability. *Headache, 40*, 647–656. https://doi.org/10.1046/j.1526-4610.2000.040008647.x

Frettlöh, J. (2013). Therapeutischer Umgang mit Zielkonflikten. In G. Fritsche & C. Gaul (Hrsg.), *Multimodale Schmerztherapie bei chronischen Kopfschmerzen: Interdisziplinäre Behandlungskonzepte* (S. 134–141). Stuttgart: Thieme.

Friberg, L., Sperling, B., Olesen, J. & Iversen, H.K. (1991). Migraine pain associated with middle cerebral artery dilatation: Reversal by sumatriptan. *The Lancet, 338*, 13–17. http://doi.org/10.1016/0140-6736(91)90005-A

Fritsche, G. (2013a). Kräfteökonomie im Alltagsverhalten von Kopfschmerzpatienten. In G. Frische & C. Gaul (Hrsg.), *Multimodale Schmerztherapie bei chronischen Kopfschmerzen: Interdisziplinäre Behandlungskonzepte* (S. 104–108). Stuttgart: Thieme.

Fritsche, G. (2013b). Lifestyle-Modifikation bei Migräne. In G. Frische & C. Gaul (Hrsg.), *Multimodale Schmerztherapie bei chronischen Kopfschmerzen: Interdisziplinäre Behandlungskonzepte* (S. 144–150). Stuttgart: Thieme.

Fritsche, G. & Gaul, C. (Hrsg.). (2013). *Multimodale Schmerztherapie bei chronischen Kopfschmerzen: Interdisziplinäre Behandlungskonzepte.* Stuttgart: Thieme.

Fritsche, G. & Gaul, C. (2017). Migräne. In B. Kröner-Herwig, J. Frettlöh, R. Klinger & P. Nilges (Hrsg.), *Schmerzpsychotherapie* (S. 475–502). Berlin: Springer.

Fritsche, G., Kröner-Herwig, B., Kropp, P., Niederberger, U. & Haag, G. (2013). Psychologische Therapie der Migräne: Systematische Übersicht [Psychological therapy of migraine: systematic review]. *Der Schmerz, 27* (3), 263–274. https://doi.org/10.1007/s00482-013-1319-9

Gandek, B., Alacoque, J., Uzun, V., Andrew-Hobbs, M. & Davis, K. (2003). Translating the Short-Form Headache Impact Test (HIT-6) in 27 countries: Methodological and conceptual issues. *Quality of Life Research, 12*, 975–979. https://doi.org/10.1023/A:1026171315263

Gaul, C. & Diener, H. (Hrsg.). (2016). *Kopfschmerzen.* Stuttgart: Thieme.

Geissner, E. (2001). *Fragebogen zur Erfassung der Schmerzverarbeitung (FESV).* Göttingen: Hogrefe.

Gerber, W., Kropp, R., Schoenen, J. & Siniatchkin, M. (1996). „Born to be wild oder doch gelernt?“: Neue verhaltensmedizinische Erkenntnisse zur Atiopathogenese der Migräne. *Verhaltenstherapie, 6*, 210–220. http://doi.org/10.1159/000258991

Goadsby, P.J., Reuter, U., Hallström, Y., Broessner, G., Bonner, J.H., Zhang, F. et al. (2017). A Controlled Trial of Erenumab for Episodic Migraine. *The New England Journal of Medicine, 377*, 2123–2132. http://doi.org/10.1056/NEJMoa1705848

Goadsby, P.J. & Sprenger, T. (2010). Current practice and future directions in the prevention and acute management of migraine. *The Lancet Neurology, 9*, 285–298. https://doi.org/10.1016/S1474-4422(10)70005-3

Göbel, H. (2014). *Erfolgreich gegen Kopfschmerzen und Migräne: Ursachen beseitigen, gezielt vorbeugen, Strategien zur Selbsthilfe* (7. Aufl.). Berlin: Springer. http://doi.org/10.1007/978-3-642-54726-3

Gormley, P., Anttila, V., Winsvold, B.S., Palta, P., Esko, T., Pers, T.H. et al. (2016). Meta-analysis of 375,000 individuals identifies 38 susceptibility loci for migraine. *Nature Genetics, 48*, 856–866. http://doi.org/10.1038/ng.3598

Graef, J.E., Rief, W., French, D.J., Nilges, P. & Nestoriuc, Y. (2015). German Language Adaptation of the Headache Management Self-Efficacy Scale (HMSE-G) and Development of a New Short Form (HMSE-G-SF). *Headache, 55*, 958–972. https://doi.org/10.1111/head.12564

Hadjikhani, N., Sanchez Del Rio, M., Wu, O., Schwartz, D., Bakker, D., Fischl, B. et al. (2001). Mechanisms of migraine aura revealed by functional MRI in human visual cortex. *Proceedings of the National Academy of Sciences of the United States of America, 98*, 4687–4692. http://doi.org/10.1073/pnas.071582498

Häuser, W. (2018). Chronische Schmerzstörung mit somatischen und psychischen Faktoren: Eine berufspolitisch initiierte Diagnose harrt ihrer wissenschaftlichen Validierung [Chronic pain disorder with somatic and psychological factors: A diagnosis initiated by professional politics awaits its scientific validation]. *Der Schmerz, 32*, 211–212. http://doi.org/10.1007/s00482-018-0296-4

Hayes, S.C., Wilson, K.G. & Strosahl, K.D. (2014). *Akzeptanz-Commitment-Therapie: Achtsamkeitsbasierte Veränderungen in Theorie und Praxis* (1. Aufl.). Paderborn: Junfermann.

Headache Classification Committee of the International Headache Society (IHS). (2018). The International Classification of Headache Disorders, 3rd edition. *Cephalalgia, 38*, 1–211. http://doi.org/10.1177/0333102417738202

Hernandez-Reif, M., Dieter, J., Field, T., Swerdlow, B. & Diego, M. (1998). Migraine Headaches are Reduced by Massage Therapy. *International Journal of Neuroscience, 96*, 1–11. http://doi.org/10.3109/00207459808986453

Herrmann-Lingen, C., Buss, U. & Snaith, R.P. (2011). *Hospital Anxiety and Depression Scale – Deutsche Version (HADS-D). Deutsche Adaptation der Hospital Anxiety and Depression Scale (HADS) von R.P. Snaith und A.S. Zigmond* (3., akt. und neu normierte Aufl.). Bern: Huber.

Holle, D. & Obermann, M. (2013). The role of neuroimaging in the diagnosis of headache disorders. *Therapeutic Advances in Neurological Disorders, 6*, 369–374. http://doi.org/10.1177/1756285613489765

Holm, J.E., Lamberty, K., McSherry, W.C. & Davis, P. (1997). The Stress Response in Headache Sufferers: Physiological and Psychological Reactivity. *Headache, 37*, 221–227. http://doi.org/10.1046/j.1526-4610.1997.3704221.x

Holroyd, K., Cottrell, C., O'Donnell, F., Cordingley, G.E., Drew, J., Carlson, B.W. & Himawan, L. (2010). Effect of preventive (beta blocker) treatment, behavioural migraine management, or their combination on outcomes of optimised acute treatment in frequent migraine: Randomised controlled trial. *BMJ, 341*, c4871. https://doi.org/10.1136/bmj.c4871

Holroyd, K., Drew, J., Cottrell, C., Romanek, K.M. & Heh, V. (2007). Impaired functioning and quality of life in severe migraine: The role of catastrophizing and associated symptoms. *Cephalalgia, 27*, 1156–1165. https://doi.org/10.1111/j.1468-2982.2007.01420.x

Hottenrott, K. & Seidel, I. (2017). *Handbuch Trainingswissenschaft – Trainingslehre*. Schorndorf: Hofmann.

Irby, M.B., Bond, D.S., Lipton, R., Nicklas, B., Houle, T.T. & Penzien, D. (2016). Aerobic Exercise for Reducing Migraine Burden: Mechanisms, Markers, and Models of Change Processes. *Headache, 56*, 357–369. http://doi.org/10.1111/head.12738

Jacobson, G.P., Ramadan, N.M., Aggarwal, S.K. & Newman, C.W. (1994). The Henry Ford Hospital Headache Disability Inventory (HDI). *Neurology, 44* (5), 837–842. http://doi.org/10.1212/wnl.44.5.837

Jaud, T. (2015). *Sean Brummel: Einen Scheiß muss ich: Das Manifest gegen das schlechte Gewissen*. Frankfurt am Main: Fischer.

Kaluza, G. (2015). *Stressbewältigung: Trainingsmanual zur psychologischen Gesundheitsförderung*. Berlin, Heidelberg: Springer-Verlag. http://doi.org/10.1007/978-3-662-44016-2

Kanfer, F.H. & Saslow, G. (1965). Behavioral Analysis: An Alternative to Diagnostic Classification. *Archives of General Psychiatry, 12*, 529. http://doi.org/10.1001/archpsyc.1965.01720360001001

Karenberg, A. & Leitz, C. (2001). Headache in magical and medical papyri of Ancient Egypt. *Cephalalgia, 21*, 911–916. http://doi.org/10.1046/j.1468-2982.2001.00274.x

Kästner, E. (1931/2017). *Pünktchen und Anton: Ein Roman für Kinder* (135. Auflage). Hamburg: Dressler.

Kelman, L. (2006). The postdrome of the acute migraine attack. *Cephalalgia, 26*, 214–220. http://doi.org/10.1111/j.1468-2982.2005.01026.x

Kelman, L. (2007). The triggers or precipitants of the acute migraine attack. *Cephalalgia, 27*, 394–402. http://doi.org/10.1111/j.1468-2982.2007.01303.x

Kindelan-Calvo, P., Gil-Martínez, A., Paris-Alemany, A., Pardo-Montero, J., Muñoz-García, D., Angulo-Díaz-Parreño, S. & La Touche, R. (2014). Effectiveness of therapeutic patient education for adults with migraine. A systematic review and meta-analysis of randomized controlled trials. *Pain Medicine, 15*, 1619–1636. http://doi.org/10.1111/pme.12505

Klan, T., Liesering-Latta, E., Gaul, C., Martin, P. & Witthöft, M. (2019). An Integrative Cognitive Behavioral Therapy Program for Adults with Migraine: A Feasibility Study. *Headache, 59*, 741–755. http://doi.org/10.1111/head.13532

Klinger, R., Hasenbring, M. & Pfingsten, M. (Eds.). (2016). *Multiaxiale Schmerzklassifikation*. Berlin: Springer.

Knapp, T.W. (1983). *Migräne: Symptomatologie und Ätiologie* (Vol. 1). Weinheim: Beltz.

Kosinski, M., Bayliss, M.S., Bjorner, J.B., Ware, J.E., Garber, W.H., Batenhorst, A. et al. (2003). A six-item short-form survey for measuring headache impact: The HIT-6™. *Quality of Life Research, 12*, 963–974. http://doi.org/10.1023/A:1026119331193

Kröner-Herwig, B., Frettlöh, J., Klinger, R. & Nilges, P. (Hrsg.). (2017). *Schmerzpsychotherapie*. Berlin: Springer. http://doi.org/10.1007/978-3-662-50512-0

Kropp, P., Meyer, B., Fritsche, G., Gaul, C., Niederberger, U., Förderreuther, S. et al. (2016). Entspannungsverfahren und verhaltenstherapeutische Interventionen zur Behandlung der Migräne: Leitlinie der Deutschen Migräne- und Kopfschmerzgesellschaft. *Nervenheilkunde, 35*, 502–515. http://doi.org/10.1007/s00482-017-0214-1

Kropp, P., Wallasch, T.-M., Mueller, B., Meyer, B., Darabaneanu, S., Bosse, C. et al. (2015). Disease duration of episodic migraine correlates with modified amplitudes and habituation of contingent negative variation. *Journal of Neural Transmission, 122*, 877–885. http://doi.org/10.1007/s00702-014-1345-5

Kubik, S.U. & Martin, P. (2017). The Headache Triggers Sensitivity and Avoidance Questionnaire: Establishing the Psychometric Properties of the Questionnaire. *Headache, 57*, 236–254. http://doi.org/10.1111/head.12940

Lassen, L., Haderslev, P.A., Jacobsen, V., Iversen, H.K., Sperling, B. & Olesen, J. (2002). Cgrp may play a causative role in migraine. *Cephalalgia, 22*, 54–61. http://doi.org/10.1046/j.1468-2982.2002.00310.x

Lawler, S.P. & Cameron, L. (2006). A randomized, controlled trial of massage therapy as a treatment for migraine. *Annals of Behavioral Medicine, 32*, 50–59. http://doi.org/10.1207/s15324796abm3201_6

Leonardi, M. (2014). Higher burden of migraine compared to other neurological conditions: Results from a cross-sectional study. *Neurological Sciences: Official Journal of the Italian Neurological Society and of the Italian Society of Clinical Neurophysiology, 35* (Suppl. 1), 149–152. http://doi.org/10.1007/s10072-014-1780-y

Liesering-Latta, E. & Lüking, M. (2016). Psychotherapie mit Kopfschmerzpatienten. In C. Gaul & H.-C. Diener (Hrsg.), *Kopfschmerzen* (S. 258–276). Stuttgart: Thieme.

Lillie, M.C. (1998). Cranial surgery dates back to Mesolithic. *Nature, 391*, 854. http://doi.org/10.1038/36023

Linde, M., Gustavsson, A., Stovner, L., Steiner, T., Barré, J., Katsarava, Z. et al. (2012). The cost of headache disorders in Europe: The Eurolight project. *European Journal of Neurology, 19*, 703–711. http://doi.org/10.1111/j.1468-1331.2011.03612.x

Linde, K., Allais, G., Brinkhaus, B., Fei, Y., Mehring, M., Vertosick et al. (2016). Acupuncture for the prevention of episodic migraine. *The Cochrane Database of Systematic Reviews, CD001218*. http://doi.org/10.1002/14651858.CD001218.pub3

Lipton, R. & Bigal, M. (2007). Ten lessons on the epidemiology of migraine. *Headache, 47* (Suppl. 1), S2–S9. http://doi.org/10.1111/j.1526-4610.2007.00671.x

Lipton, R., Bigal, M., Diamond, M., Freitag, F., Reed, M.L. & Stewart, W.F. (2007). Migraine prevalence, disease burden, and the need for preventive therapy. *Neurology, 68*, 343–349. http://doi.org/10.1212/01.wnl.0000252808.97649.21

Lipton, R., Pavlovic, J.M., Haut, S.R., Grosberg, B.M. & Buse, D. (2014). Methodological issues in studying trigger factors and premonitory features of migraine. *Headache, 54*, 1661–1669. http://doi.org/10.1111/head.12464

Lorenzen, J. (2006). *Die Migräneattacke – Die Spitze des Eisbergs?: Untersuchung zur Periodizität der Contingenten Negativen Variation bei Patienten mit Migräne ohne Aura*. Dissertation, Christian-Albrechts-Universität, Kiel. Verfügbar unter https://macau.uni-kiel.de/receive/dissertation_diss_00001899

Lüking, M. & Martin, A. (2017). Entspannung, Imagination, Biofeedback und Meditation. In B. Kröner-Herwig, J. Frettlöh, R. Klinger & P. Nilges (Hrsg.), *Schmerzpsychotherapie* (S. 303–324). Berlin: Springer. https://doi.org/10.1007/978-3-662-50512-0_16

Martin, P. (2018). *The EASE approach: Learning to cope with headache/migraine triggers*. Retrieved from http://headacheaustralia.org.au/headache-management/the-ease-approach/

Martin, P. (1993). *Psychological management of chronic headaches*. New York: Guilford Press.

Martin, P. (2001). How do trigger factors acquire the capacity to precipitate headaches? *Behaviour Research and Therapy, 39*, 545–554. https://doi.org/10.1016/S0005-7967(00)00032-2

Martin, P. (2010). Behavioral management of migraine headache triggers: Learning to cope with triggers. *Current Pain and Headache Reports, 14*, 221–227. https://doi.org/10.1007/s11916-010-0112-z

Martin, P., Lae, L. & Reece, J. (2007). Stress as a trigger for headaches: Relationship between exposure and sensitivity. *Anxiety, Stress, and Coping, 20*, 393–407. http://doi.org/10.1080/10615800701628843

Martin, P. & MacLeod, C. (2009). Behavioral management of headache triggers: Avoidance of triggers is an inadequate strategy. *Clinical Psychology Review, 29*, 483–495. http://doi.org/10.1016/j.cpr.2009.05.002

Martin, P., Milech, D. & Nathan, P.R. (1993). Towards a Functional Model of Chronic Headaches: Investigation of Antecedents and Consequences. *Headache, 33*, 461–470. http://doi.org/10.1111/j.1526-4610.1993.hed3309461.x

Martin, P., Reece, J., Callan, M., MacLeod, C., Kaur, A., Gregg, K. & Goadsby, P.J. (2014). Behavioral management of the triggers of recurrent headache: a randomized controlled trial. *Behaviour Research and Therapy, 61*, 1–11. https://doi.org/10.1016/j.brat.2014.07.002

Martin, P., Reece, J. & Forsyth, M. (2006). Noise as a Trigger for Headaches: Relationship Between Exposure and Sensitivity. *Headache, 46*, 962–972. http://doi.org/10.1111/j.1526-4610.2006.00468.x

Martin, P. & Timmings, H.-Y. (2017). Effect of Headache Websites on Locus of Control and Self-efficacy of Readers. *Australian Psychologist, 52*, 72–80. http://doi.org/10.1111/ap.12177

Merikangas, K.R. (2013). Contributions of epidemiology to our understanding of migraine. *Headache, 53*, 230–246. http://doi.org/10.1111/head.12038

Merikangas, K.R., Cui, L., Richardson, A.K., Isler, H., Khoromi, S., Nakamura, E. et al. (2011). Magnitude, impact, and stability of primary headache subtypes: 30 year prospective Swiss cohort study. *BMJ, 343*, d5076. http://doi.org/10.1136/bmj.d5076

Merikangas, K.R. & Stevens, D.E. (1997). Comorbidity of Migraine and Psychiatric Disorders. *Neurologic Clinics, 15*, 115–123. https://doi.org/10.1016/S0733-8619(05)70298-X

Meßlinger, K. & Neeb, L. (2016). Migräne: Pathophysiologie. In C. Gaul & H.-C. Diener (Hrsg.), *Kopfschmerzen* (S. 67–74). Stuttgart: Thieme.

Meyer, B., Keller, A., Müller, B., Wöhlbier, H.-G. & Kropp, P. (2018). Progressive Muskelrelaxation nach Jacobson bei der Migräneprophylaxe: Klinische Effektivität und Wirkmechanismen [Progressive muscle relaxation according to Jacobson for migraine prophylaxis: Clinical effectiveness and mode of action]. *Der Schmerz, 32*, 250–258. http://doi.org/10.1007/s00482-018-0305-7

Miller, S., Sinclair, A.J., Davies, B. & Matharu, M. (2016). Neurostimulation in the treatment of primary headaches. *Practical Neurology, 16*, 362–375. http://doi.org/10.1136/practneurol-2015-001298

Milner, P.M. (1958). Note on a possible correspondence between the scotomas of migraine and spreading depression of Leão. *Electroencephalography and Clinical Neurophysiology, 10*, 705. http://doi.org/10.1016/0013-4694(58)90073-7

Modgill, G., Jette, N., Wang, J., Becker, W.J. & Patten, S.B. (2012). A population-based longitudinal community study of major depression and migraine. *Headache, 52*, 422–432. http://doi.org/10.1111/j.1526-4610.2011.02036.x

Morfeld, M., Möller, J.U., Fox, M., Höder, J., Hintze, R. & Koch, U. (2005). *Back to Balance – kognitiv-verhaltenstherapeutisches Behandlungsprogramm für Patienten mit chronischen Rückenschmerzen in der Rehabilitaion: Manual und Schulungsunterlagen.* Hamburg-Eppendorf: Universitätsklinikum.

Moulton, E.A., Becerra, L., Johnson, A., Burstein, R. & Borsook, D. (2014). Altered hypothalamic functional connectivity with autonomic circuits and the locus coeruleus in migraine. *PloS One, 9*, e95508. http://doi.org/10.1371/journal.pone.0095508

Mulder, E.J., van Baal, C., Gaist, D., Kallela, M., Kaprio, J., Svensson, D.A. et al. (2003). Genetic and Environmental Influences on Migraine: A Twin Study Across Six Countries. *Twin Research, 6*, 422–431. http://doi.org/10.1375/136905203770326420

Nestoriuc, Y. & Martin, A. (2007). Efficacy of biofeedback for migraine: a meta-analysis. *Pain, 128*, 111–127. http://doi.org/10.1016/j.pain.2006.09.007

Nestoriuc, Y., Martin, A., Rief, W. & Andrasik, F. (2008). Biofeedback treatment for headache disorders: A comprehensive efficacy review. *Applied Psychophysiology and Biofeedback, 33*, 125–140. https://doi.org/10.1007/s10484-008-9060-3

Nilges, P. & Essau, C. (2015). Depression, anxiety and stress scales. *Der Schmerz, 29*, 649–657. https://doi.org/10.1007/s00482-015-0019-z

Nilges, P. & Rief, W. (2010). F45.41 Chronische Schmerzstörung mit somatischen und psychischen Faktoren: Eine Kodierhilfe [F45.41: chronic pain disorder with somatic and psychological factors : a coding aid]. *Der Schmerz, 24*, 209–212. http://doi.org/10.1007/s00482-010-0908-0

Nilges, P., Rief, W., Kaiser, U., Lutz, J., Pfingsten, M. & Arnold, B. (2018). Diagnose F45 ist wissenschaftlich belastbar [Diagnosis F45 is scientifically reliable]. *Der Schmerz, 32*, 213–216. https://doi.org/10.1007/s00482-018-0297-3

Noseda, R. & Burstein, R. (2013). Migraine pathophysiology: Anatomy of the trigeminovascular pathway and associated neurological symptoms, cortical spreading depression, sensitization, and modulation of pain. *Pain, 154*, S44–S53. https://doi.org/10.1016/j.pain.2013.07.021

Olesen, J., Friberg, L., Olsen, T., Iversen, H.K., Lassen, N., Andersen, A. & Karle, A. (1990). Timing and topography of cerebral blood flow, aura, and headache during migraine attacks. *Annals of Neurology, 28*, 791–798. https://doi.org/10.1002/ana.410280610

Overath, C.H., Darabaneanu, S., Evers, M., Gerber, W.-D., Graf, M., Keller, A. et al. (2014). Does an aerobic endurance programme have an influence on information processing in migraineurs? *The Journal of Headache and Pain, 15*, 11. https://doi.org/10.1186/1129-2377-15-11

Paracelsus, T. (1538/1965). *Werke. Herausgegeben von Will-Erich Peukert. Bd. 1–5* (Bd. 2, S. 509). Darmstadt: Wissenschaftliche Buchgesellschaft.

Pavlovic, J.M., Buse, D., Sollars, C.M., Haut, S. & Lipton, R. (2014). Trigger factors and premonitory features of migraine attacks: Summary of studies. *Headache, 54*, 1670–1679. http://doi.org/10.1111/head.12468

Pellegrino, A.B.W., Davis-Martin, R.E., Houle, T.T., Turner, D.P. & Smitherman, T.A. (2017). Perceived triggers of primary headache disorders: A meta-analysis. *Cephalalgia, 38* (6), 1188–1198. http://doi.org/10.1177/0333102417727535

Penzien, D., Irby, M.B., Smitherman, T.A., Rains, J.C. & Houle, T.T. (2015). Well-Established and Empirically Supported Behavioral Treatments for Migraine. *Current Pain and Headache Reports, 19*, 34. https://doi.org/10.1007/s11916-015-0500-5

Peris, F., Donoghue, S., Torres, F., Mian, A. & Wöber, C. (2017). Towards improved migraine management: Determining potential trigger factors in individual patients. *Cephalalgia, 37*, 452–463. http://doi.org/10.1177/0333102416649761

Peters, U.H., Schäfer, M. & Philipp, M. (1981). Psychosomatische Therapie der Migräne. *Zeitschrift für Psychosomatische Medizin und Psychoanalyse, 27*, 338–346.

Petersen, K.A., Birk, S., Lassen, L., Kruuse, C., Jonassen, O., Lesko, L. & Olesen, J. (2005). The CGRP-antagonist, BIBN4096BS does not affect cerebral or systemic haemodynamics in healthy volunteers. *Cephalalgia, 25*, 139–147. https://doi.org/10.1111/j.1468-2982.2004.00830.x

Pfaffenrath, V., Fendrich, K., Vennemann, M., Meisinger, C., Ladwig, K.-H., Evers, S. et al. (2009). Regional variations in the prevalence of migraine and tension-type headache applying the new IHS criteria: the German DMKG Headache Study. *Cephalalgia, 29*, 48–57. http://doi.org/10.1111/j.1468-2982.2008.01699.x

Pietrobon, D. & Striessnig, J. (2003). Neurobiology of migraine. Nature Reviews. *Neuroscience, 4*, 386–398. http://doi.org/10.1038/nrn1102

Pössel, P. & Hautzinger, M. (2009). Kognitive Interventionsmethoden. In M. Hautzinger & P. Pauli (Hrsg.), *Psychotherapeutische Methoden* (S. 387–458). Göttingen: Hogrefe.

Potreck-Rose, F. & Jacob, G. (2006). *Selbstzuwendung, Selbstakzeptanz, Selbstvertrauen: Psychotherapeutische Interventionen zum Aufbau von Selbstwertgefühl* (3. Aufl.). Stuttgart: Klett-Cotta.

Radat, F., Creac'h, C., Swendsen, J.D., Lafittau, M., Irachabal, S., Dousset, V. & Henry, P. (2005). Psychiatric comorbidity in the evolution from migraine to medication overuse headache. *Cephalalgia, 25*, 519–522. https://doi.org/10.1111/j.1468-2982.2005.00910.x

Radat, F., Lantéri-Minet, M., Nachit-Ouinekh, F., Massiou, H., Lucas, C., Pradalier, A. et al. (2009). The GRIM2005 study of migraine consultation in France. III: Psychological features of subjects with migraine. *Cephalalgia, 29*, 338–350. http://doi.org/10.1111/j.1468-2982.2008.01718.x

Rapoport, A. & Edmeads, J. (2000). Migraine: the evolution of our knowledge. *Archives of Neurology, 57*, 1221–1223. http://doi.org/10.1001/archneur.57.8.1221

Rasmussen, B.K. (1993). Migraine and tension-type headache in a general population: Precipitating factors, female hormones, sleep pattern and relation to lifestyle. *Pain, 53*, 65–72. http://doi.org/10.1016/0304-3959(93)90057-V

Rauschel, V., Straube, A., Süß, F. & Ruscheweyh, R. (2015). Responsiveness of the autonomic nervous system during paced breathing and mental stress in migraine patients. *The Journal of Headache and Pain, 16*, 82. https://doi.org/10.1186/s10194-015-0567-8

Ray, B. & Wolff, H.G. (1940). Experimental studies on headache: pain sensitive structures of the head and their significance in headache. *Archives of Surgery, 41*, 813. http://doi.org/10.1001/archsurg.1940.01210040002001

Reinwarth, A. (2016). *Am Arsch vorbei geht auch ein Weg: Wie sich mein Leben von Grund auf verändert hat, als ich mich endlich locker gemacht habe*. München: mvg Verlag.

Richter, M., Gruhl, E., Lautenschläger, E., Müller, T., Schumann, F., Skiera, D. et al. (2018). DreKiP – ein ambulantes Therapieprogramm für Kinder und Jugendliche mit Kopfschmerzen [DreKiP – an outpatient treatment program for children and adolescents with headache]. *Der Schmerz, 32*, 17–29. http://doi.org/10.1007/s00482-017-0245-7

Rief, W., Treede, R.-D., Schweiger, U., Henningsen, P., Rüddel, H. & Nilges, P. (2009). Neue Schmerzdiagnose in der deutschen ICD-10-Version [New pain diagnosis in the German version of the ICD-10]. *Der Nervenarzt, 80*, 340–342. https://doi.org/10.1007/s00115-008-2604-1

Rossi, P., Ambrosini, A. & Buzzi, M.G. (2005). Prodromes and predictors of migraine attack. *Functional Neurology, 20*, 185–191.

Ruhl, U., Hach, I. & Wittchen, H.-U. (2011). Entspannungsverfahren. In H.-U. Wittchen & J. Hoyer (Hrsg.), *Klinische Psychologie & Psychotherapie* (S. 587–599). Berlin: Springer. https://doi.org/10.1007/978-3-642-13018-2_28

Ruscheweyh, R., Müller, M., Blum, B. & Straube, A. (2014). Correlation of headache frequency and psychosocial impairment in migraine: A cross-sectional study. *Headache, 54*, 861–871. http://doi.org/10.1111/head.12195

Russell, M.B. & Ducros, A. (2011). Sporadic and familial hemiplegic migraine: Pathophysiological mechanisms, clinical characteristics, diagnosis, and management. *The Lancet Neurology, 10*, 457–470. https://doi.org/10.1016/S1474-4422(11)70048-5

Schäfer, B. & Resch, S. (2016). Physiotherapie. In C. Gaul & H.C. Diener (Hrsg.), *Kopfschmerzen* (S. 233–241). Stuttgart: Thieme.

Scher, A. & Launer, L.J. (2010). Migraine: Migraine with aura increases the risk of stroke. *Nature Reviews. Neurology, 6*, 128–129. http://doi.org/10.1038/nrneurol.2010.14

Schulte, L.H. & May, A. (2016). The migraine generator revisited: continuous scanning of the migraine cycle over 30 days and three spontaneous attacks. *Brain: A Journal of Neurology, 139*, 1987–1993. http://doi.org/10.1093/brain/aww097

Schwedt, T.J. (2014). Chronic migraine. *BMJ, 348*, g1416. http://doi.org/10.1136/bmj.g1416

Segal, Z.V., Williams, J.M.G. & Teasdale, J.D. (2008). *Die achtsamkeitsbasierte Kognitive Therapie der Depression: Ein neuer Ansatz zur Rückfallprävention*. Tübingen: DGVT Verlag.

Seng, E.K. & Holroyd, K. (2010). Dynamics of changes in self-efficacy and locus of control expectancies in the behavioral and drug treatment of severe migraine. *Annals of Behavioral Medicine: A Publication of the Society of Behavioral Medicine, 40*, 235–247. http://doi.org/10.1007/s12160-010-9223-3

Seng, E.K. & Holroyd, K. (2014). Behavioral migraine management modifies behavioral and cognitive coping in people with migraine. *Headache, 54*, 1470–1483. http://doi.org/10.1111/head.12426

Sharpe, L., Dudeney, J., Williams, A.C.D.C., Nicholas, M., McPhee, I., Baillie, A., Welgampola, M. & McGuire, B. (2019). Psychological therapies for the prevention of migraine in adults (Review). *Cochrane Database of Systematic Reviews, 7*. https://doi.org/10.1002/14651858.CD012295.pub2

Silberstein, S., Lipton, R. & Breslau, N. (1995). Migraine: Association with personality characteristics and psychopathology. *Cephalalgia, 15*, 358–369. http://doi.org/10.1046/j.1468-29821995.1505358.x

Siniatchkin, M., Hierundar, A., Kropp, P., Kuhnert, R., Gerber, W.-D. & Stephani, U. (2000). Self-regulation of Slow Cortical Potentials in Children with Migraine: An Exploratory Study. *Applied Psychophysiology and Biofeedback, 25*, 13–32. http://doi.org/10.1023/A:1009581321624

Smitherman, T.A., Penzien, D. & Maizels, M. (2008). Anxiety disorders and migraine intractability and progression. *Current Pain and Headache Reports, 12*, 224–229. https://doi.org/10.1007/s11916-008-0039-9

Soyka, D. (1999). 60 Jahre Migräneforschung. *Der Schmerz, 13*, 87–96. http://doi.org/10.1007/s004820050187

Steiner, T. (2004). Lifting the burden: The global campaign against headache. *The Lancet Neurology, 3*, 204–205. https://doi.org/10.1016/S1474-4422(04)00703-3

Stovner, L., Hagen, K., Jensen, R., Katsarava, Z., Lipton, R., Scher, A. et al. (2007). The global burden of headache: A documentation of headache prevalence and disability worldwide. *Cephalalgia, 27*, 193–210. https://doi.org/10.1111/j.1468-2982.2007.01288.x

Tepper, S., Ashina, M., Reuter, U., Brandes, J. L., Doležil, D., Silberstein, S. et al. (2017). Safety and efficacy of erenumab for preventive treatment of chronic migraine: A randomised, double-blind, placebo-controlled phase 2 trial. *The Lancet Neurology, 16*, 425–434. http://doi.org/10.1016/S1474-4422(17)30083-2

Tommaso, M. de, Ambrosini, A., Brighina, F., Coppola, G., Perrotta, A., Pierelli, F. et al. (2014). Altered processing of sensory stimuli in patients with migraine. *Nature Reviews. Neurology, 10*, 144–155. http://doi.org/10.1038/nrneurol.2014.14

Totzeck, A. & Diener, H. (2016). Migräne: Klassifikation, Klinik und Diagnostik. In C. Gaul & H.-C. Diener (Hrsg.), *Kopfschmerzen* (S. 58–67). Stuttgart: Thieme.

Totzeck, A. & Gaul, C. (2014). Stellenwert von Opioiden in der Therapie von primären Kopfschmerzerkrankungen [The role of opioids in the treatment of primary headache disorders]. *Der Schmerz, 28*, 135–140. https://doi.org/10.1007/s00482-013-1380-4

Touraine, G. A. & Draper, G. (1934). The Migrainous Patient A Constitutional Study. *The Journal of Nervous and Mental Disease, 80* (2), 183–204. http://doi.org/10.1097/00005053-193408000-00005

Traue, H. C., Kessler, M. & Rudisch, T. (2000). Zur ätiologischen Rolle gehemmter Expressivität bei Kopfschmerzen. *Anästhesiol Intensivmed Notfallmed Schmerzther, 35* (4), 243–261. http://doi.org/10.1055/s-2000-10852-4

Varkey, E., Cider, A., Carlsson, J. & Linde, M. (2011). Exercise as migraine prophylaxis: A randomized study using relaxation and topiramate as controls. *Cephalalgia, 31*, 1428–1438. http://doi.org/10.1177/0333102411419681

Victor, T. W., Hu, X., Campbell, J., White, R., Buse, D. & Lipton, R. (2010). Association between migraine, anxiety and depression. *Cephalalgia, 30*, 567–575. http://doi.org/10.1111/j.1468-2982.2009.01944.x

Vos, T., Abajobir, A. A., Abate, K. H., Abbafati, C., Abbas, K. M., Abd-Allah, F. et al. (2017). Global, regional, and national incidence, prevalence, and years lived with disability for 328 diseases and injuries for 195 countries, 1990–2016: A systematic analysis for the Global Burden of Disease Study 2016. *The Lancet, 390*, 1211–1259. https://doi.org/10.1016/S0140-6736(17)32154-2

Wachter, M. von & Hendrischke, A. (2016). *Psychoedukation bei chronischen Schmerzen*. Berlin: Springer. http://doi.org/10.1007/978-3-662-47983-4

Waeber, C. & Moskowitz, M. A. (2005). Migraine as an inflammatory disorder. *Neurology, 64*, S9–S15. http://doi.org/10.1212/WNL.64.10_suppl_2.S9

Wallasch, T.-M. & Kropp, P. (2012). Multidisciplinary integrated headache care: a prospective 12-month follow-up observational study. *The Journal of Headache and Pain, 13*, 521–529. https://doi.org/10.1007/s10194-012-0469-y

Weiller, C., May, A., Limmroth, V., Jüptner, M., Kaube, H., Schayck, R. V. et al. (1995). Brain stem activation in spontaneous human migraine attacks. *Nature Medicine, 1*, 658–660. http://doi.org/10.1038/nm0795-658

Weltgesundheitsorganisation (WHO). (2011). *Atlas of headache disorders and resources in the world 2011*. Geneva: World Health Organisation. Retrieved from http://whqlibdoc.who.int/publications/2011/9789241564212_eng.pdf

Wittchen, H.-U. & Hoyer, J. (2011). Was ist Klinische Psychologie? Definitionen, Konzepte und Modelle. In H.-U. Wittchen & J. Hoyer (Hrsg.), *Klinische Psychologie & Psychotherapie* (S. 3–25). Berlin: Springer. https://doi.org/10.1007/978-3-642-13018-2_1

Wöber, C., Brannath, W., Schmidt, K., Kapitan, M., Rudel, E., Wessely, P. & Wöber-Bingöl, C. (2007). Prospective analysis of factors related to migraine attacks: The PAMINA study. *Cephalalgia, 27*, 304–314. http://doi.org/10.1111/j.1468-2982.2007.01279.x

Woldeamanuel, Y. W. & Cowan, R. P. (2017). Migraine affects 1 in 10 people worldwide featuring recent rise: A systematic review and meta-analysis of community-based studies involving 6 million participants. *Journal of the Neurological Sciences, 372*, 307–315. http://doi.org/10.1016/j.jns.2016.11.071

Wolff, H. G. (1937). Personality Features and Reactions of Subjects with Migraine. *Archives of Neurology and Psychiatry, 37*, 895. http://doi.org/10.1001/archneurpsyc.1937.02260160195019

Woltron, U. (2016). *Wenn man tot sein will*. Retrieved from http://www.utewoltron.at/blog/wenn-man-tot-sein-will

Yoon, M.-S., Katsarava, Z., Obermann, M., Fritsche, G., Oezyurt, M., Kaesewinkel, K. et al. (2012). Prevalence of primary headaches in Germany: Results of the German Headache Consortium Study. *The Journal of Headache and Pain, 13*, 215–223. http://doi.org/10.1007/s10194-012-0425-x

Zagami, A. S. & Bahra, A. (2006). Symptomatology of migraines without aura. In J. P. Olesen, P. J. Goadsby, N. M. Ramadan, P. Tfelt-Hansen & K. M. A. Welch (Eds.), *The Headaches* (pp. 399–405). Philadelphia: Lippincott William & Wilkins.